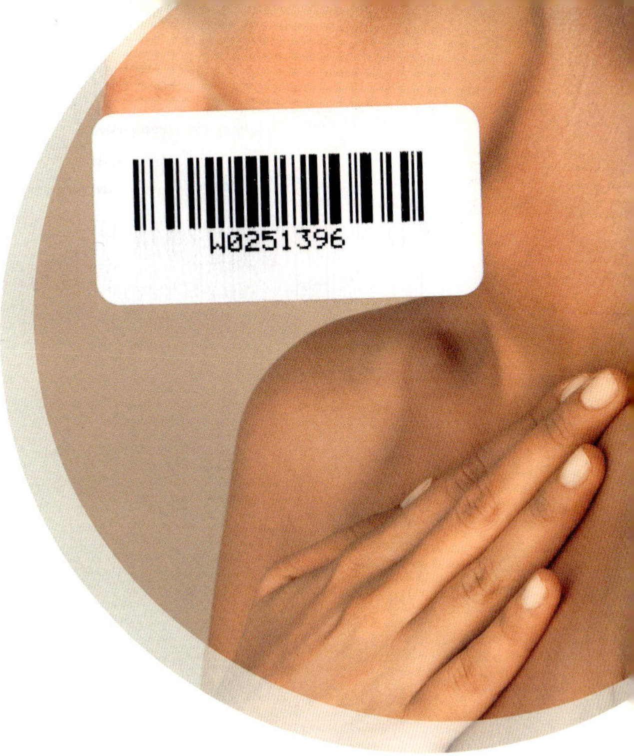

PROFESSOR DR. MED. VOLKER FINTELMANN
DR. MARCELA ULLMANN

Warnsignale des Körpers

7 Ein Wort zuvor

8 Auf dem Weg zur Gesundheit

10 Unser höchstes Gut

10 Gesundheit als Ware
14 Auf der Suche nach Krankheiten
16 Krankheit kommt selten nur von außen
20 Signale des Körpers ernst nehmen

22 Was ist eigentlich Gesundheit?

22 Lebenssinn verlängert das Leben
24 Kein Zustand, sondern ein Prozess
29 Körper, Geist und Seele – eine Einheit
32 Gesundheit ist immer individuell
34 Der innere Arzt

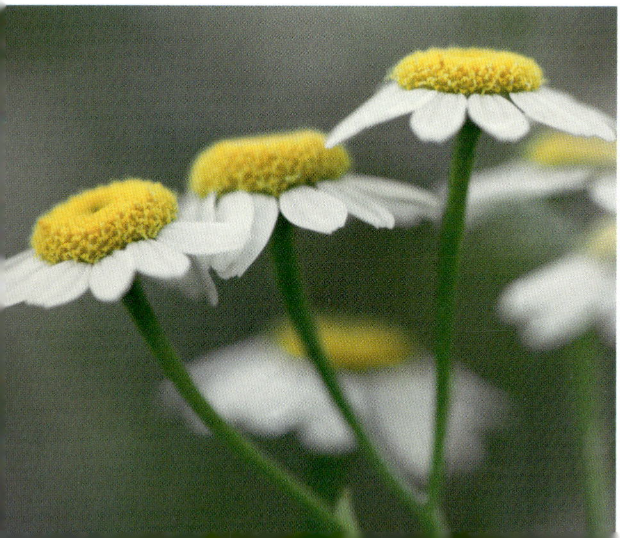

36 Ganzheitliche Hilfe bei Beschwerden

38 Kopfschmerzen und Migräne

40 Kopfschmerz durch Überforderung und Stress
40 Migräne – einseitiger Kopfschmerz
41 Regelmäßig auftretender Kopfschmerz
42 Was hilft?
43 Was verbirgt sich hinter dem Signal?

46 Trockene und müde Augen

46 Wenn das komplexe System »Auge« gestört ist
47 Was hilft?
50 Was verbirgt sich hinter dem Signal?

52 Ohrensausen (Tinnitus)

52 Wenn der Filtermechanismus des Gehirns versagt
53 Körperliche Ursachen für Ohrgeräusche
54 Was hilft?
57 Was verbirgt sich hinter dem Signal?

60 Schwindel

60 Schwindel findet im Gehirn statt
62 Was hilft?
62 Was verbirgt sich hinter dem Signal?

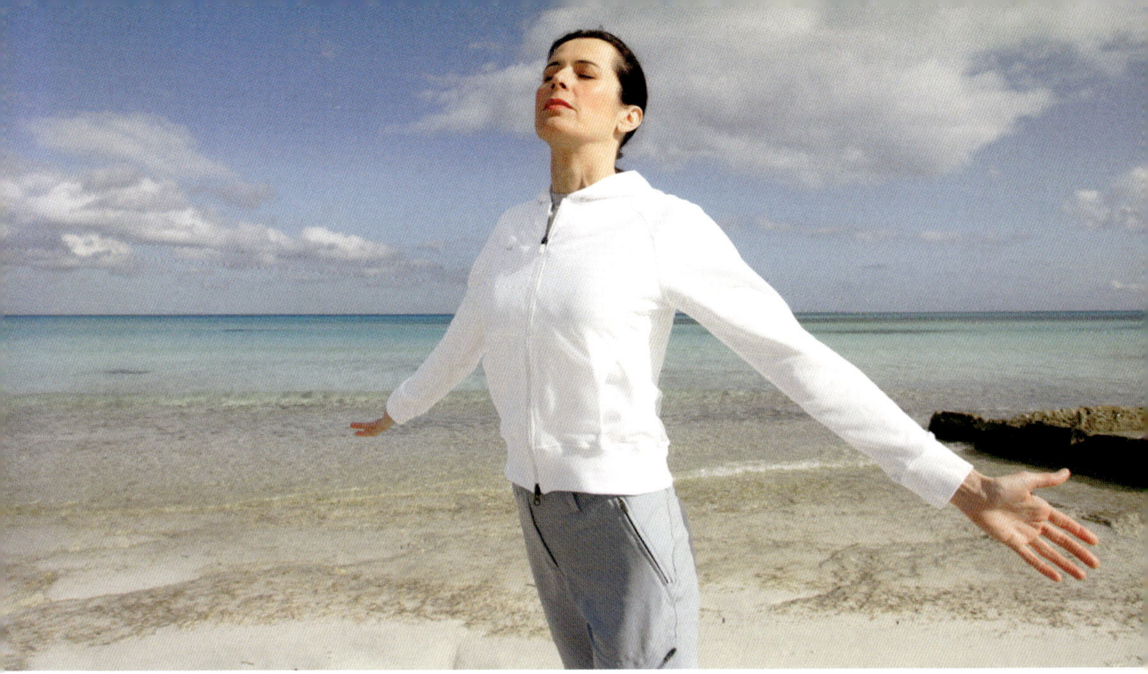

66 Mundgeruch

67 Woher der schlechte Atem kommt
68 Was hilft?
71 Was verbirgt sich hinter dem Signal?
71 Mundgeruch bei geschwollenen Mandeln und Mandelentzündung
72 Was hilft?
72 Was verbirgt sich hinter dem Signal?

73 Atemnot

73 Ohne ihn geht nichts: Sauerstoff
76 Was hilft?
79 Was verbirgt sich hinter dem Signal?

83 Infektanfälligkeit

83 Immunsystem – unser Schutz vor Krankheit
85 Wenn die Abwehr Lücken hat
87 Was hilft?
90 Was verbirgt sich hinter dem Signal?

95 Herzenge (Angina pectoris)

95 Wie Beschwerden entstehen
101 Was hilft?
104 Was verbirgt sich hinter dem Signal?

108 Magenbeschwerden

108 Welche Aufgaben hat der Magen?
109 Wenn der Magen überfordert ist

112 Was hilft?
114 Was verbirgt sich hinter dem Signal?

116 Darmbeschwerden

116 Wie der Darm funktioniert
117 Durchfall, Verstopfung, Reizdarm
119 Was hilft?
124 Was verbirgt sich hinter dem Signal?

129 Blasenschwäche und Reizblase

129 Unwillkürlicher Harnabgang – ein häufiges Leiden
132 Was hilft bei Problemen der Frau?
134 Was hilft bei Problemen des Mannes?
138 Was verbirgt sich hinter dem Signal?

141 Gelenkprobleme

141 Knochen: Baustellen ein Leben lang
142 Muskeln: Training verhindert den Abbau
143 Nervenleitungen: der kurze Draht zum Gehirn
145 Was hilft?
148 Was verbirgt sich hinter dem Signal?

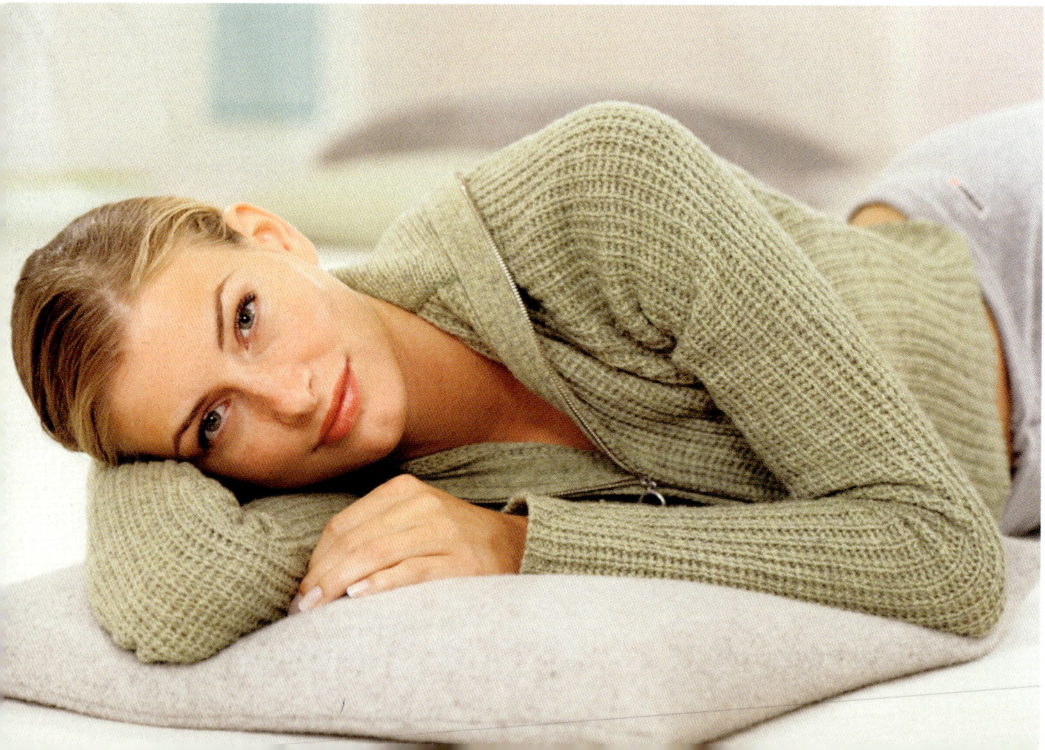

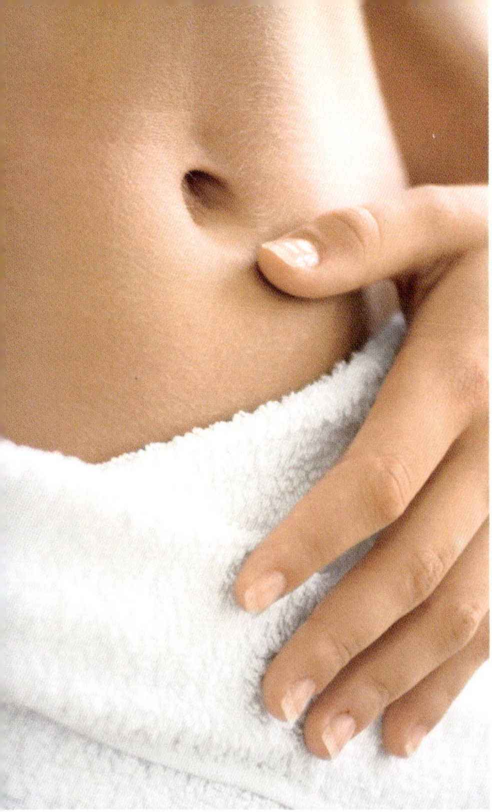

177 Die wichtigsten Entspannungsübungen

177 Die Wahl der geeigneten Methode ist entscheidend
180 Autogenes Training
183 Muskelentspannung nach Jacobson

186 Zum Nachschlagen

186 Bücher, die weiterhelfen
186 Adressen, die weiterhelfen
188 Beschwerden- und Sachregister
192 Impressum

151 Schlafstörungen

151 Ist das Problem wirklich eines?
159 Was hilft?
165 Was verbirgt sich hinter dem Signal?

168 Natürlich gesund werden

170 Naturmedizin – hilfreich im Alltag

170 Naturheilverfahren
171 Selbstbehandlung mit Naturheilmitteln

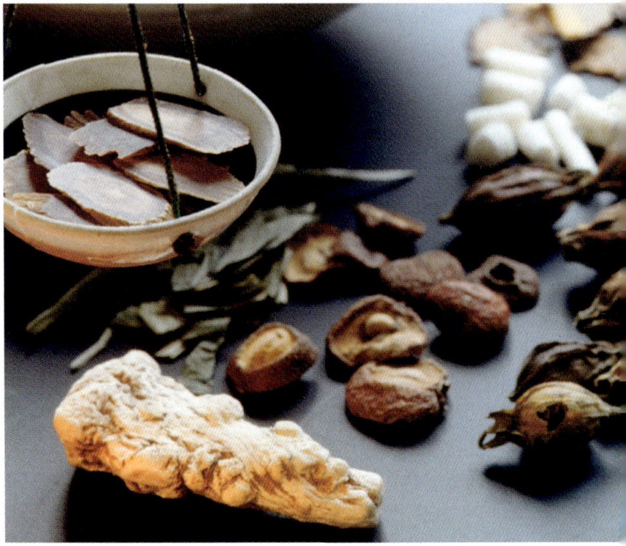

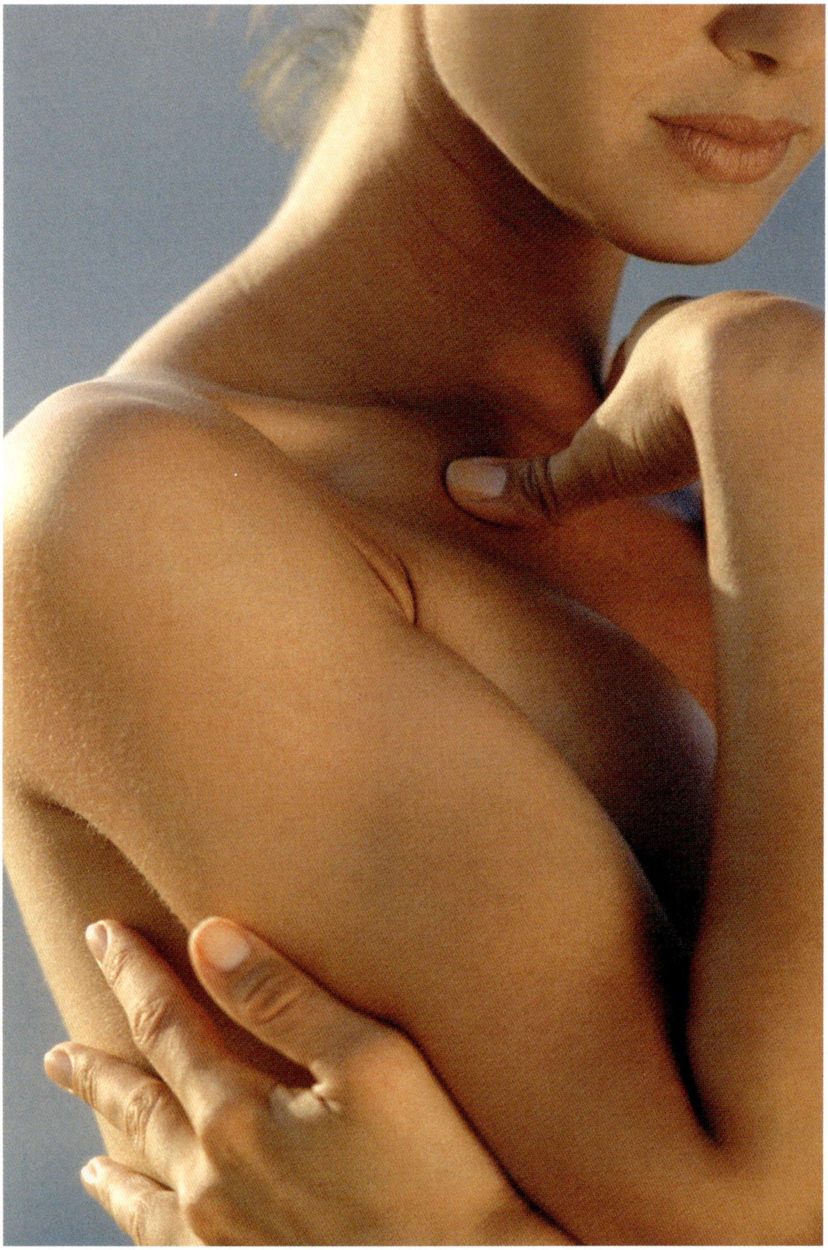

Ein Wort zuvor

Die meisten Menschen wissen, wie hoch ihr Blutdruck gewöhnlich ist oder wie in etwa ihre Cholesterinwerte stehen. Und meist auch, wie nahe (oder entfernt) sie damit dem allgemeinen Normalwert sind. Derartige Befunde gehören zu den anerkannten Maßstäben, nach denen heutzutage objektiv beurteilt wird, was Gesundheit und was Krankheit ist.
Tritt aber gelegentlich Atemnot auf, macht sich ein vermehrter Haarausfall bemerkbar oder leidet man wiederholt unter Unwohlsein, ist es mit der Klarheit und der Urteilssicherheit oft schnell vorbei. Erscheinungen dieser Art führen bei den Betroffenen sehr häufig zu Verunsicherung oder sogar zu Ängsten, die sie meist auch dann nicht loswerden, wenn der Arzt – da er keine klinische Ursache finden kann – die Beschwerden als Befindensstörungen einstuft. Zu Recht spürt nämlich der Patient, dass sie durchaus etwas bedeuten.

In der modernen Medizin spielen praktisch nur die Befunde eine Rolle, das Befinden dagegen interessiert äußerst selten. Die Naturheilkunde sieht es anders: Alle Signale, die der Körper sendet – und dazu gehört das Befinden an vorderster Stelle –, haben ihre Wertigkeit. Gerade mit Hilfe der individuellen Zeichen kann man sich viel Leid ersparen. Nämlich dann, wenn man sie richtig deutet und rechtzeitig gegensteuert.

Wir wollen Sie mit diesem Buch keineswegs ermuntern, Diagnose und Therapie selbst zu übernehmen, möchten Sie aber dazu motivieren, Arztbesuche so weit wie möglich überflüssig zu machen. Und zwar immer dann, wenn Sie selbst mit gezielten Maßnahmen bereits den Anfängen wehren können und somit bessere Möglichkeiten haben als die ärztliche Therapie bei einer manifesten Erkrankung.

Jeder Mensch trägt einen inneren Arzt in sich, der ihm auf seine sehr individuelle Art helfen kann, gesund zu bleiben oder zu werden.
Mit diesem Buch wollen wir dazu beitragen, Ihren inneren Arzt zum Leben zu erwecken und zu stärken.

Auf dem Weg zur Gesundheit

Wer keine Zeit für die Gesundheit hat, der wird sie sich für Krankheiten nehmen müssen, ist eine alte Lebensweisheit. Lässt sich aber Gesundheit tatsächlich herbeiführen? Wie kann man sie erhalten? Ist sie käuflich? In diesem Kapitel werden diese Fragen ganzheitlich beantwortet, damit Sie Ihren persönlichen Weg zur Gesundheit sofort antreten können.

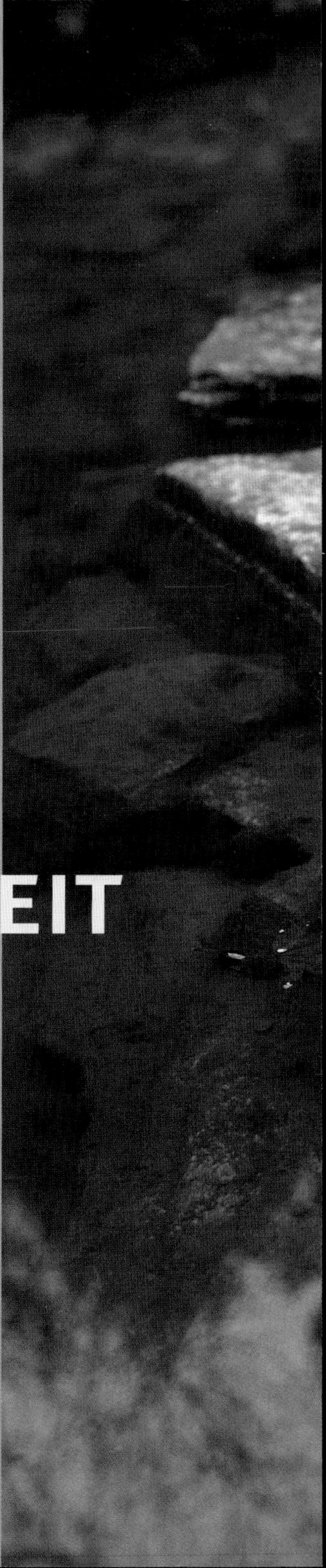

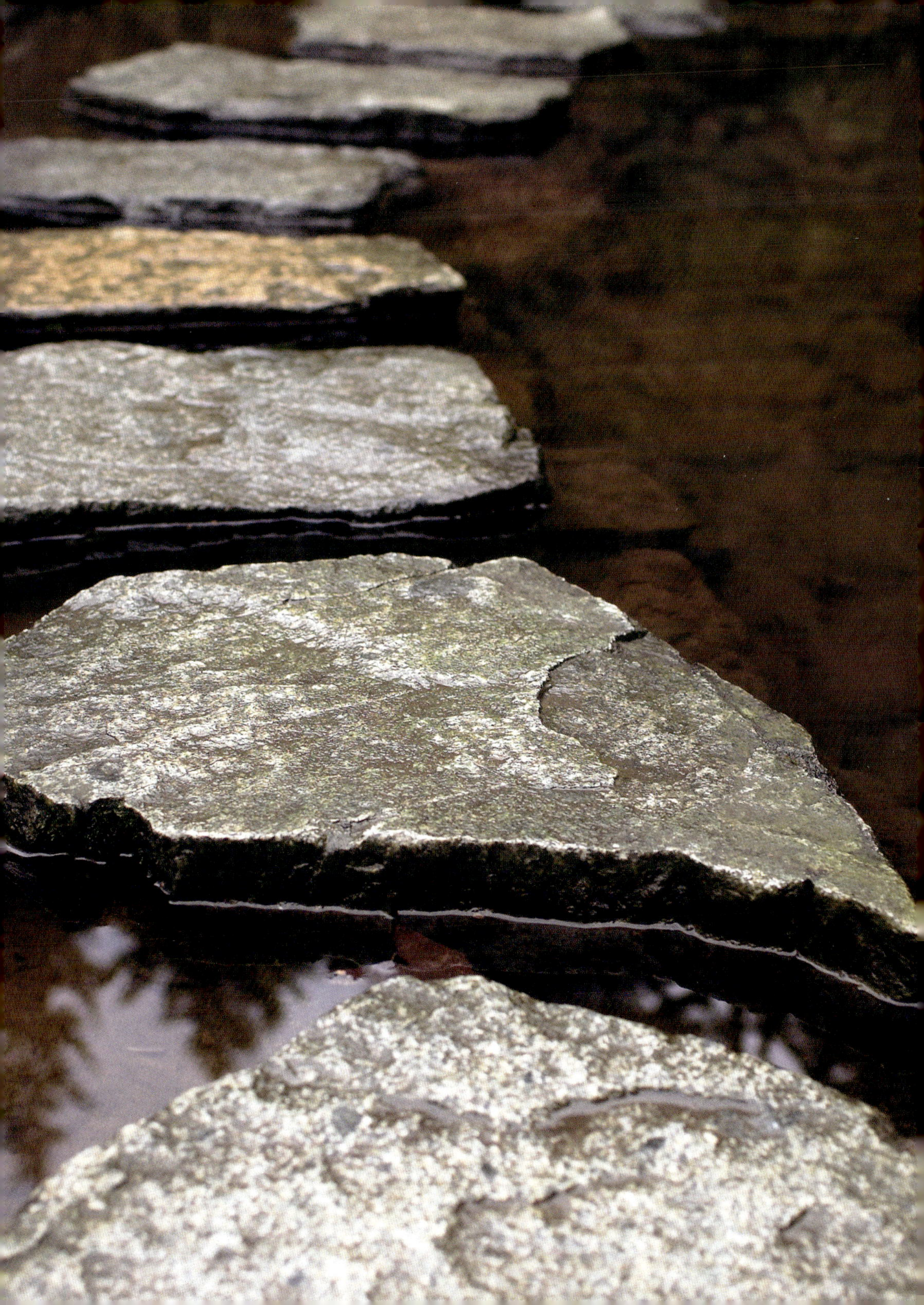

Unser höchstes Gut

In Befragungen geben die Bundesbürger seit Jahrzehnten »Gesundheit« als das Gut an, das ihnen am meisten am Herzen liegt; noch vor Glück, Wohlstand oder Frieden. Es gibt kaum eine Neujahrskarte oder eine Geburtstagsgratulation, auf der nicht auch Gesundheitswünsche stehen. Wenn die Gesundheit stimme, meinen viele, komme alles andere schon von alleine. Gesundheit sei zwar nicht alles, ist die andere Meinung, ohne Gesundheit aber sei alles nichts.

Gesundheit ist nicht nur bei uns eines der eindringlichsten menschlichen Anliegen, das Recht auf körperliche Unversehrtheit ist heute ein weltweit anerkanntes zentrales Menschenrecht. Zu den wichtigsten sozialen Aufgaben eines modernen Staates gehört deshalb auch die Bereitstellung einer Gesundheitspflege, die allen Bürgern zugänglich ist und deren Qualität dem jeweiligen Stand der wissenschaftlichen und technischen Erkenntnisse entspricht. Der Entwicklungsstand eines Landes wird aus diesem Grund nicht zuletzt an der Qualität der medizinischen Versorgung seiner Bürger gemessen.

Gesundheit als Ware

In den Industrieländern ist das Gesundheitswesen allerdings nicht nur ein wichtiger sozialer Bereich der Gesellschaft, sondern auch ein bedeutender Wirtschaftszweig. Wussten Sie, dass in Deutschland im Gesundheitswesen (einschließlich der Pharma- und Geräteindustrie) mehr Menschen beschäftigt sind als in der Automobilindustrie und dass hier höhere Umsätze realisiert werden als in jeder anderen Branche?
Keine Frage, Gesundheit hat für den modernen Menschen einen besonderen Wert, entsprechend hoch ist auch der Preis, den er dafür zu zahlen bereit ist. Gesundheit zu »produzieren« kann also lukrativ sein. Kein Wunder, dass der Markt mit Gesundheitsleistungen wächst und Gesundheit immer mehr zu einer heiß begehrten Ware wird – und das weltweit. Der Slogan »Weil du arm bist, musst du früher sterben« dokumentiert dies in einer besonders bitteren Form.

Stimmt er aber? Nicht unbedingt. Für die Beziehung zwischen reichen und armen Ländern ist diese Aussage vermutlich weitgehend zutreffend, will man aber die Lebenserwartung der Menschen innerhalb eines einzelnen Landes bewerten, so wird man mit dieser einseitigen Betrachtungsweise sicherlich nicht auskommen.

Die Lebensführung macht den Unterschied

Damit wir uns richtig verstehen: Die Statistik, auf der solche Meinungen gründen, stimmt auch in Deutschland; auch bei uns leben Wohlhabende im Durchschnitt länger. Die Wirklichkeit aber, die sich hinter diesen Zahlen verbirgt, ist viel komplizierter, als uns der Slogan glauben lässt. Menschen, die bei uns mehr Geld besitzen als der Durchschnitt, bekleiden auch bessere Positionen als andere und haben eine höhere Bildung. Sie rauchen weniger, ernähren sich gesünder, bewegen sich in ihrer Freizeit mehr und sind insgesamt aktiver. Die Armut ist also keine Ursache der niedrigeren Lebenserwartung, sondern ein Risikofaktor dafür. Wie stark sie sich im Einzelfall auswirkt, hängt von vielen Faktoren ab, letztlich aber davon, wie der einzelne Mensch mit seinem Leben umgeht. Jeder also hat eine Chance!
Das aber ist offenbar nur den wenigsten bewusst. Denn

- 22 Millionen Bundesbürger rauchen.
- Im Alkoholkonsum sind wir weltweit an der Spitze.
- Mehr als 10 Millionen Deutsche schlucken dauernd Cholesterinsenker oder Mittel gegen zu hohen Blutdruck, statt ihre Lebensweise zu verändern.
- Die Zahl jener, die als Folge von Stress unter Ohrgeräuschen leiden oder einen Hörsturz erlitten haben, steigt ständig.
- Der Lärm, dem sich Jugendliche im Alltag aussetzen, ist so stark, dass jeder vierte nicht mehr richtig hört.

Stellt man der Wertschätzung der Gesundheit Statistiken wie diese gegenüber, offenbart sich ein gewaltiger Widerspruch.
Entsprechend schlecht ist es auch mit der gesundheitlichen Verfassung der Bundesbürger bestellt:

- Jeder zweite Erwachsene klagt über Rückenschmerzen; sie sind die häufigste Ursache für Arbeitsunfähigkeit.

- Jeder zehnte hat Diabetes.
- Jeder fünfte hat mit chronischen Reizdarmsymptomen zu kämpfen.
- Bei jedem zehnten treten behandlungsbedürftige Depressionen auf.
- Immer mehr Kinder und Erwachsene leiden an einer Allergie.

Diese Aufzählung ließe sich beliebig fortsetzen. Wenn man bedenkt, dass sich im Laufe des Jahres die meisten Menschen zusätzlich noch ab und zu erkälten, sich eine Darminfektion, eine Magenverstimmung oder einen Sonnenbrand holen, dann könnte man Zweifel bekommen, ob es hier zu Lande überhaupt gesunde Menschen gibt. Ist der Ausspruch »Wer glaubt gesund zu sein, der ist einfach nur nicht ausreichend untersucht worden« vielleicht doch mehr als nur ein Partywitz? Das ist natürlich Unsinn, aber erst wenn man so überspitzt fragt, merkt man, wie absurd die Vorstellung ist, die sich dahinter verbirgt.

Gesund ist, wer der Norm entspricht?

Wer gesund ist – oder in der Sprache der modernen Medizin »normal«, also der Norm entsprechend –, das bestimmt seit einigen Jahrzehnten die Wissenschaft mit Hilfe modernster technischer Methoden. Und sie tut es, ohne die Menschen, um die es dabei im Einzelnen geht, zu fragen, wie sie es eigentlich sehen und erleben.

Ein gutes Beispiel dafür bieten die Herz-Kreislauf-Erkrankungen. Mit Hilfe der Statistik hatten Forscher ausgerechnet, dass Menschen, deren Blutdruck unter 140/90 mm Hg bleibt, länger leben als Menschen mit höheren Blutdruckwerten. Seitdem verordnen die Ärzte jedem, der darüber liegt, blutdrucksenkende Arzneimittel.

Dabei konnte nur für die wenigsten dieser Medikamente wissenschaftlich belegt werden, dass sie nicht nur den Blutdruck senken, sondern damit auch tatsächlich die Lebenserwartung heben. Und auch die Bilanz der Therapie mit diesen Präparaten sieht nicht gerade berauschend aus: Wenn nämlich 1.000 Menschen mehrere Jahrzehnte lang ein solches Mittel einnehmen, haben es 997 von ihnen umsonst getan. Denn auch die wissenschaftlich gut dokumentierten Mittel verhindern in einer solchen Gruppe im Schnitt nur etwa drei Infarkte. Das zeigen vergleichende Studien mit Gruppen von Menschen, die keine Blutdrucksenker genommen haben. Übrigens: Unerwünschte Nebenwirkungen und die Kosten

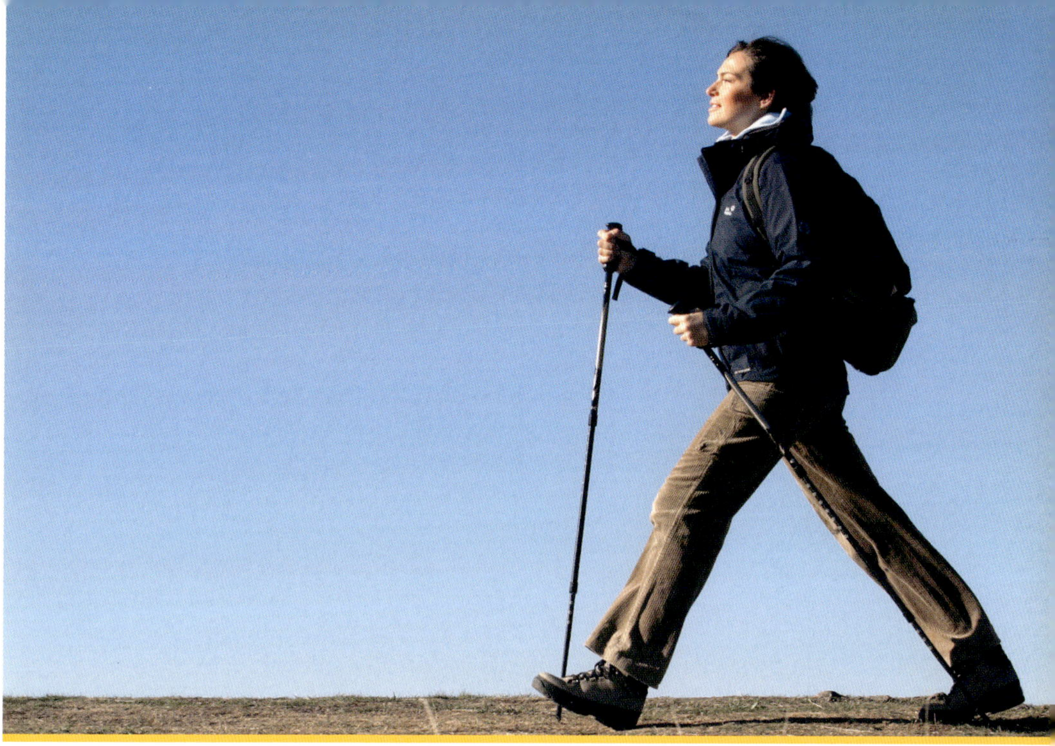

Regelmäßige Bewegung, bei der man seine Grenzen auslotet und sanft erweitert, ist die beste Gesundheitsvorsorge – und könnte so manches Medikament überflüssig machen.

für diese Therapie mussten alle der tausend Behandelten (und die Solidargemeinschaft) selbstredend in Kauf nehmen.
Für Cholesterinsenker gilt Ähnliches, nur dass sie zum Teil lebensgefährliche Nebenwirkungen haben können. Dabei sind gerade Cholesterinsenker die am häufigsten verordneten Medikamente weltweit. Das hat natürlich auch wirtschaftliche Hintergründe. Alleine das führende Präparat dieser Substanzklasse, ein Produkt eines der großen US-Pharmakonzerne, hat dem Hersteller im Jahr 2004 den beachtlichen Umsatz von etwa 9 Milliarden US-Dollar beschert.

»Heilmittel« ohne Nebenwirkungen

Besonders ärgerlich wird das Ganze, wenn man sich vergegenwärtigt, dass richtige Ernährung und regelmäßige moderate Bewegung die Blutdruck- und Cholesterinwerte ähnlich gut senken oder sogar normalisieren könnten, wie es die erwähnten Medikamente tun. Und das völlig ohne unerwünschte Nebenwirkungen. Dafür würden solche, den Lebensstil betreffenden Maßnahmen, gleichzeitig die Krebsrate senken, die Infektanfälligkeit mindern, die Anzahl der Gelenkprobleme verringern und darüber hinaus die Stimmung der Betroffenen heben. Auch das lässt sich durch Statistiken und wissenschaftliche Untersuchungen belegen. Trotzdem wird Ihnen Ihr Arzt eine solche Therapie nicht verordnen, denn dafür gibt es in unserem Gesundheitswesen weder das Geld noch die organisatorischen Voraussetzungen. Er wird sich in den meisten Fällen sogar schwer tun, Ihnen verständlich zu erklären, wie eine für Sie gesunde Ernährung konkret aussehen soll und wo Sie eine Ihren Möglichkeiten angemessene sportliche Betätigung ausüben können. Das ist keine Nachlässigkeit oder gar böser Wille seinerseits, sondern Ärzte werden für eine solche Patientenbetreuung einfach nicht ausgebildet. Sie beschäftigen sich heute ausschließlich mit Krankheiten und nicht mit der Gesundheit ihrer Patienten beziehungsweise einer angemessenen Vorsorge.

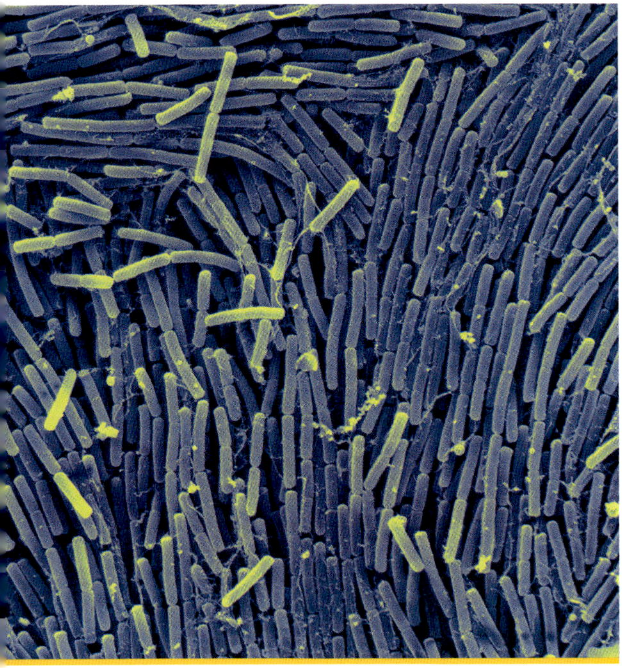

Bakterien unterm Mikroskop. Ihre Entdeckung bedeutete zunächst eine medizinische Revolution.

Auf der Suche nach Krankheiten

Seit der Mitte des 19. Jahrhunderts stand die medizinische Wissenschaft völlig in dem Bann, die Ursachen von Krankheiten (die Pathogenese) zu erforschen. Bahnbrechend war dabei die Entdeckung der Erreger von Infektionskrankheiten, vor allem der Bakterien. Seither hielt man Krankheiten für etwas, das unabhängig vom betroffenen Körper, alleine durch äußere Bedingungen ausgelöst wird, und schlussfolgerte daraus: Ließen sich die Ursachen beseitigen, müssten die Krankheiten verschwinden. Die darauf basierende Hygiene hat in der Tat einen großen Wandel im Panorama der Krankheiten bewirkt.

Vor allem die Säuglings- und Kindersterblichkeit konnte drastisch gesenkt werden, was wesentlich zu der seitdem enorm gestiegenen allgemeinen Lebenserwartung beigetragen hat.
Die zweite Schlussfolgerung lautete, dass man durch Arzneimittel, die Erreger bekämpfen und vernichten, alle Krankheiten besiegen könne. Das war die Geburtsstunde der modernen Pharmakologie. Als erstes entdeckte man die Sulfonamide und bestimmte Malariamittel, die eigentliche Revolution ereignete sich jedoch mit der Entdeckung der Antibiotika.
Auch für nichtinfektiöse Krankheiten wurden mit der Zeit revolutionierende Arzneimittel entwickelt. Nach den Vorstellungen, die von der medizinischen Wissenschaft vor allem im 20. Jahrhundert vertreten wurde, hätten die Menschen immer seltener krank zu werden brauchen, und wenn sie schon mal erkrankten, hätten sie mit Hilfe moderner Therapiemethoden rasch geheilt werden können.
Als das Ideal einer Heilung verstand man die »restitutio ad integrum«, wörtlich die Wiederherstellung des Gewesenen, und sah Krankheit immer stärker als eine Art Betriebsunfall an.
Die ungeheuren Fortschritte der Chirurgie, deren entscheidende Voraussetzung die Entdeckung und Entwicklung der Betäubungs- und Narkosemittel war, unterstützte diese begeisterte Aufbruchstimmung und sorgte dafür, dass das Gefühl, die moderne Medizin werde dafür sorgen, dass bald alle Menschen ein Leben in völliger Gesundheit würden führen können, auch breite Bevölkerungsschichten erfasste. Noch vor 30 Jahren formulierte daher das Gesundheitsprogramm einer großen deutschen Volkspartei, Gesundheit sei ein Anspruch aller Menschen.

Krebs: Trotz aller Fortschritte keine Heilung in Sicht

Heute, am Anfang des 21. Jahrhunderts, ist eine Ernüchterung eingetreten, ja in manchen Bereichen findet man sogar eine Stimmung der Resignation. Nehmen wir das Beispiel Krebs. Als die Zellgifte, die Zytostatika, Basis der heutigen Chemotherapie, vor etwa 60 Jahren entdeckt wurden, glaubte man fest daran, dass diese Krankheit bald besiegt sein werde. Hinzu kamen die immer weiter verbesserte Bestrahlungstherapie und die wachsenden Möglichkeiten der Chirurgie, die diese Überzeugung stützten. In den USA verabschiedete in dieser Zeit Präsident Nixon sogar ein milliardenschweres staatliches Forschungsprogramm, dessen Ziel es war, die Zahl der Menschen, die an Krebs sterben, innerhalb von 40 Jahren zu halbieren. Als das Programm in den 1990er-Jahren abgeschlossen wurde, sah das Ergebnis allerdings trostlos aus: Es hatte sich nichts verbessert. Im Gegenteil, an Krebs erkrankten sogar deutlich mehr Menschen als noch 40 Jahre zuvor!

Seitdem ist auf den großen Krebskongressen überall auf der Welt die Stimmung sehr gedämpft, auch wenn man das Prinzip Hoffnung immer noch wach zu halten versucht.

Gleichzeitig passierte aber noch etwas völlig anderes: Die harte Behandlung, die man den Krebspatienten zumutete, war mit Nebenwirkungen verbunden, die manchmal belastender erschienen als die Krankheit selbst. Die Angst vor Krebs ist seitdem auch eine Angst vor der Krebstherapie. Ein nicht geringer Teil der Betroffenen weigert sich daher, auf diese Weise behandelt zu werden, und immer mehr Patienten machen sich auf die Suche nach Alternativen.

Die Bilanz der modernen wissenschaftlichen Medizin ist also nur bedingt positiv. Der medizinische Fortschritt half zwar tatsächlich im 20. Jahrhundert, viel Leid zu beseitigen. Weil man aber viele Krankheiten nur niederkämpfen konnte, ohne eine wirkliche Genesung herbeizuführen, stieg als Folge dieser Behandlungen gleichzeitig die Zahl der chronisch Kranken laufend an. Es sind Patienten, bei denen die moderne Medizin, entgegen dem selbst erklärten Ziel, die Gesundheit nicht wiederherstellen kann. Bei allen chronischen Erkrankungen beschränkt man sich deshalb lediglich darauf, vorhandene Symptome zu lindern und ungünstige Verläufe zu verzögern.

Diese Patienten wenden sich zunehmend den komplementären Therapien zu. Neben den klassischen Naturheilverfahren haben bei uns in letzter Zeit deshalb auch Methoden aus dem Osten wie die Traditionelle Chinesische Medizin (TCM) oder die Ayurveda Fuß gefasst. Am erfolgreichsten war und ist die Akupunktur, die bei Bedarf inzwischen etwa jeder dritte deutsche Arzt praktiziert.

Krankheit kommt selten nur von außen

Die wachsende Bedeutung der alternativen Heilmethoden hat bei Ärzten und Patienten allmählich eine veränderte Sichtweise der Krankheiten bewirkt. Langsam ist man dahinter gekommen, dass die meisten Krank-

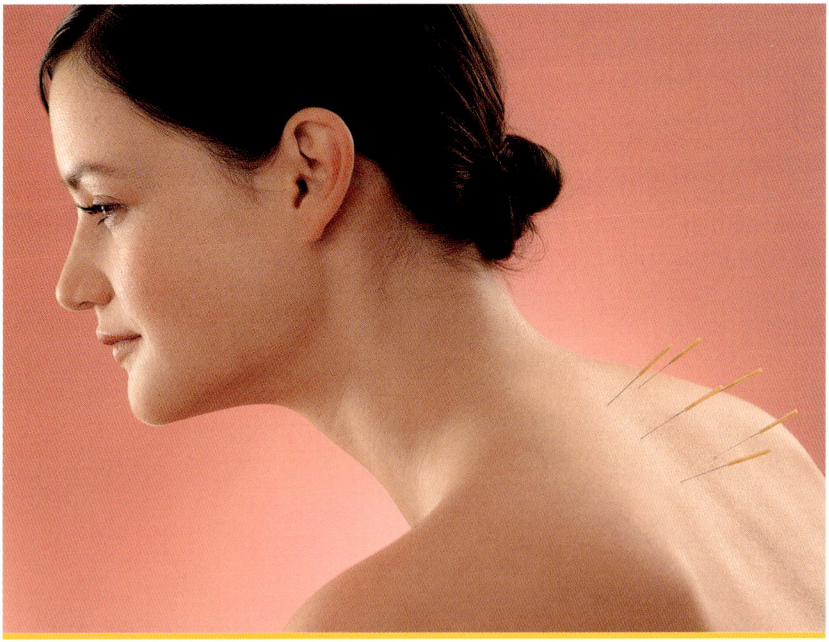

Gerade chronisch Kranke suchen heute verstärkt Hilfe in komplementären Therapien. Längst auch bei uns etabliert: die Akupunktur, Bestandteil der Traditionellen Chinesischen Medizin.

heiten nicht von außen kommen, sondern vielmehr aus den inneren Bedingungen des Organismus erwachsen. Natürlich gibt es auch solche Leiden, bei denen ein äußerer Anlass unbestreitbar ist. Zum Beispiel Knochenbrüche oder Verbrennungen als Folge von Unfällen. Doch selbst hier spielt die Knochendichte zum Zeitpunkt des Unfalls eine wesentliche Rolle, und ob es überhaupt zu einem Unfall kommt, hängt oft auch von der Tagesform der Beteiligten ab. Außerdem verarbeitet jeder Mensch die Folgen eines Unfalls unterschiedlich. Vor allem die Geschwindigkeit, mit der ein Heilungsprozess nach einer Verletzung verläuft, wird nicht von äußeren Bedingungen bestimmt, sondern hängt vielmehr mit den inneren Verhältnissen des Betroffenen zusammen.

Das Gleiche gilt auch für Infektionen, die lange als Inbegriff der von außen herbeigeführten Erkrankungen galten. Warum erkranken denn in einer Schulklasse während einer Epidemie nur bestimmte Kinder, wo doch alle Kontakt mit dem Erreger hatten? Warum ist selbst bei AIDS die Ansteckungsrate von Land zu Land so unterschiedlich? Der Grund liegt in der individuellen Fähigkeit des einzelnen Menschen, mit Hilfe seines

Immunsystems mit dem Erreger fertig zu werden. Man sagt ja auch eher »Ich *habe* mich angesteckt« als »Ich *wurde* angesteckt«.
Seit einiger Zeit ist diese Sichtweise auch innerhalb der medizinischen Wissenschaft hoffähig geworden, das verdanken wir vor allem der Genetik. Der derzeit wohl populärste Forschungszweig geht bei der Suche nach den inneren Ursachen von Erkrankungen noch einen gewaltigen Schritt weiter als die »vorwissenschaftliche« Naturmedizin: Für die meisten Krankheiten nimmt man angeborene Defekte und Dispositionen als Ursache an. Es ist nicht ohne Ironie, dass die Genetik mit dieser Sichtweise der antiken Medizin in manchen Punkten näher steht als der Meinung der Pioniere der medizinischen Wissenschaft. Denen verdanken wir aber die heute in der Medizin vorherrschende Denkweise.
Deshalb besteht auch die Hoffnung, dass die viel zu technisch geprägte moderne Medizin unter dem Einfluss der neuen Forschungsdisziplinen wie der Genetik die persönliche Komponente des Krankseins wieder stärker in ihr Blickfeld rückt und dann endlich die individuellen Bedürfnisse der Patienten bei der Behandlung besser beachtet werden.

Beschwerden haben immer eine Vorgeschichte

Man wird stärker berücksichtigen müssen, dass Krankheiten viel seltener spontan entstehen, als man im Allgemeinen annimmt. Jede Erkrankung hat eine Vorgeschichte, in der sie bestimmte Entwicklungsstufen durchläuft. Als Disposition kann sie sogar lebenslang unsichtbar im Körper schlummern. Wird sie aber durch äußere Einflüsse aktiviert, kommt ein Prozess in Gang, der sich auch in den sehr frühen Stadien durch unterschiedliche, allerdings sehr zurückhaltende Signale, bemerkbar macht. Die Symptome, die dabei auftreten, bleiben oft subjektiv und lassen sich daher nicht richtig greifen.
Als erstes gestört wird meist das Befinden des Menschen und oft erst dann bestimmte Köperfunktionen: Die Verdauung macht Probleme, die Konzentrationsfähigkeit ist gestört, Verspannungen im Nacken oder Rücken treten wiederholt auf und Ähnliches mehr. Die Medizin nimmt heute solche Beschwerden nicht ernst genug, weil ihr dabei der objektivierbare Befund im Hintergrund fehlt, auf den sie ihre Diagnose stützen könnte. Schnell fühlen sich die Betroffenen, wenn sie zum Arzt gehen, daher als eingebildete Kranke.

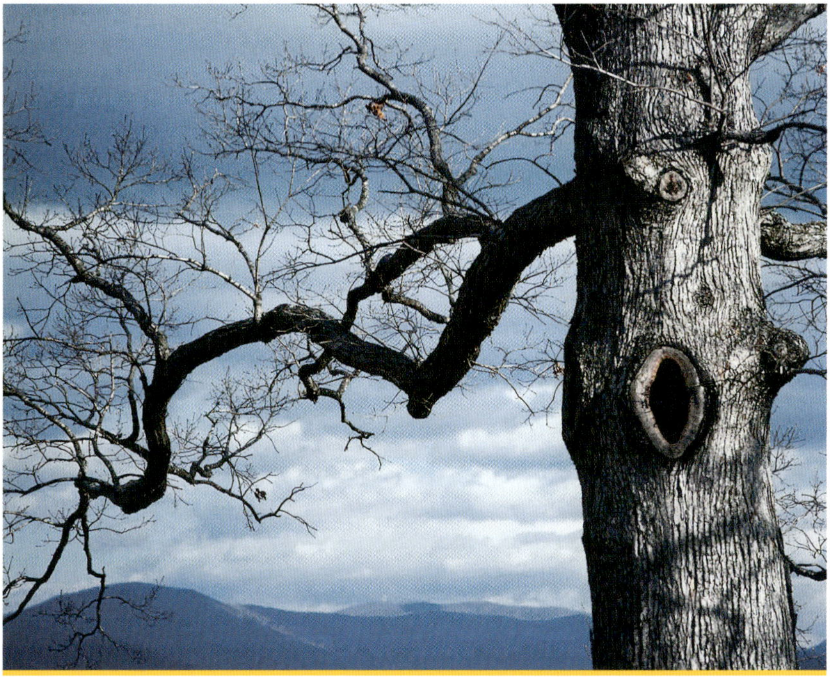

Ob eine Krankheit ausbricht oder nicht, hängt von vielen Faktoren ab. Die Disposition, krank zu werden, können wir unser Leben lang in uns tragen.

Auch da lässt uns aber der wissenschaftliche Fortschritt hoffen, denn längst gibt es Bereiche, in denen solche Latenzstadien bereits wissenschaftlich belegt und daher auch medizinisch anerkannt sind.
Heute diagnostiziert man beispielsweise eine latente Hyperthyreose, also eine beginnende Überfunktion der Schilddrüse, wenn ein Patient über Beschwerden klagt wie starken Gewichtsverlust, obwohl er eher reichlich isst, Haarausfall, Durchfälle, Hitzegefühl, Herzrasen und eine nervöse Gereiztheit, bei der ihn bereits die Fliege an der Wand verrückt macht. Früher hielt man die meisten dieser Probleme für psychisch bedingt, da die Produktion der Schilddrüsenhormone in diesem Stadium noch völlig normal ist. Erst später stellte man fest, dass in solchen Fällen das gegensteuernde übergeordnete Hormon des Hypothalamus (TSH) ähnlich verringert sein kann wie bei einer ausgeprägten Überfunktion. Deshalb kann der Patient bereits alle Symptome einer Hyperthyreose haben, ohne dass eine Laboruntersuchung einen typischen Befund ergäbe. Entsprechend ist auch für Diabetes ein Latenzstadium bekannt, das sehr lange dauern kann.

Signale des Körpers ernst nehmen

Immer wenn Menschen eine Veränderung ihres Befindens wahrnehmen, deutet es auf eine solche, latente Krankheitssituation hin. Solche Hinweise haben wir in diesem Buch »Warnsignale« genannt, denn mit ihrer Hilfe macht uns der Organismus auf Veränderungen aufmerksam, die einer Gegensteuerung bedürfen. Jeder Mensch hat in sich eine tief verankerte Ordnung, die seine Unversehrtheit sichert. Und wenn sie gestört wird, sendet sie uns Signale – zunächst leisere, mit der Zeit aber immer

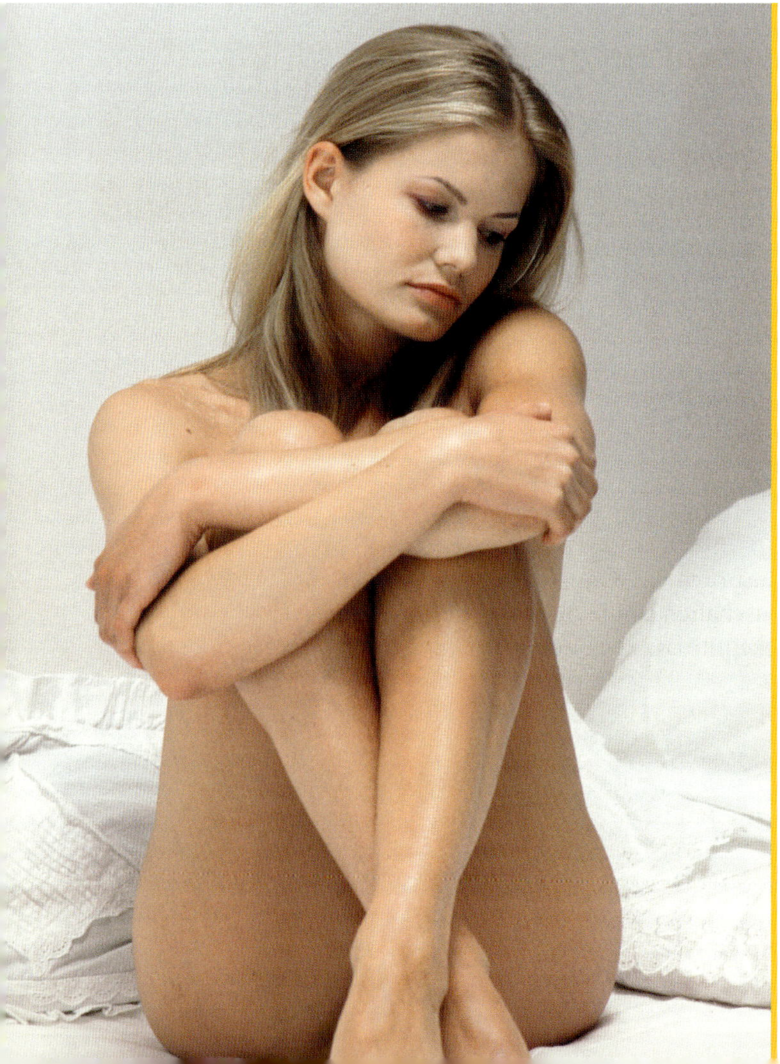

Schon harmlose, sich wiederholende Verstimmungen können ein Hinweis auf eine sich entwickelnde Krankheit sein. Gleichzeitig bieten solche Symptome die Chance, frühzeitig gegenzusteuern.

deutlichere –, damit wir rechtzeitig handeln. Das Kind muss nicht immer erst in den Brunnen gefallen sein, ehe man die morsche Abdeckung erneuert. Übertragen auf die Krankheit: Eine Krankheit muss nicht erst manifest werden und in die tiefste Schicht des Körpers einbrechen, um ernst genommen zu werden!

Vorbeugen ist besser als Heilen

Aus diesem Krankheitsverständnis heraus leitet sich auch die sehr reale Bedeutung des Sprichwortes ab, nach dem Vorbeugen besser ist als Heilen. Gerade bei den chronischen Erkrankungen, die heute die Mehrheit der Krankheiten ausmachen, kann eine Heilung nur in solchen Fällen gelingen, in denen sich die Betroffenen im Stadium der Latenz so verhalten, dass ihre Krankheit erst gar nicht ausbricht.
Darin steckt auch die positive Botschaft: Selbst bei starker genetischer Vorprägung kann eine Disposition sehr unterschiedliche Verläufe nehmen. Sie kann voll durchschlagen, indem sie sich beispielsweise in der Kindheit als Ausschlag bemerkbar macht, später als allergischer Schnupfen zum Vorschein kommt und im Erwachsenenalter schließlich lebensbedrohliches Asthma verursacht. Oder sie bleibt, weil das Kind ausreichend Gelegenheit bekam, eine gut funktionierende körpereigene Gegenregulation aufzubauen, nur als Disposition bestehen, ohne jemals als Krankheit sichtbar zu werden.
So ließen sich zahlreiche Beispiele nennen, die zeigen, dass zwischen einer Veranlagung und der Krankheitsmanifestation nicht unbedingt eine direkte Beziehung besteht. Es müssen erst weitere äußere und innere, also umweltbedingte und seelische Einflüsse dazukommen, die den eigentlichen Anstoß zum Ausbruch der Krankheit geben.
Diese zu finden und auszuschalten ist die Aufgabe der Prävention. Deshalb ist im Zuge dieser Erkenntnisse auch der Ruf nach mehr Vorbeugung vor Krankheiten, also nach einer aktiven Erhaltung der Gesundheit, immer lauter geworden. Angesichts leerer Kassen verbindet sich seitens der Politik damit auch die gesellschaftliche Forderung nach Selbstverantwortung des Einzelnen für seine Gesundheit. So verwandelte sich diese zu einem Gut, anstatt nur ein bloßer Anspruch des Menschen zu sein.
Wie aber soll man Gesundheit erhalten, wenn man gar nicht weiß, was Gesundheit ist und wie sie zustande kommt?

Was ist eigentlich Gesundheit?

Die Weltgesundheitsorganisation WHO hat im Jahr 1948 Gesundheit folgendermaßen definiert: »Gesundheit ist ein Zustand des vollständigen körperlichen, geistig-seelischen und sozialen Wohlbefindens, der nicht lediglich durch Abwesenheit von Krankheit und Schwäche zu erreichen ist.«

Würde man diese Definition wirklich ernst nehmen, so gäbe es kaum noch gesunde Menschen auf der Welt, denn ein *vollständiges* Wohlbefinden, das alle Lebensbereiche umfasst und neben Körper, Seele und Geist gleichermaßen die soziale Situation der Menschen einschließt, ist eine reine Utopie. Bin ich denn wirklich krank, wenn ich im Sinne der WHO-Definition ein soziales Problem habe? Ist dann etwa die Arbeitslosigkeit eine behandlungsbedürftige Erkrankung?
Wohl kaum. Das WHO-Ideal hilft also im Alltag nicht weiter. Genauso wenig, wie es die extreme Position der modernen Wissenschaft tut, nach der Gesundheit – jenseits des Wohlbefindens – lediglich an den Laborwerten oder der Fähigkeit einzelner Organe, ihre größtmögliche Leistung zu entfalten, bemessen wird.
Auf der Suche nach einem besseren Modell für das, was Gesundheit ist oder sein sollte, entstand in den 80er-Jahren des 20. Jahrhunderts die Salutogenese (wörtlich übersetzt: die Lehre von der Entstehung der Gesundheit). Sie ist das Gegenstück zu der in der Medizin verbreiteten Pathogenese (der Lehre von der Entstehung der Krankheiten) und beschäftigt sich nicht nur mit der Frage, was Gesundheit ist, sondern auch damit, welche Fähigkeiten Menschen brauchen, um gesund zu sein beziehungsweise zu bleiben.

Lebenssinn verlängert das Leben

Der 1923 in den USA geborene und 1996 in Israel gestorbene Medizinsoziologe Aaron Antonovsky machte während seiner Untersuchungen zur Stressbewältigung in Israel folgende Beobachtung: Er studierte das Verhalten klimakterischer Frauen, um zu erfahren, wie sie mit der als Krisenzeit empfundenen Lebenssituation umgehen und welche Bewältigungsmechanismen sie dazu einsetzen. Dabei stellte er fest, dass zwar die meisten Frauen unter den typischen Wechseljahrbeschwerden zu leiden hatten, sie aber unterschiedlich gut damit zurechtkamen. Und zwar unabhängig von der Schwere der Symptome! Überraschenderweise stellte sich heraus, dass die klimakterischen Probleme am besten jene Frauen bewältigen konnten, die den Holocaust überlebt hatten. Es könnten die gleichen Fähigkeiten sein, schlussfolgerte der Wissenschaftler, die sie in beiden Fällen zur Krisenbewältigung einsetzten, und machte sich auf die Suche danach. Dazu musste er die Lebensumstände Tausender von Personen untersuchen und auswerten – und er wurde fündig. Am Ende hatte er die Gewissheit, dass es in der Tat bestimmte Eigenschaften gibt, die einen Menschen unabhängig von Alter und Lebenssituation in die Lage versetzen, Belastungen besser zu bewältigen als andere.

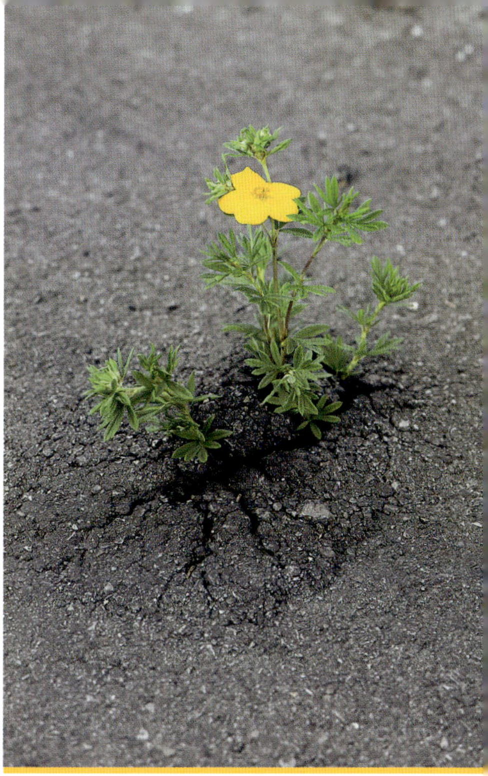

Jeder hat die Fähigkeit, auch unter widrigen Lebensumständen das Beste aus seiner Situation zu machen.

Insgesamt lassen sie sich wie folgt zusammenfassen:

- die Fähigkeit, Zusammenhänge des Lebens zu verstehen,
- die Überzeugung, dass man das eigene Leben aktiv gestalten kann,
- die Überzeugung, die eigene Existenz habe einen Sinn, beziehungsweise die Fähigkeit, seinem Leben einen Sinn zu geben.

Jetzt könnten Sie zu Recht einwenden, dass ein Konzentrationslager ein Extrembeispiel gerade für eine Situation ist, in der man sein eigenes Leben nicht aktiv gestalten kann. Wieso haben die genannten Eigenschaften also gerade dort geholfen? Weil es hier – ähnlich wie beim Lebenssinn – darum geht, *wie* man etwas erlebt, und nicht, wie es objektiv ist. Wichtig ist das Gefühl, nicht einem blinden Schicksal hoffnungslos ausgeliefert zu sein. Konkret kann es beispielsweise den bewussten Entschluss bedeuten: Ich meistere meine Schwierigkeiten oder besiege meine Krankheit! Die Fähigkeit, solche Entschlüsse zu fassen, ist zwar zunächst eine subjektive Stärke, sie kann aber objektive Tatsachen schaffen.

Mit offenen Augen durch die Welt gehen

Das Leben spielt sich aber glücklicherweise nur selten in solch extremen Situationen ab. Die meiste Zeit sind wir prinzipiell frei, unsere Entscheidungen zu treffen, und das, was wir beschlossen haben, auch auszuführen. Wir müssen uns nur trauen. Das ist allerdings auch nicht immer leicht, wie eine bayerische Redensart nahe legt, das – ins Hochdeutsche übersetzt – etwa folgendermaßen lautet: Mögen täten wir schon wollen, aber dürfen haben wir uns nicht getraut. Wer gesund und zufrieden leben will, der muss sich aber »trauen zu dürfen«.

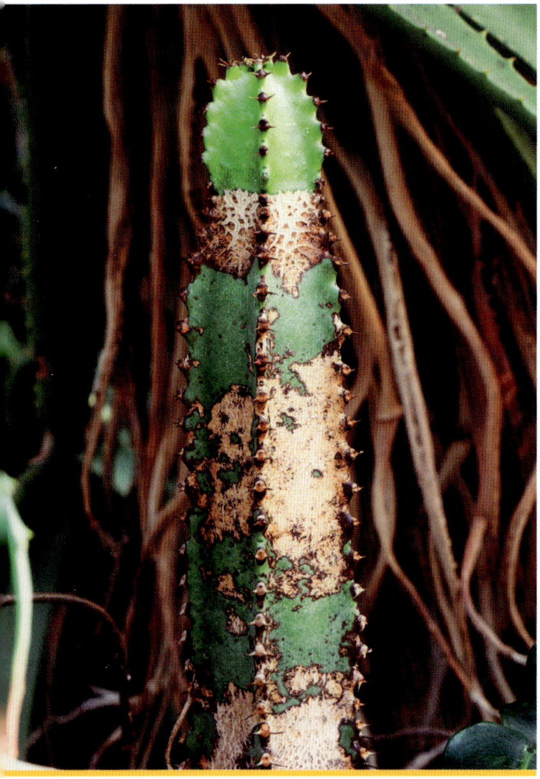

Gesund ist auch, wer immer wieder ins Lot kommt – so wie dieser Kaktus, der offensichtlich gute und schlechte Phasen hinter sich hat.

Die Fähigkeit, Verständnis für Zusammenhänge zu entwickeln, ist zum Teil angeboren, man kann sie aber auch erlernen, so wie man das Lesen oder das Sprechen lernt. Und genauso wie bei diesen beiden Fertigkeiten gelingt es auch hier am leichtesten in der Kindheit und der frühen Jugend. Wer also seine Kinder mit offenen Augen durch die Welt führt und sie dabei immer wieder auf die Zusammenhänge aufmerksam macht, der hat für ihre spätere Gesundheit mehr getan, als es optimale Ernährung oder konsequente Schlafzeiten tun können.

Kein Zustand, sondern ein Prozess

In seiner Gesundheitstheorie widersprach Antonovsky auch der bis dahin herrschenden Vorstellung, ein Mensch sei entweder krank oder gesund, wie es die Redensart »Ein bisschen schwanger geht nicht« auf den Punkt bringt. Ein bisschen schwanger geht wirklich nicht, ein bisschen gesund oder ein bisschen krank ist aber der Alltag. Ist jemand, der

schlecht geträumt hat und deshalb nicht gut drauf ist, krank? Oder ist ein Rheumapatient, der über einen längeren Zeitraum hinweg keine Beschwerden hatte, gesund? Solche Fragen lassen sich eben nicht eindeutig beantworten. Im Gegenteil, die Vorstellung, jemand könnte durch und durch gesund sein, geht völlig an den Realitäten des Lebens vorbei. Zumal Gesundheit kein Zustand ist, sondern ein Prozess, stets im Fluss und in Tausenden von Schattierungen vorhanden.
Aus diesem Grund besitzen wir die Gesundheit auch nicht wie einen teuren Wertgegenstand, den uns im unbewachten Augenblick jemand rauben kann (zum Beispiel ein Krankheitserreger), sondern wir müssen sie uns Tag für Tag aufs Neue erarbeiten.

Wichtig ist der Trend

Dass wir uns unsere Gesundheit täglich neu erarbeiten müssen, stimmt genau genommen so eigentlich nicht, es könnte genauso gut jährlich oder stündlich heißen. Die Chronologie (»Chronos« heißt griechisch Zeit), also die Anordnung der Ereignisse im Zeitfluss, spielt bei den meisten biologischen Vorgängen die zentrale Rolle. Betrachten wir als Beispiel die Körpertemperatur: Wenn Sie bei jemandem die Körpertemperatur mit 37,5 Grad Celsius gemessen haben, hat dies jeweils eine andere Bedeutung, je nachdem ob Sie es am Abend getan haben oder am Morgen; im Laufe des Tages steigt nämlich die Temperatur gesunder Menschen um etwa ein Grad Celsius. Ob diese Temperatur als Fieber zu werten ist oder nicht, das hängt wiederum vom Alter des Betroffenen ab. Für einen Erwachsenen gelten 37,5 Grad Celsius am Morgen durchaus als Fieber. Kinder dagegen sind, was ihre Körpertemperatur anbetrifft, wesentlich labiler als Erwachsene und fiebern erst ab 38,5 Grad Celsius. Letztlich entscheidend ist aber nicht die Höhe der Temperatur, sondern die Tatsache, ob das Fieber steigt oder sinkt, also ob sich der Zustand verbessert oder verschlechtert. Bei allen Krankheiten ist grundsätzlich der Trend wichtiger als der Zustand. Wie schon das alte Sprichwort sagt: Die Zeit heilt alle Wunden. Das gilt zwar nicht uneingeschränkt, aber überall dort, wo wir unseren Selbstheilungskräften die Gelegenheit geben, sich zu entwickeln. Die meisten Befunde, die wir heute so genau messen können, sind also nur scheinbar objektiv und klar. Ohne eine (vor allem zeitliche) Einordnung bleiben sie in Wirklichkeit unverstanden.

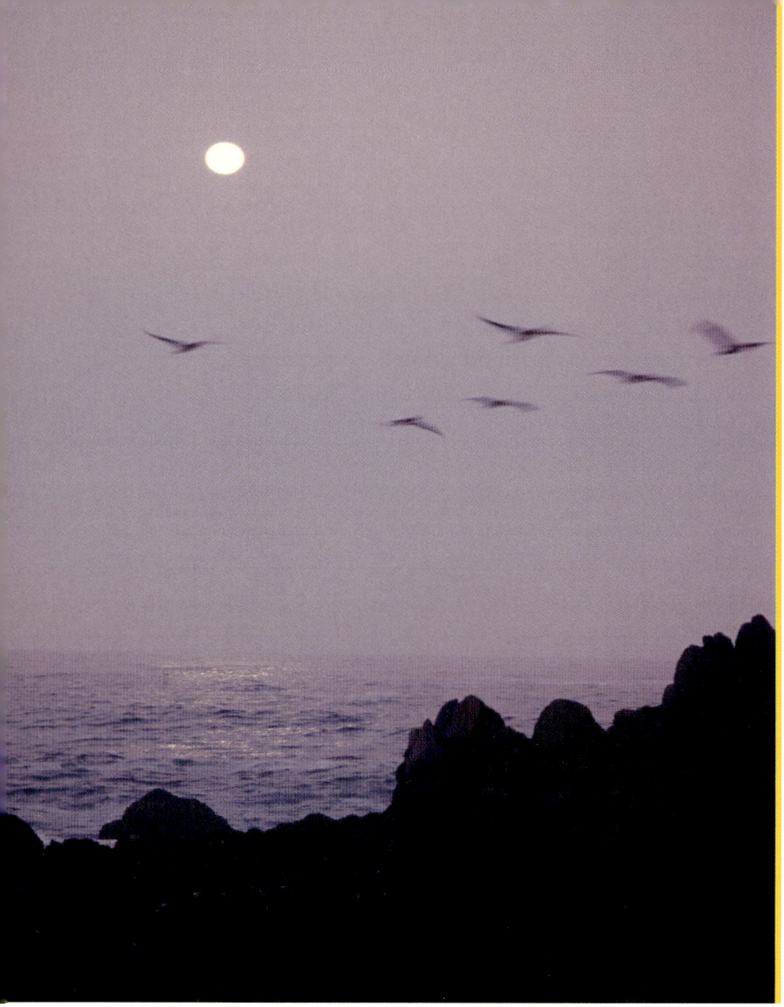

Wie die Natur, so folgt auch der menschliche Organismus bestimmten Rhythmen. Die Hormone spielen dabei eine wichtige Rolle.

Dass alle Funktionen des Körpers einem rhythmischen Wechsel unterliegen, ist bereits 1848 dem deutschen Physiologen Johannes Müller aufgefallen. In seinem Lehrbuch beschreibt er das erste Mal den gesamten Organismus als ein rhythmisches Geschehen. Aber erst 1917 schlug mit der Gründung der ersten internationalen Gesellschaft für biologische Rhythmen durch Erik Forsgren, Chefarzt einer schwedischen Tuberkulose-Klinik, die Geburtsstunde der Chronobiologie, einer Disziplin, die sich wissenschaftlich mit den Lebensrhythmen beschäftigt. Seither hat dieser Forschungszweig eine lange Reihe hoch spannender Erkenntnisse erarbeitet, die in der Praxis noch viel zu wenig beachtet werden. Unter anderem konnte man zeigen, dass praktisch alle Funktionen im Körper rhythmisch verlaufen, und dass die einzelnen Rhythmen fein aufeinan-

der abgestimmt (synchronisiert) sind. Steigt beispielsweise die Temperatur, beschleunigen sich die meisten Vorgänge im Körper messbar, sinkt die Temperatur, werden sie langsamer. Das Ganze kann aber auch umgekehrt verlaufen: Wenn wir uns anstrengen, steigen zunächst der Puls und der Blutdruck (übrigens im Winter stärker als im Sommer), und erst dann entsteht Wärme.
Bei der Abstimmung der einzelnen Rhythmen aufeinander spielen Hormone eine wichtige Rolle. Frauen ist der Monatszyklus seit ihrer Pubertät gut vertraut, die meisten wissen auch, dass ihre Körpertemperatur mit dem Eisprung etwa um ein halbes Grad Celsius steigt und bis zur Monatsblutung oben bleibt. Diese Erkenntnis wird für die natürliche Empfängnisverhütung genützt. Heute wissen wir, dass auch Männer hormonellen Gezeiten unterworfen sind, meist allerdings ohne es selbst zu merken.
Es sind aber nicht nur die Geschlechtshormone, die für die Tagesform eines Menschen maßgeblich sind, auch die Produktion von körpereigenen Stoffen wie Cortison oder Serotonin verläuft nach rhythmischen Regeln und hat einen starken Einfluss sowohl auf viele Körperfunktionen als auch auf die jeweilige Gemütsverfassung eines Menschen.
Über die inneren Rhythmen ist der Mensch außerdem an seine Umwelt gebunden. Mit dem Monatszyklus beispielsweise fügen die Frauen sich in die kosmische Ordnung ein.

Kondition und Anforderungen müssen im Einklang sein

Das ständige Schwingen, also die natürliche Rhythmik aller Lebensvorgänge, hilft zwar dem Körper dabei, schnell auf wechselnde Anforderungen zu reagieren, sie ist aber auch daran schuld, dass sich die Fitness nicht nur von Tag zu Tag, sondern manchmal von Stunde zu Stunde stark verändern kann. Wenn man in einem Haus ohne Aufzug lebt und immer wieder vier Stockwerke hochlaufen muss, merkt man die unterschiedliche Tagesform sehr schnell: Manchmal ist man oben, noch bevor eine Anstrengung spürbar wurde. Ein anderes Mal ringt man bereits im zweiten Stock nach Luft. Man hat eben nicht jeden Tag die gleiche Kondition, muss aber glücklicherweise auch nicht jeden Tag den gleichen Anforderungen standhalten.
Die Chronobiologie konnte zeigen, dass der Mensch besonders dann zu Fehlleistungen neigt, wenn bei ihm die Vernetzung der einzelnen Rhyth-

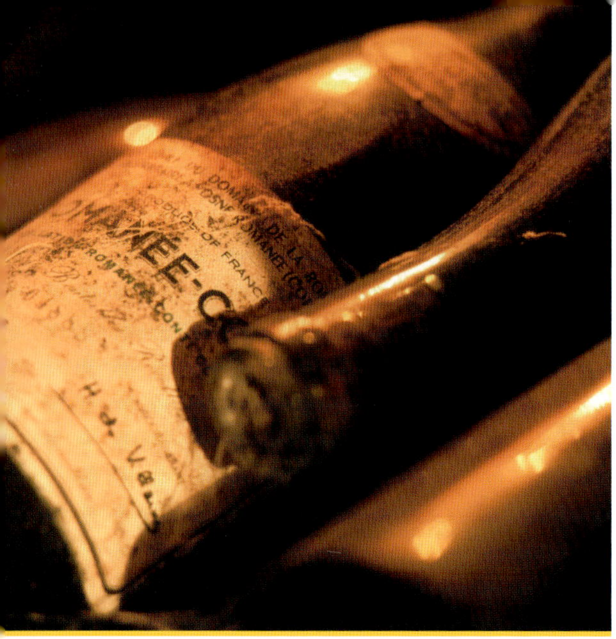

Körperliche und geistige Reifungsprozesse positiv zu bewerten – so wie bei einem alten Wein – hilft, gesund zu bleiben.

men durcheinander gerät. Wenn er also zu einem Zeitpunkt arbeitet oder Auto fährt, zu dem seine Körperfunktionen naturgemäß nach unten reguliert sind, passieren die meisten Unfälle. Missachtet jemand diese Gegebenheiten immer wieder, driften seine Rhythmen immer stärker auseinander. Im Organismus kommt es dann zu einer kompletten Desynchronisation. Für bestimmte Erkrankungen wie beispielsweise Schlafstörungen ist gerade die Desynchronisation ein typisches Krankheitsmerkmal.

Es ist insgesamt auffällig, wie gestört die Beziehung moderner Menschen zur Zeit geworden ist. Zeit ist Mangelware geworden, Zeitmangel ist in. Gleichzeitig verwenden die meisten Menschen einen erheblichen Teil ihrer Kraft darauf, die Zeit als einen biologischen Faktor aus ihrem Leben zu verbannen. Das Jugendideal treibt manchmal schon sehr seltsame Blüten. Bei einem Apfelbaum würde keiner auf die Idee kommen zu behaupten, er sei im Frühling gesünder oder grundsätzlich schöner als in der Zeit, in der er voller Früchte steht. Und auch im Herbst, wenn die Bäume ihre Blätter abgeworfen haben, meiden wir den Obstgarten nicht. Bei Menschen verhalten wir uns allerdings häufig so. Das Alter wird in unserer Kultur unglücklicherweise vermieden und verdrängt.

Während wir also der Natur ihre Rhythmen zubilligen und die positiven Seiten jeder Phase genießen, haben wir uns im Bezug auf die Menschen, auf uns selbst angewöhnt, in absoluten Kategorien zu denken und auch so zu urteilen. Was gesund, schön oder leistungsfähig ist, wird dann auch nicht in Beziehung zum Lebenskontext gesehen, sondern absolut. Wenn aber für einen 40-Jährigen der gleiche Maßstab gilt, wie für einen 20-Jährigen, wird er bei den meisten Sachen nicht mithalten können. Die negative Bewertung von Reifungsprozessen verursacht daher heute viel mehr Leid als jeder Krankheitserreger.

Körper, Geist und Seele – eine Einheit

Ein lebendiger Körper ist ein hoch differenziertes vernetztes System, in dem alles mit allem zusammenhängt, sich also gegenseitig bedingt und beeinflusst. Das kann man täglich bei sich selbst beobachten, aber ebenso auch bei anderen Lebewesen wie Tieren oder den Pflanzen im Garten. Im Unterschied zu ihnen bildet jedoch der Mensch eine unteilbare Einheit aus Körper, Geist und Seele. Denn solange er lebt, verfügt er über körperliche Kraft, geistige Fähigkeiten und individuelle Gefühle.
Diese Vorstellung hat schon der griechische Arzt Hippokrates (460 bis 370 v. Chr.) entwickelt, dessen ethische Grundsätze heute noch für die Medizin verbindlich sind. Jeder Arzt muss – bevor er Menschen behandeln darf – den »Hippokratischen Eid« schwören. Einer der wichtigsten Grundsätze, die einzuhalten er sich dabei verpflichtet, ist das »nil nocere«, also nie zu schaden.
Während einer Behandlung, die mit starken Nebenwirkungen verbunden ist, wie der Chemotherapie beim Krebs, wird aber diese Grenze eindeutig überschritten. Vor allem Spezialisten, die glauben, das Überleben zu sichern, sind manchmal am Leben, also am Wohlbefinden des Patienten, nicht besonders interessiert.
Lange Zeit gab es unter den Behandlern keine Spezialisten. Sie unterschieden sich lediglich durch ihre Arbeitsweise und die Qualität ihrer Heilkunst. Erst unter dem Einfluss der Naturwissenschaften begann man, sich auch in der Medizin immer enger zu spezialisieren. Inzwischen gibt es in Deutschland mehr als hundert unterschiedliche Fachrichtungen. Diese Entwicklung hatte natürlich auch ihre guten Seiten, sie machte Hochleistungen möglich. Im Alltag aber hat dieser Trend viele Probleme verursacht, vor allem ist die Medizin immer technischer geworden und hat sich von den Bedürfnissen der Menschen entfernt.
Der Faszination der technisierten Medizin sind auch viele Patienten erlegen. Folgender Dialog gibt das anschaulich wider: »Was führt Sie zu mir?«, fragt der Arzt seinen Patienten. »Ach, Herr Doktor, mein Rücken tut weh, das Knie ist geschwollen, der Magen macht Probleme und *mir* geht es auch nicht gut«, ist die Antwort. Sie lachen vielleicht, aber ähnliche Gespräche werden in den Arztpraxen täglich hundertfach geführt und zeigen, wie wenig Gespür manche Menschen für sich selbst haben und wie wenig sie ihre Ganzheit wahrnehmen.

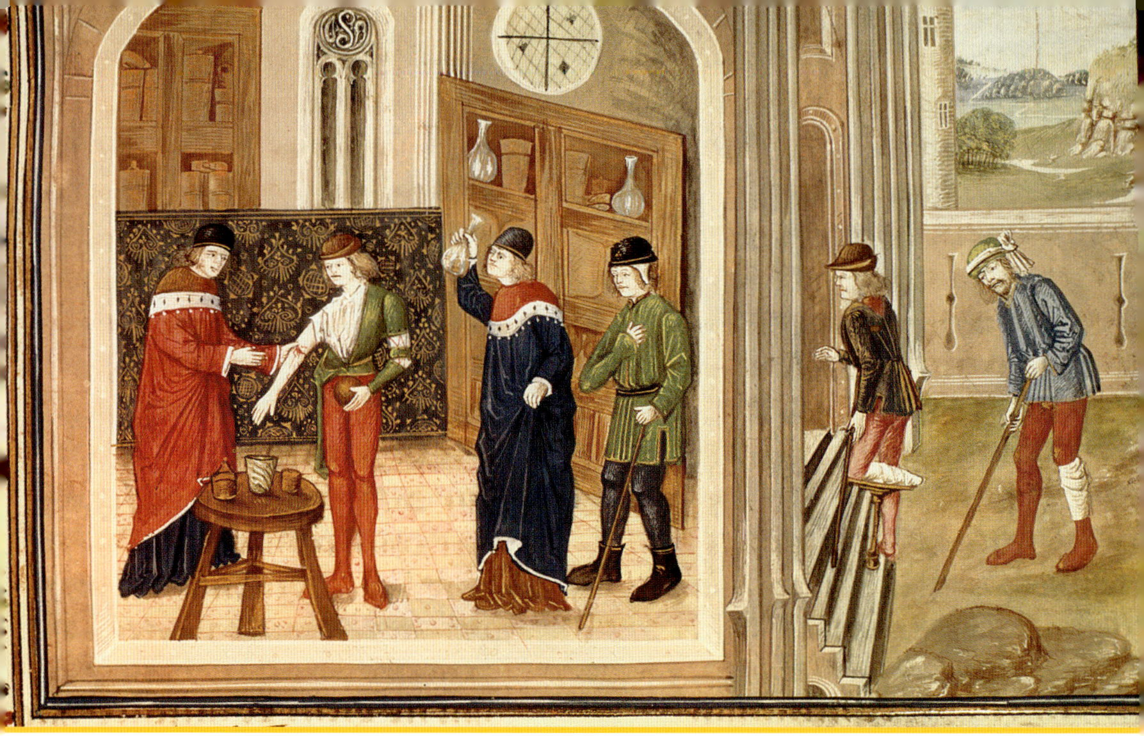

Im Mittelalter betrug die durchschnittliche Lebenserwartung noch nicht einmal 50 Jahre. Kein Wunder, war doch der Körper zur Nebensache erklärt worden – und Aderlass ein »Allheilmittel« mit Nebenwirkungen.

Im gesunden Körper wohnt ein gesunder Geist

Dabei ist die Wissenschaft seit einiger Zeit wieder auf dem Weg zurück zum ganzheitlichen Verständnis von Gesundheit und Krankheit. Es war allerdings ein langer Weg, bis man so weit kam.
In der Vorstellung antiker Ärzte bildeten Körper, Geist und Seele so etwas wie eine Schicksalsgemeinschaft. Die Vorstellung war: Sie beeinflussen sich zwar gegenseitig, die zentrale Rolle aber spielt der Körper. Die Redewendung »mens sana in corpore sano« (im gesunden Körper wohnt ein gesunder Geist) bringt es auf den Punkt. Die Pflege des Körpers war daher den antiken Menschen sehr wichtig.
Im Mittelalter herrschte dagegen ein völlig anderes Lebensgefühl: Im Mittelpunkt stand viele Jahrhunderte das Jenseits und zwischen Heil und Heilung machte man keinen Unterschied. Konsequenterweise wurde auch der Körper zur Nebensache erklärt, die ganze Aufmerksamkeit galt der Seele. Kein Wunder, dass bei solch einer Haltung die durchschnittliche Lebenserwartung keine 50 Jahre betrug.

Das änderte sich erst im Zeitalter der Vernunft. Während in Europa der Dreißigjährige Krieg tobte, hat der französische Philosoph René Descartes ein neues, rationales Menschenbild geschaffen. Demnach bestand der Mensch aus zwei »von Gott geschaffenen Substanzen«, dem immateriellen Geist und dem materiellen Körper. Körper und Geist existierten fortan voneinander getrennt. Auf der Basis dieser Vorstellung entwickelte sich die moderne wissenschaftliche Medizin. Für die Seele fühlte sie sich aufgrund dieser Zweiteilung nicht zuständig.
Als Reaktion auf diese Einseitigkeit haben psychologisch orientierte Ärzte in der ersten Hälfte des 20. Jahrhunderts die Psychosomatik geschaffen, eine Disziplin, die sich mit psychischen Ursachen körperlicher Erkrankungen beschäftigt. Auch sie ist aber keine ganzheitliche Behandlungsweise, sondern ähnlich einseitig wie die von ihr kritisierte naturwissenschaftliche Medizin. Nur eben mit umgekehrten Vorzeichen. Als die Wurzel allen Übels sieht sie traumatische Erlebnisse in der Kindheit an. Ihre Behandlungsmethode ist vor allem die Gesprächstherapie.

Bewusst wahrnehmen, was Ihnen gut tut

Erst die neuesten Erkenntnisse der Gehirnforschung schließen den Kreis wieder. Sie zeigen, dass alle Komponenten der menschlichen Existenz untrennbar miteinander verbunden sind: Psychische Verfassung, geistige Fähigkeiten und körperliche Fitness sind demnach, ähnlich wie in der Antike, drei unterschiedliche Äußerungsformen der gleichen Lebenskraft. Das bedeutet aber, dass Krankheiten nicht nur den Körper, sondern immer den ganzen Menschen beeinträchtigen, und dass Beschwerden, die in einem Teil des Organismus auftreten, zwangsläufig Auswirkungen auf alle anderen Teile haben, ja auf alle Bereiche des Daseins.
Gleichzeitig bedeutet es jedoch, dass viele Wege zum Ziel führen. Wenn Sie also in einem Bereich Probleme haben, mit denen Sie nicht so recht weiterkommen, versuchen Sie es von der anderen Seite. Aus einer gedrückten Stimmung oder einer Angst kann Sie beispielsweise eine körperliche Anstrengung herausholen. Oder umgekehrt, eine heitere Lektüre oder ein Gespräch mit einem Menschen, der einem nahe steht, beschleunigt die Genesung auch bei schweren Erkrankungen. Vor allem aber sollten Sie psychisch belastende Situationen ähnlich bewerten wie körperliche Gefahren und sich entsprechend verhalten. Genauso, wie Sie beim

Autofahren einige Verhaltensregeln beachten, um die Gefahr so klein wie möglich zu halten, sollten Sie auch seelisch die roten Ampeln nicht übersehen. Das bedeutet nicht, dass Sie sich in Watte packen oder jeder Belastung aus dem Weg gehen sollten. Wohl aber, dass Sie lernen sollten, bewusst wahrzunehmen, was Ihnen gut tut und was nicht.
Das geht natürlich nur, wenn man sich selbst gut kennt und seine individuellen Möglichkeiten realistisch einzuschätzen weiß.

Gesundheit ist immer individuell

Eine Voraussetzung für Gesundheit, das hört man täglich von allen Seiten, ist gesundes Leben. Was ist das aber genau?
Erstaunlicherweise kann man offenbar mit den gleichen Maßnahmen so unterschiedlichen Leiden vorbeugen wie Herzinfarkt, Krebs oder Rückenschmerzen. Wie unzählige wissenschaftliche Untersuchungen gezeigt haben, gibt es einige Verhaltensmaßnahmen, die im Sinne eines gesunden Lebens dazu geeignet sind, präventiv zu wirken:

- Moderate Bewegung,
- gesunde Ernährung,
- ausreichendes Trinken,
- genug Entspannung und
- ein regelmäßiger Schlaf-Wach-Rhythmus.

Wann aber Bewegung moderat ist, welches Lebensmittel bekömmlich, wie viel Trinken ausreichend und welche Schlafzeiten angemessen, das kann recht unterschiedlich ausfallen und richtet sich nach den individuellen Bedürfnissen des Betroffenen. Es wird ja auch keiner vernünftigerweise anzweifeln, dass ein 40-jähriger Mann andere Bedürfnisse hat als ein 5-jähriges Kind oder eine werdende Mutter. Gesund zu leben sieht also nicht unbedingt bei jedem gleich aus. Vor allem kommt es bei allem – und mag es noch so gesund sein – letztlich auf das richtige Maß an. Und das ist eben bei jedem Menschen in jeder Lebensphase etwas anders. Das individuell richtige Maß ist das Gleichgewicht zwischen der aktuellen Belastung und der persönlichen Belastbarkeit.
Was allgemein formuliert simpel klingt, ist aber – wenn es umgesetzt werden soll – eine Meisterleistung. Denn in der Balance müssen zwei Phänomene gehalten werden, die sich im ständigen Wandel befinden.

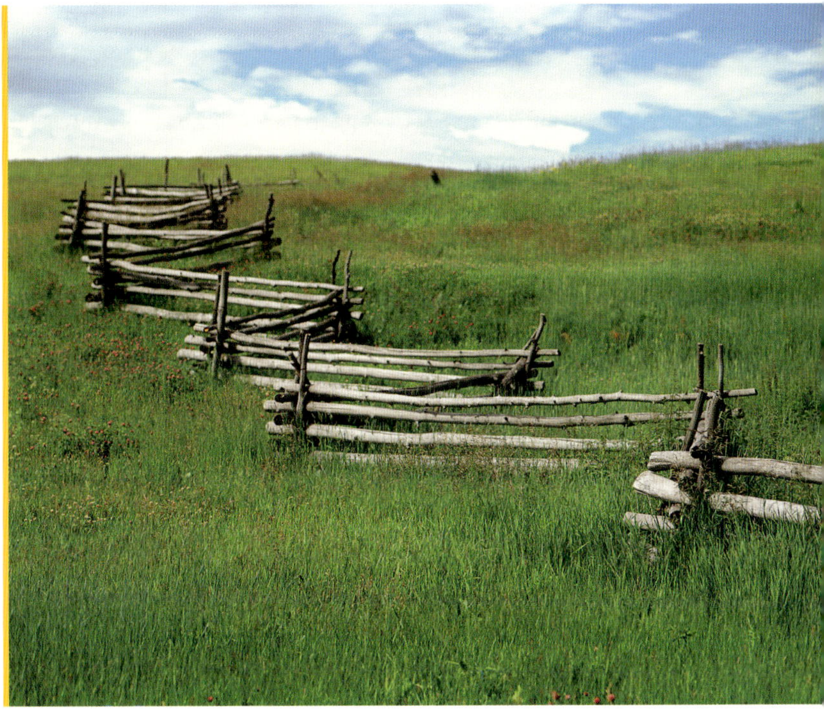

Welche Bedürfnisse habe ich? Wo liegen meine Grenzen? Dies auszuloten, ist sehr wichtig – und bei jedem Menschen individuell verschieden.

Das erfordert nicht nur eine große Flexibilität, sondern auch die bereits erwähnte tiefere Einsicht in Zusammenhänge.
Und man braucht Erfahrung dafür, weshalb sich Menschen in dieser Hinsicht immer leichter tun, je älter sie werden. Kinder können, bereits blau gefroren, immer noch darauf bestehen, im Wasser zu bleiben, weil ihnen angeblich überhaupt nicht kalt ist. Die eigenen Grenzen zu erkennen, ist das wichtigste Zeichen der Reife.

»Die Dosis macht es, dass ein Ding kein Gift sei«

Leistung ist zwar grundsätzlich besser als Untätigkeit, doch schon Hippokrates wusste, dass jede Arznei durch eine falsche Dosis zum Gift wird. Das gilt übrigens nicht nur für das Zuviel, sondern auch für das Zuwenig. Auch Defizite bergen Gefahren.

Ein gutes Beispiel dafür ist die Nahrung. Viele Menschen in den Industrieländern konsumieren täglich mehr Energie, als sie verbrennen. Da der Stoffwechsel entwicklungsgeschichtlich auf einen Energieumsatz von mindestens 2.500 Kalorien angelegt ist, bei unserer Lebensweise aber in der Regel nicht mehr als 2.000 Kalorien verbraucht werden, ist bei den meisten der Appetit größer als der Hunger. Das macht sich natürlich in einem stetig steigenden Körpergewicht bemerkbar. Unzählige Menschen mit Übergewicht sind die Folge.
Das ist ein ernstes Gesundheitsproblem. Ein genauso großes Problem stellen aber inzwischen die vielen Diäten und Fastenkuren dar, die sich Menschen auferlegen, um das angesammelte Übergewicht wieder loszuwerden. Isst man nämlich zu wenig, bekommt der Körper nicht alle notwendigen Vitalstoffe wie Vitamine oder Mineralien. Beim täglichen Verzehr von weniger als 1.500 Kalorien müssen daher diese Stoffe als Nahrungsergänzung zugeführt werden. Isst man dazu noch zu einseitig, leiden darunter nicht nur die Verdauungsorgane.

Der innere Arzt

Ein gesunder Mensch wird nicht krank, ist eine der Lebensweisheiten der Volksheilkunde. Was ihn vor dem Krankwerden bewahrt, ist naturwissenschaftlich betrachtet sein Immunsystem. Ganzheitlich gesehen ist es aber sein innerer Arzt.
Das Vorhandensein von Selbstheilungsvorgängen im Menschen war fester Bestandteil des medizinischen Wissens bis in das 18. Jahrhundert hinein. Erst durch die moderne Naturwissenschaft und eine zunehmende Ignoranz Vorgängen gegenüber, die sich nicht direkt messen oder objektivieren lassen, wurde dieses für unsere Gesundheit so ausschlaggebende Potenzial von Selbstheilungskräften immer mehr übersehen; es geriet unglücklicherweise nahezu in Vergessenheit. Jeder praktizierende Arzt weiß aber, dass ohne den Heilungswillen des Patienten die Überwindung einer Krankheit nicht möglich ist.
Mit diesem Buch möchten wir Ihnen eine erste Hilfestellung geben, den inneren Arzt wieder zu entdecken, sich von ihm durch den Alltag bewusster begleiten zu lassen. Lassen Sie sich anstecken von dem Gedanken, dass ein Urquell von Gesundheit als Ihr Ich in Ihnen existiert, dass von ihm aus vielfältigste Gesundheitsimpulse und Selbstheilungsvorgänge so-

wohl in der Seele als auch im Körper ausgehen, und dass es zu Ihrer eigenen Hoheit gehört, an Ihrem Gesundsein mitverantwortlich tätig zu sein.

Kehren wir an dieser Stelle noch einmal zu der Frage zurück, was Gesundheit ist, und fassen zusammen:
Nur der kann gesund bleiben, der seine Stärken schätzt und seine Schwächen achtet, der seine Freude lebt und seine Traurigkeit spürt, der an den Grenzen seiner Möglichkeiten rüttelt, ohne sie zu überschreiten, der die Zeit im Auge behält, um sie mit Leben zu füllen. So gesehen ist der Weg zur Gesundheit auch der erfolgreiche Weg zu sich selbst.

Der Weg zur Gesundheit sieht für jeden Menschen anders aus. Finden und beschreiten Sie ihn, indem Sie sich selbst immer besser kennen und achten lernen.

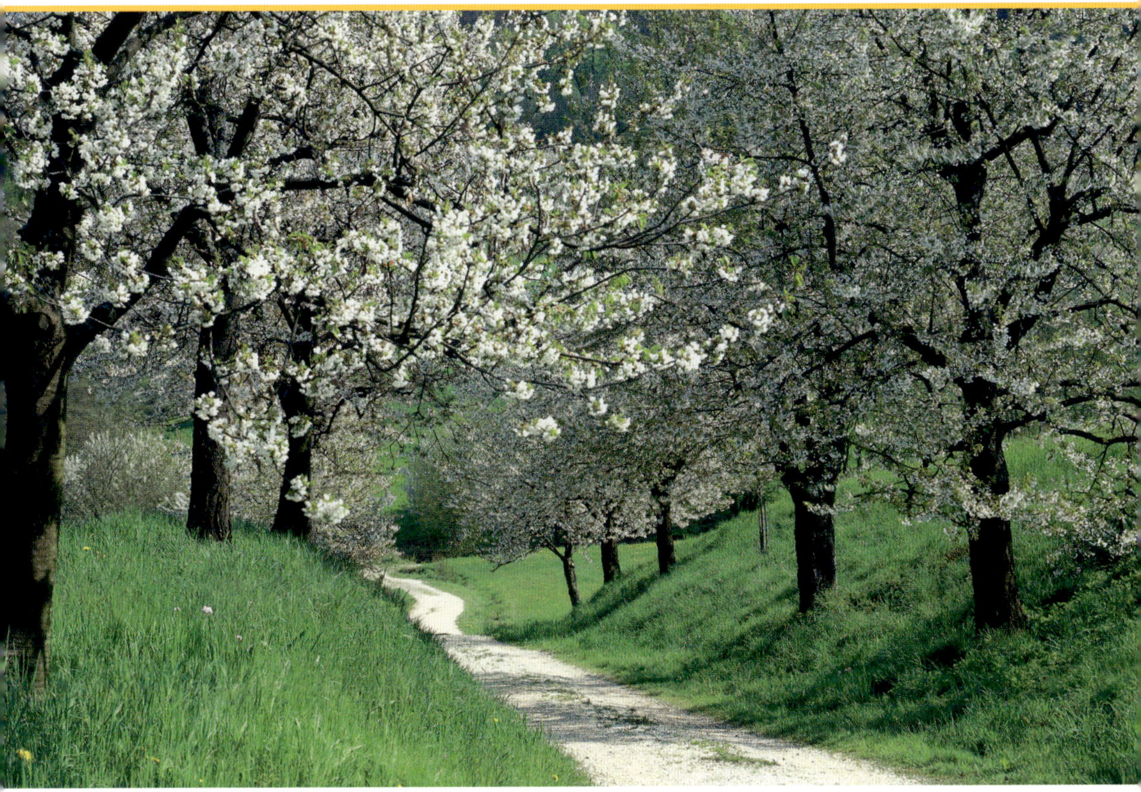

GANZHEITLICHE HILFE BEI BESCHWERDEN

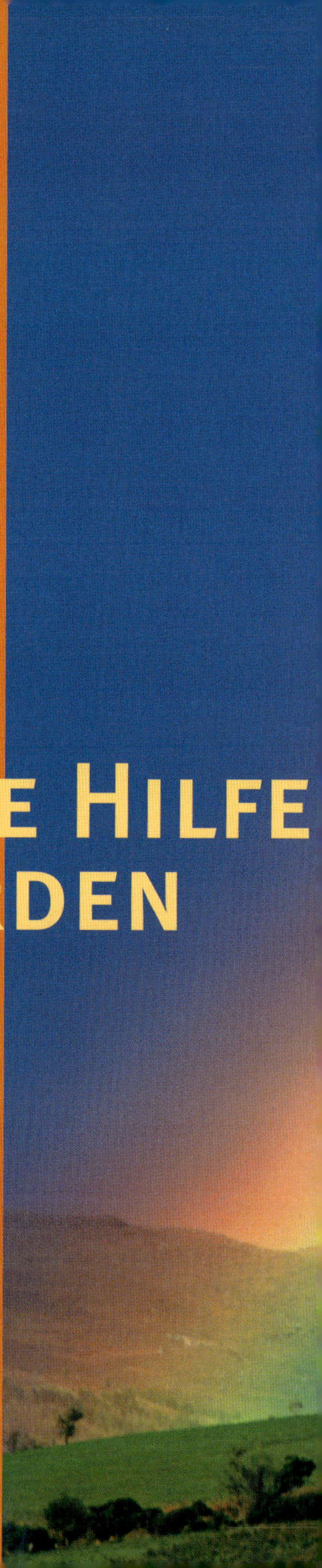

Eine Krankheit macht sich oft lange, bevor sie ausbricht, durch scheinbar harmlose Beschwerden bemerkbar. 13 solcher Beschwerdebilder finden Sie in diesem Kapitel. Sie erfahren, was Ihre Symptome bedeuten, wie sie schul- und naturmedizinisch behandelt werden können und was sich seelisch dahinter verbirgt.

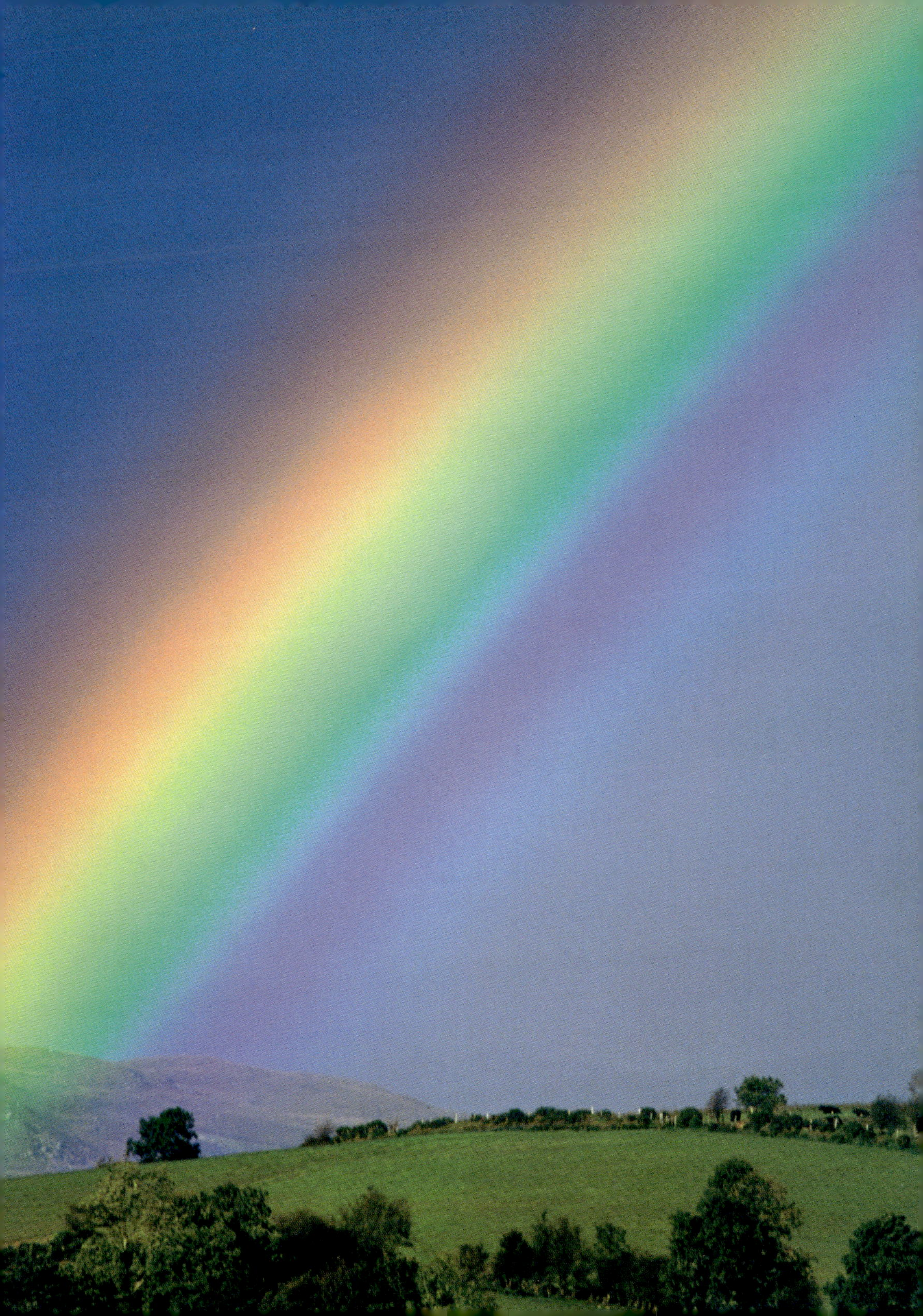

Kopfschmerzen und Migräne

Kopfschmerzen sind genauso individuell wie die Köpfe, die sie plagen. Sie können dumpf oder bohrend sein, an den Schläfen oder im Nacken sitzen und mit allerlei unangenehmen Begleiterscheinungen wie Übelkeit oder Lichtempfindlichkeit auftreten.

Jeder Schmerz ist ein ernst zu nehmendes Signal, das man keinesfalls einfach übergehen sollte. Kopfschmerzen beispielsweise können ebenso der Ausdruck einer harmlosen Unpässlichkeit sein wie ein Hinweis auf eine schwerwiegende Erkrankung. Bevor Sie sich also bei der Behandlung Ihres Kopfschmerzes für ein bestimmtes Mittel oder eine konkrete Maßnahme entscheiden, sollten Sie sich die folgenden zehn Fragen stellen.

Fragebogen zu Kopfschmerzen

1. In welchem Bereich des Kopfes treten Schmerzen auf?
2. Wie lange dauert in der Regel ein Kopfschmerzanfall?
3. Treten Ihre Kopfschmerzen plötzlich auf oder baut sich der Schmerz allmählich auf?
4. Ist nur eine Hälfte des Kopfes betroffen?
5. Haben Sie gleichzeitig andere Beschwerden?
6. Treten Ihre Kopfschmerzen in bestimmten Situationen auf? (Besteht beispielsweise ein Zusammenhang mit der Periode?)
7. Nehmen Sie Schmerzmittel? Wie oft?
8. Stehen Sie öfter unter Stress oder übermäßigem Leistungsdruck?
9. Ist Ihr Rücken- oder Nackenbereich verspannt?
10. Trinken Sie ausreichend und regelmäßig?

Auswertung: Die Antworten helfen Ihnen zusammen mit folgender Tabelle, Ihren Kopfschmerz besser zu verstehen, um aus der Vielzahl der Handlungsmöglichkeiten diejenigen herauszufinden, die für Ihr individuelles Problem am besten geeignet sind.

	Migräne	Spannungs-kopfschmerz	Medikamenten-kopfschmerz
In welchem Bereich des Kopfes treten die Schmerzen auf?	üblicherweise einseitig, selten beidseitig	ganzer Kopf, beidseitig	meist beidseitig
Wie lange dauern die Schmerz-attacken?	4 bis 72 Stunden	einige Stunden bis 1 Tag	Dauerschmerz
Wie häufig treten die Schmerzen auf?	ein- bis sechsmal im Monat (nie täglich)	gelegentlich bis täglich	Dauerschmerz
Wie stark sind die Schmerzen?	stark	leicht bis mittel	mittel bis stark
Wie fühlt sich der Schmerz an?	pochend, hämmernd, pulsierend	dumpf, drückend	dumpf, bohrend, pulsierend
Gibt es Begleit-erscheinungen?	Übelkeit, Erbrechen, Licht- und Lärmempfindlichkeit	kaum	leichte Übelkeit und Lichtempfindlichkeit
Wodurch werden die Schmerzen ausgelöst?	Alkohol, Stress, Hormon-schwankungen	zunächst Stress und Wetterwechsel, später ohne Auslöser	Schmerzmittel-einnahme

Kopfschmerz durch Überforderung und Stress

Die häufigste Kopfschmerzart, der Spannungskopfschmerz, ist meist eine Reaktion auf Überforderung und Stress. Wie der Name schon vermuten lässt, geht man davon aus, dass solche Kopfschmerzen vor allem mit der seelischen Verfassung des Betroffenen zu tun haben – mehr Spannung als er bewältigen kann –, sie können aber durch weitere Faktoren gefördert werden: zum Beispiel durch mangelnde Bewegung, einseitige Ernährung, zu geringe Flüssigkeitsaufnahme, falsche Körperhaltung (Bildschirmarbeit!), unregelmäßigen oder auch zu wenig Schlaf.
Frauen leiden häufiger unter Spannungskopfschmerzen als Männer, was auch dadurch zu erklären ist, dass hormonelle Schwankungen (während der Periode oder in den Wechseljahren) ebenfalls Spannungskopfschmerzen auslösen können.

Migräne – einseitiger Kopfschmerz

Amerikanische Wissenschaftler haben in Untersuchungen festgestellt, dass drei Fragen genügen, um Migräne sicher von einem einfachen Spannungskopfschmerz zu unterscheiden:

1) Haben Sie immer wiederkehrende Kopfschmerzen, die Sie häufig im Alltag behindern?
2) Dauern die Schmerzen mindestens vier Stunden an?
3) Haben Sie in den vergangenen sechs Monaten neue oder andersartige Kopfschmerzen bekommen?

Auswertung: Wenn die Antwort auf Frage 1 und 2 »Ja« lautet und auf Frage 3 »Nein«, handelt es sich um Migräne.

Für Migräne typisch ist der einseitige Kopfschmerz, der sich langsam aufbaut und in der Regel von Licht- und Lärmempfindlichkeit begleitet wird. Oft kann die oder der Betroffene sich daher nur in einem abgedunkelten Raum aufhalten. Während einer Migräneattacke treten häufig auch Übelkeit oder Erbrechen auf, seltener sind Sehstörungen oder Kribbeln in Armen und Beinen. In schweren Fällen kommt es sogar zu Sprachstörungen, was für Betroffene und ihre Angehörigen in der Regel besonders beunruhigend ist.

Migräne – bei Kindern immer häufiger

Man schätzt, dass in Deutschland etwa jedes zehnte Kind unter migräneartigen Kopfschmerzen oder wiederkehrenden Spannungskopfschmerzen leidet. Schmerzmittel können solchen Kindern aber nur ausnahmsweise gegeben werden. Besser ist es, auf Hausmittel zurückzugreifen: Einen kalten Kopfwickel machen, etwas Pfefferminzöl auf die Schläfen reiben und vor allem für Ruhe sorgen!
Auf die Dauer kommen Eltern jedoch nicht umhin, sich über ihr Kind (und damit auch über sich selbst und ihre Beziehungen) tiefer gehende Gedanken zu machen.

Alle Begleiterscheinungen, auch die Sprachstörungen, verschwinden aber nach dem Anfall vollständig und ohne Folgen wieder.
Migräne kann man ähnlich behandeln wie Spannungskopfschmerzen, in den meisten Fällen aber wird das nicht ausreichen. Vor allem bei häufiger Einnahme von Schmerzmitteln braucht man ärztlichen Rat. Auch deshalb, weil eine langfristige oder regelmäßige Selbstmedikation mit Schmerzmitteln nicht nur wenig hilft, sondern selbst zur Ursache chronischer Kopfschmerzen werden kann.

Regelmäßig auftretender Kopfschmerz

Treten Kopfschmerzen regelmäßig an mehr als 15 Tagen pro Monat auf, spricht die Medizin vom chronischen Kopfschmerz oder Dauerkopfschmerz. Für die Behandlung sollte man dann in jedem Fall die Hilfe eines kompetenten Arztes in Anspruch nehmen.
Den sollte man aber nicht unvorbereitet aufsuchen. Wer häufiger unter Kopfschmerzen leidet, sollte ein bis zwei Monate lang ein Schmerztagebuch führen. An Schmerzen erinnert man sich nämlich genauso schlecht wie an Farben. Die Tagebucheintragungen halten die jeweils gegenwärtige Einschätzung der Schmerzintensität fest und helfen sowohl dem Betroffenen, seine Beschwerden besser einzuschätzen, als auch dem Arzt, sich ein genaueres Bild zu machen.

Überraschend häufig sind – wie durch wissenschaftliche Untersuchungen festgestellt wurde – Medikamente die Ursache für chronische Kopfschmerzen. Einige Arzneimittel erzeugen Kopfschmerzen als unerwünschte Nebenwirkungen. Der sicherste Weg zum chronischen Kopfschmerz ist demnach – so verblüffend und unglaublich es auch klingen mag – die Einnahme von Schmerzmitteln über einen längeren Zeitraum hinweg.

Was hilft?

Die einfachste Methode, Ihre Kopfschmerzen loszuwerden: viel trinken und einen Spaziergang an der frischen Luft machen. Ähnlich gute Ergebnisse kann man auch durch gezielte Entspannung erreichen (zum Beispiel durch Autogenes Training, siehe Seite 180).
Wer nicht die Möglichkeit hat, dem Kopfschmerz auf diese Weise zu begegnen, kann natürlich eines der vielen Schmerzmittel einnehmen.

Schmerzmittel – Therapie der Wahl?

In der Apotheke gibt es mehr als einhundert unterschiedliche Schmerzpräparate ohne Rezept zu kaufen. In Wirklichkeit enthalten sie allerdings nur drei verschiedene Wirksubstanzen: ASS (Acetylsalicylsäure, als Aspirin bekannt), Paracetamol und Ibuprofen. Alle drei Substanzen sind ähnlich gut wirksam, unterscheiden sich aber in den Nebenwirkungen.

- **ASS** strapaziert die Magen-Darm-Schleimhaut, für Menschen mit empfindlichem Magen ist es deshalb weniger gut geeignet. Außerdem verdünnt ASS das Blut, was in Verbindung mit Alkohol die Gefahr von Magenblutungen weiter erhöht. ASS beeinträchtigt auch die Ausscheidungsarbeit der Niere, für Nierenkranke gilt deshalb ebenfalls: Probieren Sie es mit einer der anderen Behandlungsmaßnahmen.
- **Paracetamol** ist ein Schmerzmittel, das zwar nicht den Verdauungstrakt, aber die Leber belastet. Deshalb darf Paracetamol nie zusammen mit Alkohol oder bestimmten, die Leber belastenden Medikamenten wie Schlafmitteln eingenommen werden.
- **Ibuprofen** schont Magen und Leber, birgt dafür aber die (seltene) Gefahr einer Blutbildstörung in sich. Für Kinder ist diese Substanz grundsätzlich nicht geeignet.

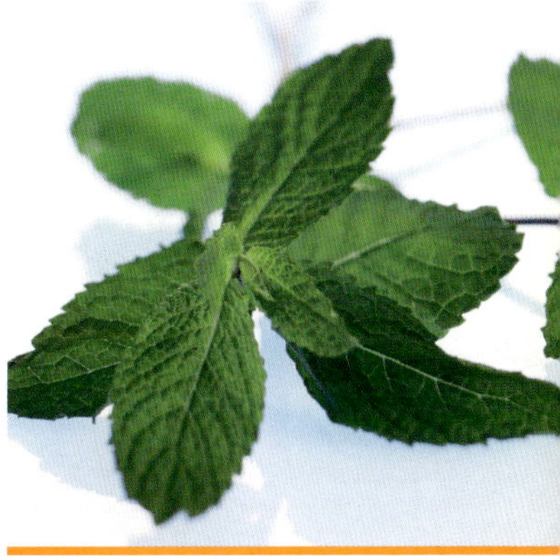

Das Öl der Pfefferminze ist ein natürliches Mittel gegen Kopfschmerzen.

Neben Monopräparaten, die eine der oben beschriebenen drei Substanzen enthalten, gibt es auch Kombinationsschmerzmittel zu kaufen. Meist enthalten sie ASS, Paracetamol und als Zugabe Koffein. Studien zeigen, dass solche Mittel besser wirken als Monopräparate. Außerdem heben sie meist auch die Stimmung des Patienten. Gerade das aber macht sie nach Meinung von Experten zum Problem: Das gute Befinden verführt zur häufigeren Einnahme. Deshalb sind Kombinationspräparate öfter die Ursache für Medikamentenkopfschmerzen als Monopräparate.
Zur Einnahme: Rezeptfreie Schmerzmittel verschiedener Art können Sie zwar ohne Einschränkung in der Apotheke kaufen, Sie sollten die empfohlene Tagesdosis aber nicht öfter als sechsmal im Jahr, jeweils höchstens an drei aufeinander folgenden Tagen einnehmen.

Naturheilmittel

Wenn Sie häufiger Kopfschmerzen haben und/oder Naturheilmittel bevorzugen, können Sie sich entweder reines Pfefferminzöl oder das Tiger Balm, eine Salbe mit ätherischen Ölen, in der Apotheke kaufen. Beide Mittel werden auf die Schläfen aufgetragen; sie sind auch bei langfristiger Anwendung vollkommen unbedenklich.
Die Möglichkeit, Kopfschmerzen dauerhaft loszuwerden, bieten auch Akupunktur, Neuraltherapie, Chirotherapie oder gezielte Rückengymnastik. Frauen, die hormonell verhüten, sollten es außerdem mit einer anderen Antibabypille versuchen.

Was verbirgt sich hinter dem Signal?

Jeder Schmerz ist Ausdruck eines übermäßigen Organbewusstseins, beim Spannungskopfschmerz bedeutet es, dass das Organ Kopf, genauer: das Gehirn, uns wissen lassen will, dass mit ihm etwas nicht in Ordnung ist. So unangenehm Schmerzen auch sind, sie sollten immer als Hilfe verstanden werden. Durch den Schmerz will uns der Körper mahnen, das zugrunde liegende Problem nicht zu ignorieren oder zu verdrängen, sondern es bewusst anzuschauen – und es zu lösen.

Unbewältigte Lebensfragen

Haben Sie sich, wenn Sie Kopfschmerzen haben, schon einmal gefragt, was Ihnen eigentlich Kopfzerbrechen bereitet oder was genau es ist, das Ihnen ständig belastend im Nacken sitzt?
Die tieferen Ursachen des Spannungskopfschmerzes sind nämlich fast immer unbewältigte Lebensfragen, die nicht gelöst, sondern ins Halb- oder Unterbewusste verdrängt werden. Betroffen sind deshalb vor allem Menschen, die mitten in der Gestaltung ihrer Biografie stehen. Kopfschmerzen sind typische Beschwerden des mittleren Lebensalters. Der ältere Mensch wird nur selten über Spannungskopfschmerzen klagen. Auch Kinder kennen solche Beschwerden in der Regel nicht, sie projizieren ihre Probleme eher in den Bauch.

Sie können Ihr Problem nur selbst lösen

Eine ursächliche Therapie Ihrer Kopfschmerzen kann also immer nur durch Sie selbst erfolgen. Vielleicht mit Hilfe von Gesprächen, in denen Sie sich Ihr Problem bewusst machen. Als Gesprächspartner kommen eine Freundin oder ein Freund ebenso in Frage wie ein kompetenter Gesprächstherapeut. Bei aller Hilfestellung von außen muss Ihnen allerdings stets klar sein, dass alleine Sie die tiefer liegende Frage beantworten und das damit verbundene Problem lösen können.
Um sich darauf vorzubereiten, helfen Entspannungstechniken wie das Autogene Training (Seite 180), Yogagymnastik, Biofeedback-Methoden oder künstlerische Therapien. Oft genügt es auch, sich sportlich zu betätigen. Dabei wird Dampf abgelassen, Spannungen werden abgebaut und neue Kräfte gesammelt.

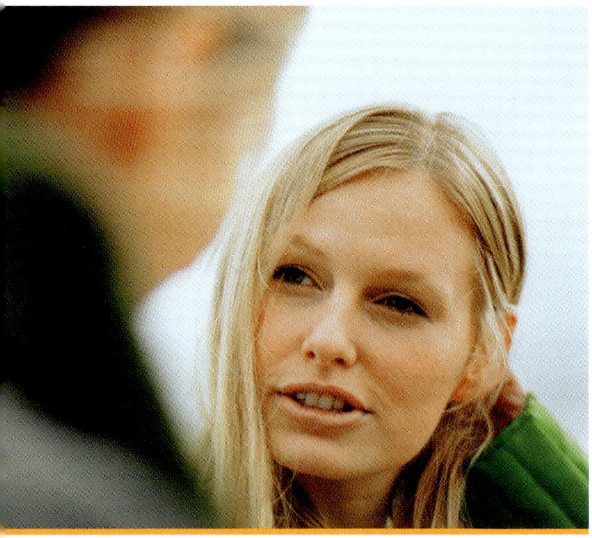

Schon ein gutes Gespräch kann helfen, die Spannung, die einem Kopfschmerzen verursacht, zu lösen.

Ein Schmerzmittel dagegen kann nur zur Überbrückung dienen, denn es trifft nicht wirklich die Wurzel Ihrer Kopfschmerzen.

Die eigene Lebenswirklichkeit annehmen

Bei der Migräne liegen die Dinge etwas anders. Sie wird man nur verstehen, wenn man sie im Zusammenhang mit einer tief verborgenen Aversion sieht. Migräne drückt meist eine innere Abwehr der Lebenswirklichkeiten aus, der Realitäten, die Sie bedrängen und die Ihnen unlösbar erscheinen. Hier ist eine biografische Aufarbeitung Ihrer Lebenssituation unvermeidlich. Oft liegen die Wurzeln in früheren Lebensphasen, in früher Kindheit oder Jugend: Sie haben ein elementares Ereignis nicht verdaut und kauen innerlich-unbewusst immer weiter an diesem Lebensbrocken. Immer wieder versuchen Sie, ihn »auszukotzen«!

Das macht den Zusammenhang zwischen Migräne und Übelkeit bis zum Erbrechen verständlich. Bildhaft gesprochen, wird die Verdauung in den Kopf verschoben, statt im Bauch vollzogen zu werden. Sie sollten sich deshalb zunächst bewusst machen, dass die Verdauung viel mehr umfasst, als nur die aufgenommene Nahrung dem Körper anzupassen. Auch seelisch muss man verdauen können. Alles, was auf Sie eindringt – Erlebnisse, Bilder aus den Medien, eigene Gefühle und die anderer Menschen –, müssen Sie verarbeiten und verdauen. Tun Sie das nicht, verstopfen Sie innerlich-seelisch. In der Migräne versucht dann Ihr Inneres, sich auf dem organisch-unbewussten Weg von diesem Unverdauten zu befreien!

Hilfe zur Heilung

Die Migräne zu überwinden, also ihre Ursache zu beseitigen, bedeutet für Sie zu lernen, auch seelisch besser zu verdauen, sich abzugrenzen und Dinge, die für Sie nicht bekömmlich sind, einfach auszuscheiden.

Eine sehr hilfreiche Übung: Täglich vor dem Schlafengehen auf den vergehenden Tag zurückschauen, alle Ereignisse noch einmal bildhaft vorüber ziehen lassen und prüfen, was sie Ihnen bedeutet haben. So können Sie ganz bewusst entscheiden, was Sie jeweils behalten wollen und wessen Sie sich lieber wieder entledigen möchten.

Diese Übung, regelmäßig über lange Zeit durchgeführt, ist eine stärkere Waffe zur Heilung einer Migräne als jedes Medikament.

Trockene und müde Augen

Wer glaubt, dass Tränen nur aus schlichtem Salzwasser bestehen, der täuscht sich gründlich. Tränenflüssigkeit ist ein besonderer Saft und viel mehr als nur ein Begleiter bewegender Momente im Leben. Die Tränenproduktion dient nämlich vor allem der alltäglichen Gesundheit. Gerät sie zu knapp, kann es für die Augen negative Folgen haben.

Vor der äußeren Schicht des gesunden Auges, der Hornhaut, spannt sich stets ein feiner Tränenfilm, der das Sehorgan vor Fremdkörpern schützt, es mit Sauerstoff und Nährstoffen versorgt und das Eindringen von Krankheitserregern verhindert. Reißt dieser Film, bleibt das Auge ohne Schutz und ohne eine ausreichende Versorgung.

Wenn das komplexe System »Auge« gestört ist

Der Tränenfilm eines gesunden menschlichen Auges ist ein kleines Wunderwerk der Natur. Obwohl nur einige Hundertstel Millimeter dünn, setzt er sich aus drei Schichten zusammen, die von verschiedenen Drüsen am Augenrand produziert werden und jeweils unterschiedliche Aufgaben zu erfüllen haben:

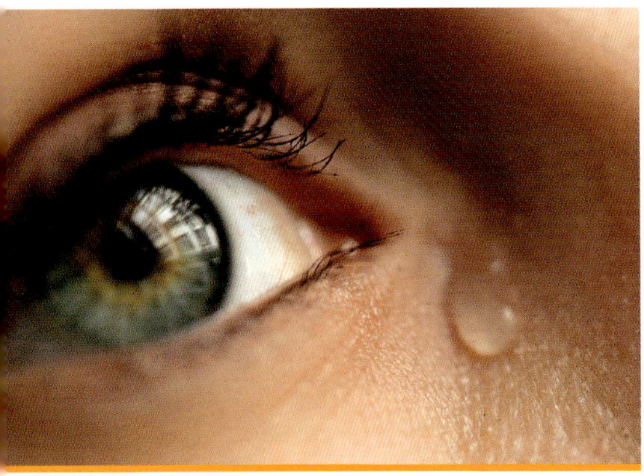

Ein kleines Naturwunder, das leicht aus dem Gleichgewicht geraten kann: unser Auge.

- Direkt auf der Hornhaut liegt die schleimige Schicht. Sie schützt das Auge vor mechanischen Reizen und sorgt für eine gleichmäßige Verteilung von Sauerstoff und Nährstoffen.
- Über dem Schleim befindet sich eine wässrige Schicht, die vor allem die Sauerstoffzufuhr sichert. Sie enthält auch Nährstoffe, beispielsweise Vitamine und Eiweiße.
- Nach außen hin wird die gesamte Konstruktion durch eine Fettschicht abgedichtet, die verhindern soll, dass der Tränenfilm reißt und das Auge auf diese Weise austrocknet.

Trotz dieses raffinierten Aufbaus könnte der feine Tränenfilm den Umwelteinflüssen nicht lange standhalten, wenn er nicht laufend erneuert würde. Das passiert, ohne dass wir es merken. Mit jedem Lidschlag verteilt sich neue Tränenflüssigkeit über das Auge, während ein Teil der verbrauchten entsorgt wird. Die normale Blinzelfrequenz beträgt etwa 20 Lidschläge pro Minute, alle fünf bis sieben Minuten wird auf diese Weise der Tränenfilm vollständig erneuert.
Ist dieser Vorgang gestört oder ändert sich zum Beispiel durch eine Krankheit wie Diabetes die Zusammensetzung der Tränenflüssigkeit, hat dies meist zur Folge, dass die Augen sich röten, brennen und das Gefühl vermitteln, es befinde sich ein Fremdkörper darin. Außerdem fühlen sich die Augen schwer und müde an.

Was hilft?

Sie sollten zunächst versuchen, die genaue Ursache solcher Beschwerden zu finden. Das ist nicht einfach, weil es für trockene oder müde Augen sehr viele unterschiedliche Gründe geben kann.

Ursachen für trockene und müde Augen

› **Eine innere Erkrankung:**
Dazu gehören alle entzündlichen Erkrankungen wie beispielsweise Rheuma oder Allergien, aber auch Diabetes, Schilddrüsenfunktionsstörungen und viele andere mehr. Wenn Sie unter einer der genannten Krankheiten leiden, sollten Sie unbedingt regelmäßig auch Ihre Augen kontrollieren lassen.

› **Hormonelle Schwankungen:**
Vor allem im Klimakterium, aber manchmal auch durch die Einnahme der Antibabypille, werden die Augen hormonell bedingt trockener. Eine Linderung der Beschwerden können Sie vor allem durch allgemeine Maßnahmen (siehe Seite 51) erreichen.

› **Medikamente:**
Viele Arzneimittel können als unerwünschte Nebenwirkung Augentrockenheit verursachen, beispielsweise Antihistaminika, Betablocker, Hormonpräparate, Antidepressiva, Schlafmittel. Ist dies bei Ihnen der Fall, sollten Sie mit Ihrem Arzt nach einer therapeutischen Alternative su-

chen. Da jedes Präparat bei jedem einzelnen Patienten etwas anders wirkt, hilft es manchmal, nur ein anderes Mittel mit dem gleichen Wirkstoff zu wählen, um die unerwünschten Nebenwirkungen los zu werden.

› **Flüssigkeitsmangel:**
Vor allem bei älteren Menschen und bei hohen Außentemperaturen entsteht durch unzureichendes Trinken oft ein Flüssigkeitsmangel, der sich auch an den Augen bemerkbar macht. Eine gewisse Trinkdisziplin ist, auch wenn Sie keinen Durst verspüren, auch für die Augengesundheit unbedingt notwendig. Zwei Liter Wasser täglich sollten das Minimum sein, mit dem Sie Ihren Flüssigkeitshaushalt stabilisieren.

› **Rauchen:**
Über die Schädlichkeit des Rauchens muss man heute kein Wort mehr verlieren, sie ist allgemein bekannt. Jeder Raucher weiß, dass er seine Gesundheit schädigt, und hat die Wahl, sich für oder gegen dieses selbstschädigende Verhalten zu entscheiden; diese Entscheidung kann ihm keiner abnehmen. Wenn Sie Raucher sind, sollten Sie gründlich darüber nachdenken, ob es nicht eine Alternative gibt, die Ihnen vergleichbare positive Erlebnisse beschert, ohne Ihren Körper zu ruinieren.

› **Kosmetika:**
Augenschminke kann die Drüsen am Augenrand, die Tränenflüssigkeit produzieren, verstopfen. Mit Mascara sollte man daher sparsam umgehen und Kajal nur am äußeren Lidrand auftragen.

› **Umwelteinflüsse:**
Aus der Umwelt droht den Augen allerlei Unbill – von Schmutzpartikeln über UV-Strahlung bis hin zum Ozon. Bei intensiver Sonneneinstrahlung oder bei verstaubter Luft sollten Sie deshalb eine Brille mit einem guten UV-Filter tragen. Schwieriger ist es allerdings, der Ozonbelastung zu entgehen. Das geht im Grunde nur, indem man im Haus bleibt. Welche negativen Wirkungen hohe Ozonkonzentrationen auf die Augen haben, weiß man erst seit kurzem, nämlich seitdem Wissenschaftler der Universität Graz bei Versuchen beobachtet haben, dass der Tränenfilm unter einer Ozonkonzentration, wie sie bei uns an sonnigen Tagen immer öfter gemessen wird, bereits nach fünf Minuten nur noch etwa halb so stabil ist wie unter normalen Bedingungen.

› **Bildschirmarbeit:**
Am Bildschirm – und das gilt nicht nur für den Computer, sondern auch für den Fernseher – nimmt die Frequenz des Lidschlages automatisch ab.

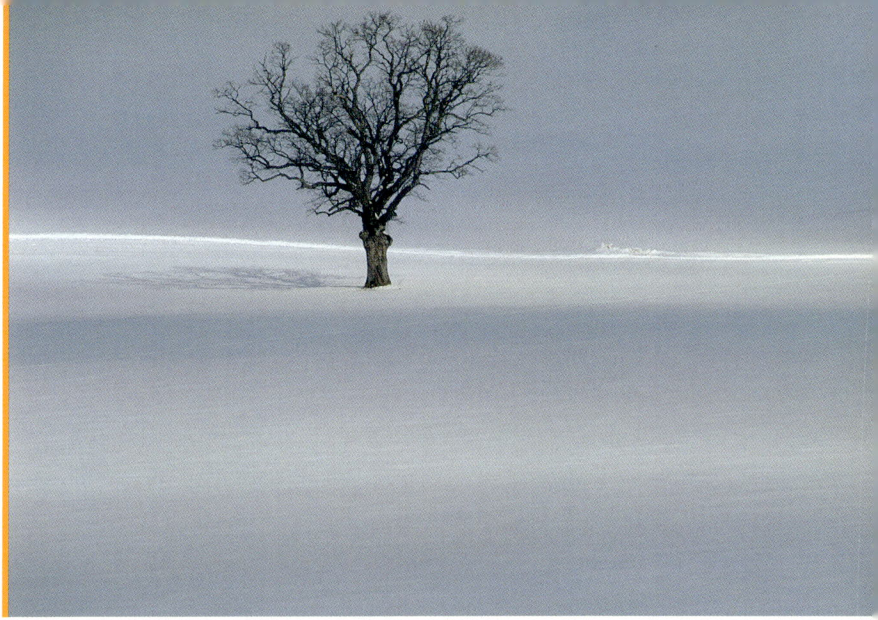

Klirrende Kälte senkt die Luftfeuchtigkeit – und bewirkt so auch, dass die Augen austrocknen.

Nach einer gewissen Zeit merkt man dann am Auge, dass sich die Tränenflüssigkeit nicht richtig erneuert. Es wäre trotzdem unrealistisch zu fordern, man solle Bildschirme möglichst meiden. Bildschirmarbeit gehört heute zum Alltag und wird in der Zukunft eher mehr als weniger verbreitet sein. Man kann aber während der Arbeit am Bildschirm die Augenbelastung erheblich reduzieren, wenn man einige einfache Regeln beachtet (siehe Kasten Seite 50).

› **Trockene Luft:**
Vor allem im Winter ist die Luft nicht nur in zentral beheizten Räumen, sondern auch im Freien sehr trocken. Kälte senkt nämlich – das ist ein Naturgesetz – die Luftfeuchtigkeit. Deshalb hilft es an sehr kalten Tagen auch wenig, wenn Sie intensiv lüften. Um die Raumluft zu befeuchten, brauchen Sie dann einen Luftbefeuchter oder Sie müssen sich mit nassen Tüchern auf der Heizung behelfen.

› **Zugluft:**
Im Wind trocknet nicht nur die Wäsche schneller, Zugluft lässt auch den Tränenfilm früher verdunsten. Vor allem die Zugluft aus Klimaanlagen ist problematisch, weil sie meist besonders trocken ist und so das Auge doppelt belastet wird. Hinzu kommt, dass es im Raum schwieriger ist, sich vor Zugluft zu schützen als draußen – ein Grund, warum beispielsweise während eines Langstreckenfluges die Augen meist stärker strapaziert werden als beispielsweise bei einer Fahrt auf dem Motorrad, bei der man eine Motorradbrille trägt.

So stellen Sie Ihren Bildschirm richtig

- Der Monitor sollte so stehen, dass Sie weder direkt ins Tageslicht schauen, noch Licht von hinten auf den Bildschirm fällt. Am besten stellen Sie den Computertisch in einem Winkel von 90 Grad zum Fenster und richten andere Lichtquellen so aus, dass sie nicht blenden. Alternativ können Sie auch einen speziellen Blendschutz verwenden.
- Bei einer optimalen Tischhöhe steht der Bildschirm etwas unterhalb der Augen, so dass Ihr Blick ganz entspannt darauf fällt.
- Die gesündeste Entfernung des Bildschirms von den Augen beträgt normalerweise 50 bis 70 Zentimeter.
- Sorgen Sie möglichst dafür, dass Ihr Bildschirm den neuesten technischen Standards entspricht. (Das gilt übrigens auch für den Fernseher!) Die Qualität der Bildschirme wird laufend verbessert, und es lohnt sich, ein kleineres, aber besseres Bild zu wählen als einen großen Bildschirm, der flimmert und flackert.
- Machen Sie alle 30 Minuten eine kleine Pause. Die beste Erholung bringt dabei ein Blick ins Grüne. Sie können die wohl tuende Wirkung einer solchen Pause steigern, wenn Sie anschließend bei geschlossenen Augen das Beobachtete noch einmal vor Ihr inneres Auge holen.

Was verbirgt sich hinter dem Signal?

Der Mensch von heute ist ein Augenmensch; was er sehen kann, ist für ihn wirklich. Aber sieht das Auge tatsächlich so gut? Ist das Wesentliche nicht für die Augen unsichtbar, wie es Antoine de Saint-Exupéry in seinem weltbekannten Buch »Der kleine Prinz« nahe legt? Bleiben wir mit dem Augensehen nicht tatsächlich immer nur an der Oberfläche der Dinge, anstatt in sie einzudringen?
Oberflächlichkeit ist allerdings das Symptom unserer Zeit, in jedem Bereich des Lebens spielt die Außenseite der Dinge (aber auch der Menschen, man denke nur an die überragende Bedeutung des guten Aussehens) inzwischen eine entscheidende Rolle. Liegt darin eventuell eine Einseitigkeit, die zur Überlastung Ihrer Augen führt? Dann sollten Sie wieder lernen, weniger mit den Augen und mehr mit dem Herzen zu sehen.

Konkret könnte das beispielsweise heißen, Ihre müden und trockenen Augen dadurch zu heilen, dass Sie sich auf die Dinge des täglichen Lebens mehr einlassen, mit ihnen in ein inneres Gespräch kommen, anstatt sie nur zu betrachten.

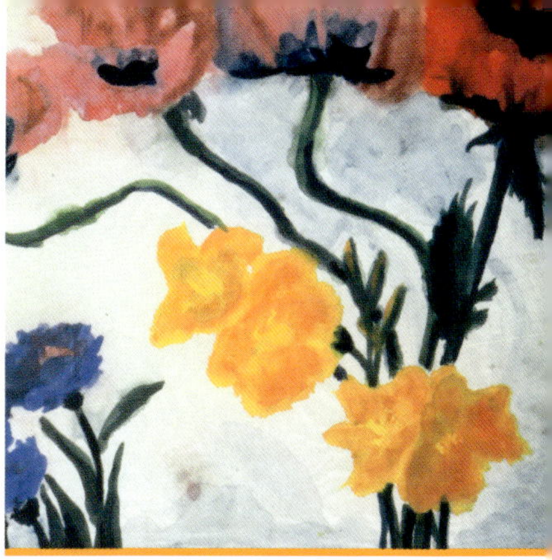

Emil Noldes Aquarelle mögen als Inspiration für Ihre ersten Malversuche mit Wasserfarben dienen.

Malen hilft uns, besser zu sehen

Als Übung könnten Sie dazu beispielsweise das Malen mit Wasserfarben versuchen. Nicht gleich gegenständlich und naturgetreu, sondern mit der »Nass-in-Nass-Technik« und den Grundfarben Blau, Rot und Gelb. Dazu legen Sie ein saugfähiges Zeichenpapier ins Wasser, befestigen es danach auf einem Malbrett und tupfen es mit einem kleinen Schwamm leicht ab. Mit einem mittelbreiten Pinsel beginnen Sie, eine Farbe aufzutragen. Lassen Sie die Farbe sich ausbreiten, schichten Sie sie mehrfach übereinander, wodurch sie dichter und intensiver wird. Dann tragen Sie eine zweite, vielleicht eine komplementäre Farbe auf und sehen zunächst absichtslos zu, wie sie der schon aufgetragenen Farbe begegnet, wie sich beide miteinander verbinden, einander durchdringen, und wie auf diese Weise neue Farben und Farbschattierungen entstehen.
Mit der Zeit können Sie auch zum Gestalten übergehen. Zunächst sollten Sie einfache Motive wie Wolken oder Wellen wählen, dann vielleicht eine Blüte. Die Art, wie Emil Nolde Blumen malte, mag hierbei Anregung sein. Mit der Zeit werden Sie merken, wie gut sich dabei Ihre Augen von der alltäglichen Beanspruchung erholen können.

Aktives und passives Sehen

Es gibt also zwei Weisen zu sehen: die passive, bei der das Bild sozusagen in uns hineinfällt, und die aktive, bei der wir auf das Objekt, das wir betrachten, Licht richten müssen, um es erkennen zu können. Das aktive Sehen ist das, was man als »sehend wahrnehmen« bezeichnen kann.
Im Zusammenhang mit dem aktiven Sehen nennt die anthroposophische Medizin als weiteres Ursachenfeld, das im Zusammenhang mit dem Sehen steht, die Nierenfunktion. Beim trockenen Auge sollten Sie also auch an Ihre Nieren denken und etwas für sie tun.

Ohrensausen (Tinnitus)

Absolute Stille gibt es in unserer Welt nicht, die hat noch nie jemand erlebt. Selbst wenn man einen Menschen in eine akustisch perfekt abgeschirmte Kammer einschließen würde, könnte er die totale Ruhe nicht kennen lernen, denn die Geräusche seines Herzens, seines Atems oder seines Magens würden sie durchbrechen.

Wenn der Filtermechanismus des Gehirns versagt

Es gehört zu unserer Normalität, dass wir zu jeder Zeit einem stetigen Strom unterschiedlicher Geräusche ausgesetzt sind.
Dass wir dennoch in der Nacht ruhig schlafen und am Tag nicht wie ein Nervenbündel durch die Gegend wandern, verdanken wir unserem Gehirn. Das Gehirn schirmt uns von unnötigen Reizen ab, indem es laufend entscheidet, welche der vielen Geräusche um uns herum im Bewusstsein ankommen und welche nicht. Viele Außengeräusche und die meisten akustischen Regungen unseres Körpers nehmen wir daher gar nicht wahr. Wenn ein Mensch am chronischen Tinnitus (so die medizinische Bezeichnung für ständige störende Ohrgeräusche) erkrankt, hat in der Regel genau dieser Filtermechanismus des Gehirns versagt.

Keine eingebildete Krankheit

Die medizinische Wissenschaft tat sich mit dem Tinnitus lange Zeit schwer, weil das Problem so ganz und gar nicht ihrer Vorstellung vom Körper als einer genial konstruierten Maschine entsprach. Lange Zeit hielt sie Ohrgeräusche, die sie nicht messen konnte, für akustische Sinnestäuschungen – also für eingebildet. Inzwischen allerdings müssen Tinnitus-Patienten nicht mehr fürchten, als eingebildete Kranke zu gelten, weil man mit Hilfe modernster Gehirnmesstechnik, der PET (Positronen-Emissions-Tomographie), die für diese Störung zuständige Gehirnregion in der Großhirnrinde gefunden hat. Hier konnte man sehen, dass bei Patienten mit einem chronischen Tinnitus das Gehirn auf Reize tatsächlich stärker reagiert als bei gesunden Menschen.

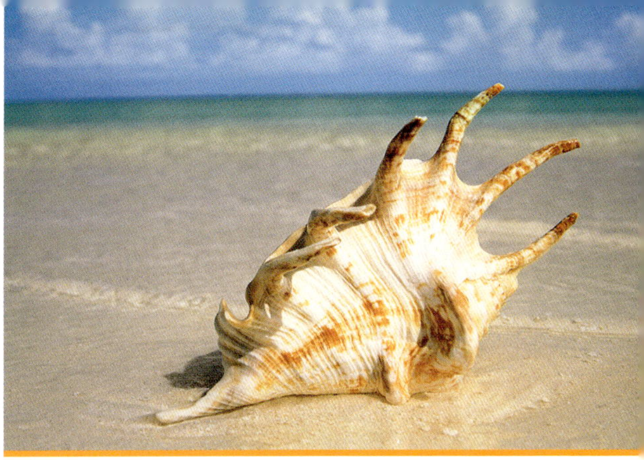

Das Rauschen im Ohr kann viele verschiedene Ursachen haben. Stress ist jedoch immer eine davon.

Wichtig: Tinnitus frühzeitig erkennen!

Schätzungen zufolge leidet derzeit etwa jeder zehnte Deutsche wenigstens gelegentlich unter Ohrgeräuschen. Für viele Betroffene sind sie zwar kein großes Problem, es gibt aber auch Patienten, die dadurch so massiv beeinträchtigt werden, dass sie in depressive Stimmung verfallen, unter Schlafstörungen leiden, sich nicht mehr konzentrieren können, auf alle Geräusche überempfindlich reagieren und oft zunächst ihr Selbstvertrauen und dann auch ihre sozialen Kontakte verlieren. Alle diese Beschwerden sind vermeidbar, auch wenn die Medizin bisher keine sicher wirksame Therapie gegen Tinnitus anbieten kann. Bevor nämlich aus einer Störung ein chronisches Leiden wird, dauert es eine ganze Weile. Wie bei einer Verkehrsampel gilt auch bei Ohrgeräuschen: Der Körper schaltet zuerst auf Gelb um, bevor es wirklich rot = ernst wird.
Diese Übergangszeit muss man nutzen! Auch wenn wir über den Tinnitus immer noch nicht genug wissen, eines weiß man inzwischen ganz sicher: Je kürzer die Beschwerden andauern, desto besser lassen sie sich behandeln. Beim frischen Tinnitus hat man noch eine gute Aussicht, das Leiden für immer los zu werden, beispielsweise indem die körperliche Ursache der störenden Geräusche gefunden und ausgeschaltet wird.

Körperliche Ursachen für Ohrgeräusche

Die Wahrnehmung von Geräuschen wird zwar vom Gehirn gesteuert, wenn Sie aber das erste Mal ungewohnte Geräusche hören, die Ihre Mitmenschen nicht wahrnehmen können, liegt dafür in der Regel eine körperliche Ursache vor, die Sie ärztlich abklären lassen sollten:

- Am häufigsten sind Ohrgeräusche die Folge eines Schadens im Innenohr. Im Alter ist oft die Altersschwerhörigkeit die Ursache, in jüngeren Jahren meist eine Lärmschädigung.

- Auch bei inneren Erkrankungen wie zum Beispiel Diabetes oder Bluthochdruck, die mit Durchblutungsstörungen verbunden sind, kann sich ein Tinnitus entwickeln.
- Oft sind Ohrgeräusche die Folge von Verspannungen an der Halswirbelsäule, beispielsweise bei Menschen, die täglich viele Stunden am Computer arbeiten oder viel Auto fahren.
- Probleme im Zahn-Kiefer-Bereich können ebenfalls einen Tinnitus auslösen oder verstärken.
- Der Hauptauslöser aber ist Stress. Tinnitus hängt ausnahmslos auch mit Stress zusammen!

Was hilft?

Gelingt es nicht, die Störung in den ersten Wochen mit gezielten Maßnahmen (zum Beispiel des HNO-Arztes oder Orthopäden) zu beseitigen, und bleiben auch Infusionen mit blutverdünnenden Medikamenten oder die Akupunktur ohne Erfolg, hat sich das Problem meist bereits verselbstständigt. Ist dies der Fall, dann müssen Sie sich wahrscheinlich auf eine langwierigere Behandlung einstellen, zu der stets auch eine psychologische Aufarbeitung gehört. Denn Tinnitus ist immer ein sicheres Zeichen dafür, dass man sich – auf welchem Gebiet auch immer – übernommen und deutlich zu viel Stress ausgesetzt hat.

Zeitaufwändig, aber erfolgreich: TRT

Am erfolgreichsten wird derzeit der chronische Tinnitus mit einer aus den USA stammenden Therapie behandelt, der so genannten Tinnitus-Retraining-Therapie (TRT). Entwickelt hat sie in Baltimore in den 1980er-Jahren der Neurophysiologe Professor Jastreboff. Es ist eine Langzeitbehandlung, die mindestens zwölf Monate durchgeführt werden muss und die auf vier Säulen ruht:

- Aufklärende Gespräche, Counseling genannt, in denen dem Betroffenen die Zusammenhänge vermittelt werden, die zur Verbesserung oder Verschlechterung seines Zustandes führen.
- Psychologische Betreuung, die beim Stressabbau helfen soll, aber auch bei Beschwerden wie Depressionen oder Konzentrationsschwäche, die oft infolge eines Tinnitus auftreten.

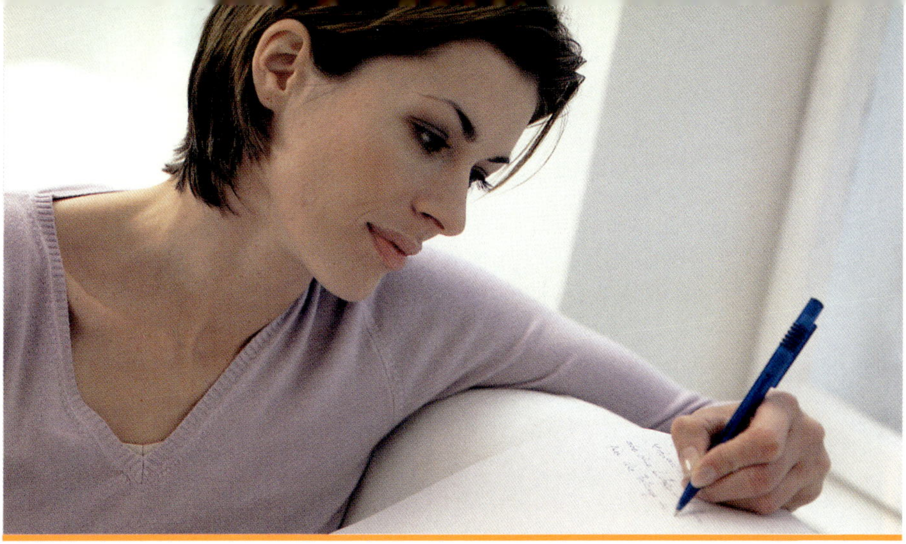

Sie selbst können viel tun, um der Ursache der störenden Ohrgeräusche auf den Grund zu gehen: zum Beispiel, indem Sie regelmäßig notieren, wie sich die Beschwerden entwickeln.

- Entspannungstechniken, die den Betroffenen in die Lage versetzen sollen, sich jederzeit selbst zu helfen.
- Geräusche erzeugende Geräte, die gezielt das individuell quälende Geräusch überdecken und damit unhörbar machen.

Die TRT ist zwar sehr zeitaufwändig, dafür aber überdurchschnittlich erfolgreich: Bei etwa 80 Prozent der Betroffenen bewirkt sie eine Besserung ihres Zustandes oder führt sogar zur Beschwerdefreiheit. Sie wird in Deutschland inzwischen auch in Universitätskliniken wie der Charité in Berlin praktiziert und meist auch von den Krankenkassen bezahlt.

Beschwerden dokumentieren

Da beim Tinnitus außer Ihnen keiner die Geräusche hört, die Sie quälen, können nur Sie über Ihren Zustand Auskunft geben. Langfristig sollten Sie sich dabei allerdings nicht auf Ihr Gedächtnis verlassen, sondern den Verlauf der Beschwerden regelmäßig dokumentieren. Sie können beispielsweise den folgenden Fragebogen regelmäßig durchgehen und sich die Antworten notieren. Über einen längeren Zeitraum hinweg konsequent aufgezeichnet, ergeben Ihre Notizen ein gutes Bild über den Verlauf Ihres Tinnitus und zeigen Ihnen, wie die therapeutischen Maßnahmen längerfristig wirken. Ihre Aufzeichnungen sollten Sie daher nach Möglichkeit auch regelmäßig mit Ihrem Behandler durchgehen.

Wichtige Fragen zum Tinnitus

1. Seit wann hören Sie das Geräusch?
   a) seit wenigen Tagen
   b) seit einigen Wochen
   c) seit mehr als einem halben Jahr
2. Wie oft tritt es auf und wie lange dauert es?
   a) mindestens einmal pro Woche für wenige Minuten
   b) mindestens einmal pro Woche für einige Stunden
   c) jeden Tag für einige Minuten
   d) jeden Tag länger als eine Stunde
   e) ständig
3. Ist es einseitig oder beidseitig wahrnehmbar?
   a) einseitig
   b) beidseitig
4. Gibt es typische Situationen, in denen die Ohrgeräusche auftreten?
5. Was verstärkt die Beschwerden?
   a) körperliche Anstrengung
   b) bestimmte Speisen und Getränke
   c) Aufregung
6. Welches Geräusch quält Sie?
   a) ein gleichbleibender Pfeifton
   b) ständiges Summen
   c) unregelmäßiges Zischen
   d) pulsierendes Rauschen

Auswertung: Über die Schwere der Erkrankung geben vor allem Antworten auf die Fragen 1 und 2 Auskunft. Je weiter im Alphabet die Antwort liegt, desto schwieriger ist das Leiden zu behandeln.

Sollten Sie trotz Behandlung Ihre Ohrgeräusche nicht loswerden oder zusätzliche Unterstützung brauchen, können Sie Hilfe bei einer der zahlreichen Selbsthilfegruppen finden (siehe »Adressen, die weiterhelfen«, Seite 186). Ein regelmäßiger Austausch mit Leidensgenossen stabilisiert fast immer die Behandlungserfolge und hilft, über etwaige Rückschläge leichter hinweg zu kommen.

Was verbirgt sich hinter dem Signal?

Von dem kleinen Mann im Ohr hat wohl jeder irgendwann einmal gehört; gesehen hat ihn noch niemand. Wie kommt der Volksmund zu solchen Bildern?
Ein anderes, ähnliches Bild ist die innere Stimme, die dann zu uns spricht und uns eine Antwort gibt, wenn wir mit einem Problem nicht weiterkommen, die uns aber auch warnen oder mahnen kann. Auch eine solche Stimme, die selbstverständlich nicht laut und vernehmlich spricht, müssen wir hören!

»Wer Ohren hat, zu hören ...«

Unser Ohr nimmt also sowohl von außen als auch von innen wahr, wir hören aus zweierlei Richtungen. Und manchmal hören wir die innere Stimme mit der gleichen Sicherheit wie Geräusche, Klänge oder Stimmen, die von außen kommen.
Im Matthäus-Evangelium sagt Jesus zu seinen Jüngern und dem Volk: »Wer Ohren hat zu hören, der höre!« Da denken wir heute vielleicht spontan: »Ist doch klar, mit den Ohren kann ich nicht riechen.« Und doch will uns dieses scheinbar paradoxe Wort etwas Bestimmtes sagen, nämlich, dass wir zum richtigen Hören Aktivität, dass wir unseren Willen dazu brauchen. Zu jeder wirklich eigenen Wahrnehmung ist aktive Aufmerksamkeit notwendig.
Die Sprache kennt in diesem Zusammenhang eine weitere Redewendung: das »Unerhörte«. Wenn wir empört ausrufen »Das ist ja unerhört!«, meinen wir damit keineswegs, dass etwas, das ausgesprochen wurde, niemand gehört hat – ganz im Gegenteil.
Durch solche Überlegungen bekommt der kleine Mann im Ohr eine völlig neue Bedeutung. Kann es denn nicht auch so sein, dass das immer wieder, über oft lange Zeiträume von uns Ungehörte oder Überhörte sich einen Ausdruck sucht, um endlich einmal gehört zu werden? Muss unsere innere Stimme quasi erst laut schreien, um sich bemerkbar zu machen?
Für eine solche Annahme spricht die Tatsache, dass Stress als eine wesentliche Ursache des Tinnitus angesehen wird und nicht ein Erreger oder ein anderer stofflicher Auslöser.

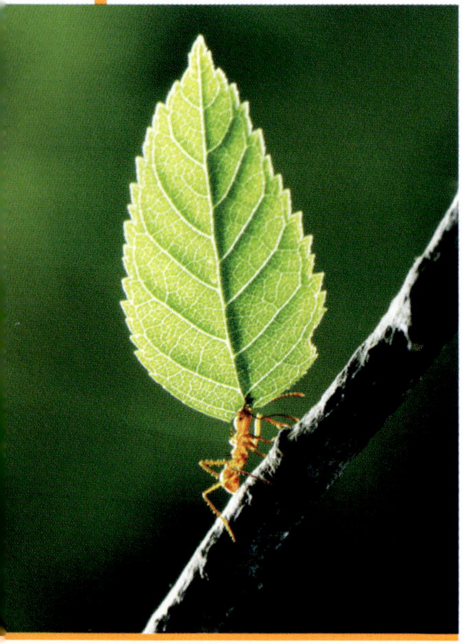

Negativer Stress – also Disstress – entsteht, wenn wir das Gefühl haben, einer Aufgabe nicht gewachsen zu sein.

Über Eu- und Disstress

Stress ist gar nicht einfach zu definieren. Einerseits gibt es durchaus positiven Stress, zum Beispiel den notwendigen Druck, den wir brauchen, um endlich Dinge zu erledigen, die wir längst tun wollten. Wenn wir sie dann wirklich erledigt haben, stellt sich ein angenehmes Gefühl der Erleichterung und der Befreiung ein. Diesen positiven, zum Leben oft notwendigen Stress nennt man Eustress.
Der negative Stress, der Disstress genannt wird, bedeutet im tiefsten Sinne einen inneren Stau. Sowohl äußerlich als auch innerlich Unerledigtes häuft sich an, der Berg wird immer größer, wir glauben, bald daran ersticken zu müssen. Der Mythos von Sisyphus, dem König von Korinth, klingt dabei in uns an, der zur Strafe für seine Ungerechtigkeit und Verschlagenheit einen schweren Stein einen Berg hinaufrollen musste und immer kurz vor dem Ziel die Balance verlor, so dass der Stein wieder bergab rollte und die qualvolle Schufterei von Neuem begann. Gibt es heute nicht viele soziale und persönliche Sisyphus-Situationen, die unser aller Leben beeinflussen und manchmal beschwerlich machen? Stress als Disstress ist also inneres Stauen, allmähliches inneres Ersticken, Sich-Erschöpfen und schließlich vielleicht der Zusammenbruch. Manchmal sucht sich der Organismus irgendwo ein Ventil, um den Stau, den inneren Überdruck abzulassen. Solche Ventile können sich beispielsweise auch als Herzinfarkt, als Schlaganfall oder als eine schwere akute Erkrankung bemerkbar machen.

Das Nichtgehörte entdecken

Beim Tinnitus ist die Sachlage etwas subtiler. Da werden wir auf die eigentliche Ursache erst stoßen, wenn wir den Zusammenhang mit dem Nichtgehörten, dem Unerhörten unseres Lebens entdecken. Stress ist hier indirekt beteiligt, indem er beispielsweise die innere Stimme überlagert und einem weismacht, dass man für nichts mehr Zeit hat, weil man über- oder ausgelastet ist.

Aber dahinter verbirgt sich ein sehr wichtiges Thema, das uns persönlich angeht, das mit uns und der Art, wie wir leben wollen, zu tun hat. Es ist das wirklich Existenzielle.
Um es aus der Verborgenhcit ans Tageslicht unseres Bewusstseins zu holen, brauchen wir Zeit und Geduld. Manchmal ist hier eine aufklärende Psychotherapie durchaus sinnvoll. Sie sollte möglichst als interaktives Gespräch stattfinden, in frei assoziierender Art, nicht starren, vorgegebenen Mustern folgend. Denn noch einmal: Es handelt sich immer um eine individuelle Frage, eine Frage, die nur Sie betrifft, die nicht auf andere übertragbar ist. Man muss allerdings nicht unbedingt zum Psychotherapeuten gehen, man kann sich auch an eine Freundin oder einen Freund wenden oder einen Seelsorger ansprechen. Wenn man das Problem erkannt hat und sich stark genug fühlt, kann man auch ein Zwiegespräch mit sich selbst beginnen. Hat man früher einmal ein Tagebuch geführt, hole man es heraus und entdecke vielleicht staunend oder auch beschämt, welche Ideen man vor Jahren für sein zukünftiges Leben entwickelt hatte.
Zu entdecken und sich einzugestehen, was man sich (und natürlich auch anderen Menschen) schuldig geblieben ist, scheint uns der Anfang der eigentlichen Tinnitus-Therapie zu sein.
Der dann folgende Schritt ist das Aufarbeiten. Es gilt nun, möglichst doch zu tun, was so lange ungetan blieb. Dass eine solche Aufgabe außerordentlich schwierig zu bewältigen ist, dass der damit verbundene Weg mühsam, steinig und oft auch dornenreich ist, steht außer Frage. Nicht umsonst ist der chronische Tinnitus so schwer therapierbar.
Wenn wir ihn als den Verzweiflungsruf unserer inneren Stimme verstehen, ist es doch verständlich, dass sie erst verstummen will, wenn wir ihre Botschaft – endlich! – verstanden haben.
Bleibt noch ein letzter, behutsamer Blick auf die Frage, was eigentlich unsere innere Stimme ist, wer hier mit mir sprechen will. Manche verstehen sie als die Stimme unseres Gewissens, das mehr Weisheit besitzt als unser Verstand, andere sprechen hier vom inneren Arzt, wieder andere vom Schutzengel. Die Idee, dass ein jeder Mensch einen geistigen Führer hat, der die viel größere Übersicht hat, der auch von der Zukunft weiß, ist ein zentrales Thema unserer Existenz. Dass es diesen Begleiter gibt, dass er zu uns spricht, wenn wir ihn hören *wollen,* das scheint offensichtlich zu sein. Und zu dieser Erkenntnis kann uns vielleicht (neben vielen anderen Anlässen) auch ein Tinnitus führen.

Schwindel

Wie leicht wir aus dem Gleichgewicht geraten, können Sie jederzeit am eigenen Körper erfahren. Machen Sie die Augen fest zu (oder besser noch, Sie legen eine Schlafmaske an, durch die kein Licht zu Ihren Augen dringt) und bleiben einfach eine Zeit lang stehen.

Wer Sie dabei beobachtet, kann es bestätigen: Ohne dass Sie es merken, geraten Sie früher oder später ins Wanken. Mit geschlossenen Augen ist es nämlich außerordentlich schwierig, das Gleichgewicht zu halten.

Schwindel findet im Gehirn statt

Erstaunlicherweise muss man bei Gleichgewichtsstörungen nicht immer Schwindelgefühle empfinden. Letztere wird man erst dann wahrnehmen, wenn man beispielsweise den Kopf mehrmals schnell hin und her bewegt und die Bewegungen anschließend abrupt beendet. Schwindel ist nämlich ein Ergebnis von Orientierungslosigkeit und findet im Gehirn statt, und nicht im Gleichgewichtsorgan, das sich im Ohr befindet. Das Gehirn wertet laufend alle sinnlichen Wahrnehmungen aus und erst dann, wenn die Informationen Unstimmigkeiten ergeben, lösen sie Schwindelgefühle aus. Beispiel: Man sitzt im Flugzeug, das plötzlich in einem Luftloch nach unten sackt. Das, was die Augen wahrnehmen – nämlich keine Veränderung –, stimmt plötzlich nicht mit dem überein, was man spürt. Das Ergebnis sind Schwindelgefühle und Angst. Dieses Beispiel zeigt auch, wie eng Schwindel mit psychischen Zuständen wie Angst verbunden ist. Psychische Einflüsse können Schwindelgefühle verstärken oder abschwächen, umgekehrt kann Schwindel eben auch Angst oder Panik auslösen.

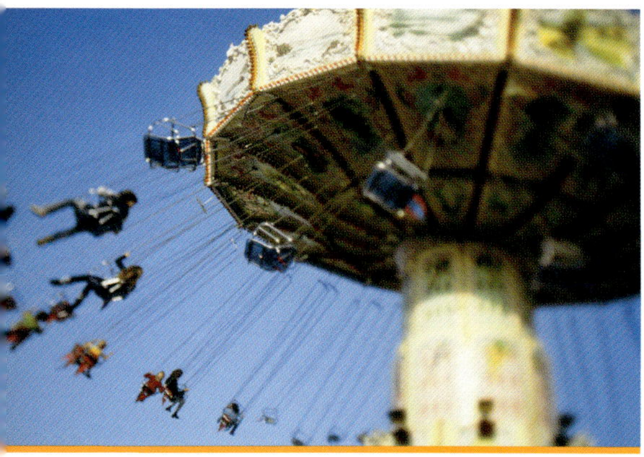

Schwindelgefühle – angenehme wie unangenehme – entstehen durch einen Orientierungsverlust des Gehirns.

Die Ursache klären lassen

Schwindel kann natürlich auch die Folge einer körperlichen Erkrankung sein. Wenn Schwindelattacken neu auftreten, sollte deshalb zunächst der Arzt klären, ob eine körperliche Erkrankung beispielsweise im Bereich der Ohren oder der Nerven (siehe Tabelle unten) die Ursache ist. Leiden Sie also erst seit neuestem unter Schwindelattacken, sollten Sie in jedem Fall möglichst bald einen Arzt aufsuchen!

Schwindelart	Ursache	Dauer der Beschwerden
Drehschwindel	Störungen am **Gleichgewichtsorgan** (oft auch mit Hörstörungen verbunden)	Sekunden bis Stunden, selten tagelang
	Erkrankungen des **Hörnervs**	Sekunden bis Stunden, selten tagelang
	Verspannungen im **Halswirbelbereich**	wenige Sekunden
	Kreislauffehlregulationen (kann bis zur Ohnmacht führen)	vor allem morgens
	psychische Probleme (Angst, Depressionen, Panikattacken)	erscheinen und verschwinden meist ohne ersichtliche Ursache; wiederholen sich in bestimmten Lebenssituationen
	Sehstörungen	bei geschlossenen Augen Besserung der Beschwerden
Drehschwindel/ Schwanken	**Medikamente**	kann sehr unterschiedlich sein
	Alkohol	je nach Alkoholmenge
	Nervenleiden (auch Erkrankung des Hörnervs)	lang andauernd, oft dauerhaft

Was hilft?

Erst, wenn der Arzt schwer wiegende körperliche Ursachen, zum Beispiel ein Nervenleiden oder eine Erkrankung der Ohren, sicher ausgeschlossen hat, ist Selbsthilfe sinnvoll.
Gegen den akuten Anfall gibt es Schwindel dämpfende Medikamente, vor allem aus der Stoffgruppe der »Antihistaminika«. Es sind im Wesentlichen die gleichen Substanzen, die auch in Präparaten gegen Reisekrankheit enthalten sind. Das Problem dieser Mittel ist, dass sie nicht nur den Schwindel, sondern gleichzeitig die gesamte Aktivität des Gehirns dämpfen. Man ist also nach Einnahme solcher Präparate nicht nur müde, sondern auch benebelt und kann weder Maschinen bedienen oder Auto fahren noch geistig arbeiten. Kurzfristig – beispielsweise auf Reisen – mag man mit den Nebenwirkungen zurechtkommen, für eine wiederholte oder längerfristige Anwendung jedoch sind diese Medikamente nicht geeignet.
Für eine langfristige Behandlung sind deshalb homöopathische Präparate zu empfehlen. Zubereitungen aus Cocculus helfen beim bewegungsabhängigen Schwindel, Nux vomica ist empfehlenswert gegen Schwindel in Folge von Alkoholkonsum, Erregung oder geistiger Übermüdung, Conium lindert den Altersschwindel.
Bei besonders hartnäckigen Schwindelformen, aber auch als begleitende Therapie, eignen sich heilgymnastische Übungen. Sie sollten aber – wenigstens zu Beginn – unter Anleitung eines erfahrenen Krankengymnasten gemacht werden, denn falsch ausgeführt können sie mehr Schaden anrichten als sie Nutzen bringen.
Wegen der engen Verknüpfung von Schwindel und Psyche ist es ratsam, wenn Schwindelattacken keine Einzelereignisse bleiben oder den Alltag beeinträchtigen, auch eine Psychotherapie zu erwägen.

Was verbirgt sich hinter dem Signal?

Es ist eine Besonderheit des Menschen, dass er sich aufrecht bewegen kann, ohne ständig zu schwanken und das Gleichgewicht zu suchen. Welche Leistung es ist, diese Fähigkeit zu erwerben, können wir an kleinen Kindern beobachten. Aber auch, wenn wir zum Beispiel Fahrrad fahren lernen, merken wir, wie schwierig es ist, die Balance in ungewohnten Lebenslagen zu behalten. Und wir erleben auch oft, dass die Fähig-

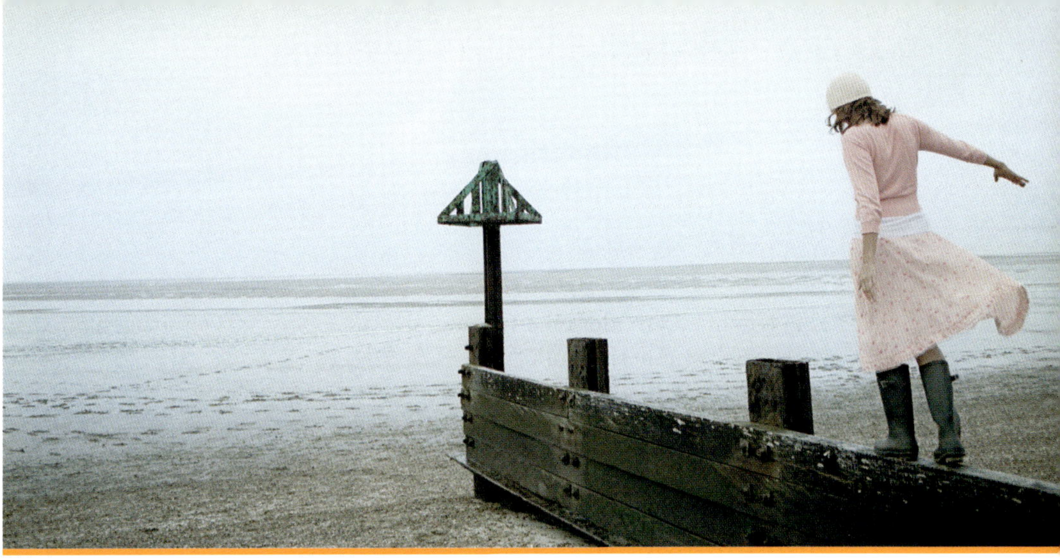

Die körperliche und seelische Balance ist ein kostbares Gut, das natürlichen Schwankungen unterliegt. Wir müssen sie uns täglich neu erarbeiten.

keit, im Gleichgewicht zu bleiben, im Alter wieder nachlässt. Auch bei Menschen, die eine schwere Erkrankung durchgemacht haben, kann in der Rekonvaleszenz leicht Schwindel auftreten.
Eine schnelle Kopfbewegung, und schon stellt sich der Schwindel ein, ebenso beim zu raschen Aufrichten aus dem Liegen oder aus der Hocke. Typische Ursachen hierfür sind Kreislaufstörungen, wobei der Schwindel sowohl bei zu niedrigem als auch bei zu hohem Blutdruck vorkommt, er kann auch Ausdruck einer Blutarmut sein.

Körper und Ich aus dem Gleichgewicht

Zum einen hat der Schwindel offensichtlich mit der Aufrichtekraft zu tun. Er weist also auf eine Schwächung hin, sich selbstverständlich und ohne Anstrengung aufrecht zu halten. Deshalb macht sich Schwindel kurzzeitig auch dann bemerkbar, wenn wir sehr müde sind.
Wer oder was hält uns aber aufrecht? Versucht man, den Menschen nur mechanisch zu erklären, gibt es darauf eigentlich keine Antwort. Denn die Wirbelsäule mit ihren 23 Wirbeln unterschiedlicher Größe und Dicke ist wie ein Bauklötzchenturm, der lange, bevor man alle Bauklötze aufeinander gestapelt hat, umstürzen würde, wenn ihn nicht etwas stützen würde. Eine wichtige Stütze ist natürlich die Rückenmuskulatur. Die Bänder und Muskeln aber, die sich entlang der Wirbelsäule befinden, würden es alleine nicht schaffen, diesem statisch extrem labilen Bereich

die notwendige Stabilität zu geben, die er im Alltag braucht. Es ist der Geist, der uns aufrichtet und im Zusammenwirken mit Leib und Seele das Zentrum der Aufrichtekraft bildet.
Insofern ist jeder Schwindel auch Ausdruck einer Störung der Balance von Ich und Körper. Diese Beziehung kann aus dem Gleichgewicht geraten, wenn ein wichtiges Organ (Gehirn) gestört ist oder Medikamente oder Gifte wie der Alkohol das Ich lähmen. Die Störung kann andererseits auch rein psychisch bedingt sein.
Wie sehr hier das körperliche Geschehen mit seelischen und geistigen Vorgängen zusammenwirkt, kann man auch an dem Gebrauch des Wortes Aufrichtigkeit erkennen. Nicht umsonst bezeichnen wir einen Menschen dann als unaufrichtig, wenn er ständig schwindelt!
Es gibt also zwei wichtige Ursachen für einen Schwindel, der keine eindeutige organische Ursache hat: Mangelnde Aufrichtekraft (Aufrichtigkeit) und geistige Erschöpfung. Und in beiden Fällen ist das Ich der Ausgangspunkt des Geschehens.

Kleine Schwindeleien im Alltag

Wenn Sie unter Schwindel leiden, sollten Sie sich auch fragen, wie es mit Ihrer Aufrichtigkeit sich selbst gegenüber aussieht. Wie genau nehmen Sie es mit der Wahrheit im Alltag? Damit wir uns verstehen: Es geht hierbei nicht gleich um die großen Lebenslügen, sondern um die kleinen, aber wiederholten Abweichungen von der Wahrheit, die unser Leben durchziehen, und um die so genannten Notlügen.
Seien Sie ehrlich: Gehören solche Schwindeleien nicht auch zu Ihrem Alltag? Ganz entkommen kann man ihnen heutzutage nicht. Wenn Sie davon bei sich nichts erkennen, können Sie aber doch nicht leugnen, dass der Schwindel – nicht selten auch seine Steigerungsform, die Lüge – bei uns gesellschaftlich tief verankert ist. Am deutlichsten wird das in der Welt der Werbung: Da werden uns alle guten Eigenschaften eines Produkts in höchsten Tönen gepriesen, die negativen aber verschwiegen. Oder es werden unseren Lebensmitteln künstliche Aromen und Geschmackverstärker zugesetzt – und wir glauben zum Beispiel, tatsächlich »echte« Erdbeeren im Joghurt zu essen. Und wohnen nicht auch Sie sportlichen Wettkämpfen bei, deren besondere, oft mit Medaillen belohnte Höhepunkte ohne Doping nicht möglich wären?

Erschöpfung durch Überforderung

Zum anderen muss man zugeben, dass es wirklich viel Kraft kostet, wenn unser Ich die Schwere des Körpers laufend überwinden muss, um ihn aufzurichten. Schwindel kann also auch Symptom einer geistigen Erschöpfung sein, der Ausdruck einer Überforderung. Die tritt heute schneller auf als früher, weil die Anforderungen an Konzentration und Reaktionssicherheit im Alltag laufend steigen. Und nicht nur im Straßenverkehr.

Harmonie von Körper und Ich anstreben

Wenn wir akzeptieren, dass unser Ich Ausgangspunkt und Ursache jeder Schwindelstörung ist, wird es verständlich, dass sich eine wirksame Behandlung von Schwindel stets auch an das Ich wenden muss, um es zu unterstützen. Medikamente bringen zwar situationsbedingt eine Erleichterung, eine langfristige Lösung des Problems aber braucht andere Ansätze: Sinnvoll sind alle Maßnahmen, die geeignet sind, das Verhältnis von Körper und Ich zu harmonisieren. Das kann beispielsweise durch eine Körpertherapie wie Feldenkrais, Qigong oder Yoga geschehen, aber auch durch künstlerische Bewegungstherapien wie Heileurythmie oder Pantomime.

Und natürlich werden Sie auch um die Beantwortung der Frage nach Ihrem Verhältnis zur Wahrhaftigkeit nicht herumkommen. Prüfen Sie sich selbst, schärfen Sie Ihre Sinne in Bezug auf die vielen kleinen Schwindeleien im Alltag, die das Leben anscheinend so viel einfacher machen, und versuchen Sie, ohne diese seelischen Ich-Krücken zu leben. Denn das eigene innere Wesen lässt sich nicht beschwindeln – es reagiert stets. Letzten Endes entdecken Sie, dass zur Überwindung Ihres Schwindels viel eigener Wille und ausdauerndes Üben erforderlich sind. Die Mühe lohnt sich, denn der Gewinn ist das Lebensgleichgewicht.

Gewinnen Sie Ihr Lebensgleichgewicht – zum Beispiel durch meditative Innenschau.

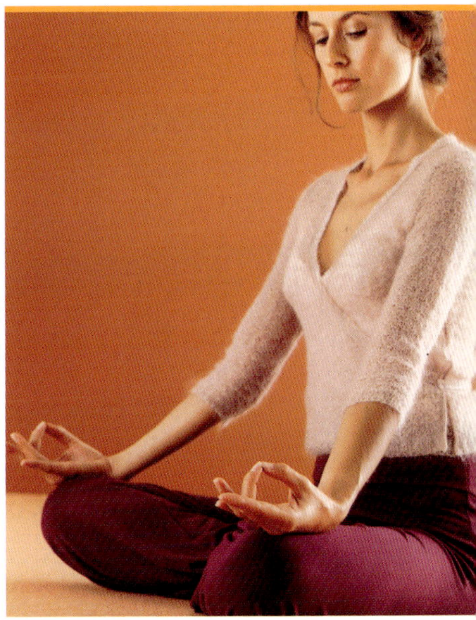

Mundgeruch

Mundgeruch kannten schon die alten Griechen. Aus ihren Medizinschriften wissen wir, dass schon sie sich nicht mit ihm abfinden wollten. Mundgeruch war nämlich schon damals nicht nur ein Anzeichen für ein gesundheitliches Problem, sondern indirekt auch eine Ursache für gesellschaftliche Benachteiligung.

Heute gilt noch mehr als in der Antike, dass der Duft, den ein Mensch verbreitet, wesentlich über seinen persönlichen und beruflichen Erfolg entscheidet. Wie wichtig es den meisten Menschen heute ist, wohlriechend zu sein, kann man auch an der riesigen Zahl der Parfümerien und Drogeriemärkte in den Städten ablesen.

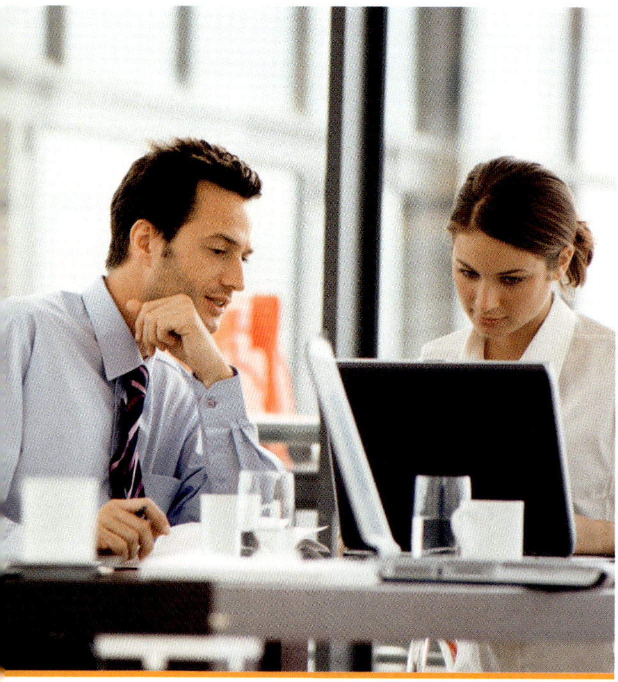

Ob die Kollegen einen »riechen« können, entscheidet oft mit über Erfolg oder Misserfolg im Beruf.

Trotzdem gehören Körpergerüche zu den Tabuthemen, über die man nicht spricht. Nachdem aber Mundgeruch vom Betroffenen in der Regel nicht gleich wahrgenommen wird, kann es hier besonders kompliziert werden. Meist erfährt dieser nämlich nur indirekt, dass etwas nicht stimmt, wenn er merkt, dass sich die Mitmenschen auffällig zurückziehen. Verständlicherweise, denn wer möchte schon – beispielsweise am Arbeitsplatz – ein peinliches Gespräch über Geruchsbelästigung anfangen. Die meisten meiden lieber den Kollegen oder die Kollegin, die sie »nicht riechen können«, oder versuchen, wenigstens in sicherem Abstand zu bleiben. Sollten Sie also den Verdacht haben, mit Ihrem Atemgeruch sei etwas nicht in Ordnung, fragen

Sie lieber direkt danach. Am besten einen Menschen, der Ihnen nahe steht und auf dessen Offenheit und Zuneigung Sie sich verlassen können. Das kostet zwar zunächst ein bisschen Überwindung, ist aber in jedem Fall der bessere Weg, als sich den abweisenden Reaktionen der Sie umgebenden Menschen auszusetzen.

Übrigens: Gar nicht so selten gibt es auch den umgekehrten Fall. Manche Menschen befürchten grundlos, Mundgeruch zu haben, weil sie beispielsweise das Verhalten ihrer Mitmenschen so deuten, und leiden dabei oft mehr als jene, die wirklich einen schlechten Atemgeruch verbreiten. Oft verbirgt sich ein Beziehungsproblem dahinter, in jedem Fall aber eine seelische Belastung. Deshalb ist es hier vor allem wichtig, das zugrunde liegende Problem anzugehen. Am besten mit Hilfe der Psychotherapie, beispielsweise in einer Therapiegruppe.

Woher der schlechte Atem kommt

Die Meinung, Mundgeruch sei vor allem eine Folge von Magenproblemen, gehört zu den hartnäckigsten Vorurteilen, die es in Bezug auf die Gesundheit gibt. Wie wissenschaftliche Untersuchungen aber gezeigt haben, liegt bei neun von zehn Menschen, die unter Mundgeruch leiden, die Ursache nicht in deren Magen, sondern im Mundraum. Der schlechte Geruch wird dort von Fäulnisbakterien erzeugt, die im Zahnbelag, in den Zahnfleischtaschen oder in einem der vielen Schlupfwinkel stecken, die der Mundraum bietet. Es sind so genannte anaerobe Keime, also Bakterien, die ohne Sauerstoff leben können, und die schwefelhaltige Gase produzieren.

Diese Gase sollte man nicht nur wegen ihres üblen Geruchs so schnell wie möglich wieder loswerden, sondern auch weil sie die Mundschleimhaut schädigen. Sie verlangsamen Heilungsprozesse und bereiten so neuen Infektionen den Boden – ein Teufelskreis, der nur durch energisches Handeln durchbrochen werden kann. Einige Universitätskliniken (zum Beispiel das Zentrum für Zahnmedizin der Charité in Berlin) bieten deshalb Betroffenen spezielle Mundgeruch-Sprechstunden an, um ihnen zu helfen, aus diesem Teufelskreis herauszukommen.

Ist der Magen die Ursache für schlechten Mundgeruch, liegt es oft an den Speisen, die man gegessen hat. Knoblauch, Zwiebeln oder Alkohol erzeugen jeweils typische Gerüche, die nur wenige mögen. Auch Menschen,

die eine Fastenkur machen oder eine extreme Diät einhalten, entwickeln einen typischen Mundgeruch, sie riechen nach Aceton (bekannt beispielsweise aus Nagellackentfernern). Dieser Geruch zeigt an, dass im Zuckerstoffwechsel des Betreffenden etwas nicht stimmt. Aus diesem Grund leiden auch die meisten Diabetiker unter dieser Störung.
Eine Hals- oder Mandelentzündung macht sich in der Regel ebenfalls durch Mundgeruch bemerkbar, denn solche Krankheitsherde sind willkommene Brutstätten für Fäulnisbakterien.

Was hilft?

Gegen die Fäulnisbakterien im Mundraum lässt sich mit gründlicher Mundhygiene sehr gut ankommen, dazu reicht es allerdings nicht aus, nur regelmäßig zwei- bis dreimal am Tag die Zähne zu putzen. Man muss mit Zahnseide oder kleinen Bürstchen regelmäßig auch die Zahnzwischenräume säubern. Wer tiefe Zahntaschen hat, sollte außerdem nach jedem Essen die Munddusche benutzen.
Zusätzlich muss man sich auch um die Zunge kümmern. Selbst fleißige Zähneputzer beziehen nämlich nur selten die Zunge in ihr Pflegeprogramm ein. Dabei sind gerade die Papillen der Zunge ein von den Fäulnisbakterien besonders bevorzugter Tummelplatz. Man merkt es nicht nur am Mundgeruch, sondern auch am Zungenbelag. Im Fachhandel gibt es spezielle Zungenreiniger beziehungsweise -kratzer, die genauso wie die Zahnbürste in jedes Badezimmer gehören.
Und wie sieht es mit Mundwasser aus? Die üblichen Mundwässer sind gegen den Mundgeruch machtlos. Sie beseitigen ihn nicht, sondern überdecken ihn lediglich – und das auch nur für eine kurze Zeit. Für medizinische Zwecke gibt es spezielle antibakterielle Mundspülungen. Die vertreiben zwar die Fäulnisbakterien sehr nachhaltig, haben aber unerwünschte Nebenwirkungen wie beispielsweise Zahnverfärbungen zur Folge oder verändern den Geschmack. Deshalb sind sie nur für kürzere Anwendung wirklich empfehlenswert.
Gegen Mundgeruch nach Knoblauch-, Zwiebel-, Fisch- oder Alkoholgenuss bekommt man in den Apotheken Präparate aus Chlorophyll, dem Blattgrün von Pflanzen. Dieser Stoff neutralisiert die für den Geruch verantwortlichen chemischen Verbindungen und hindert die Fäulnisbakterien am Wachsen. Grünes Gemüse tut es übrigens auch. Das Gleiche gilt

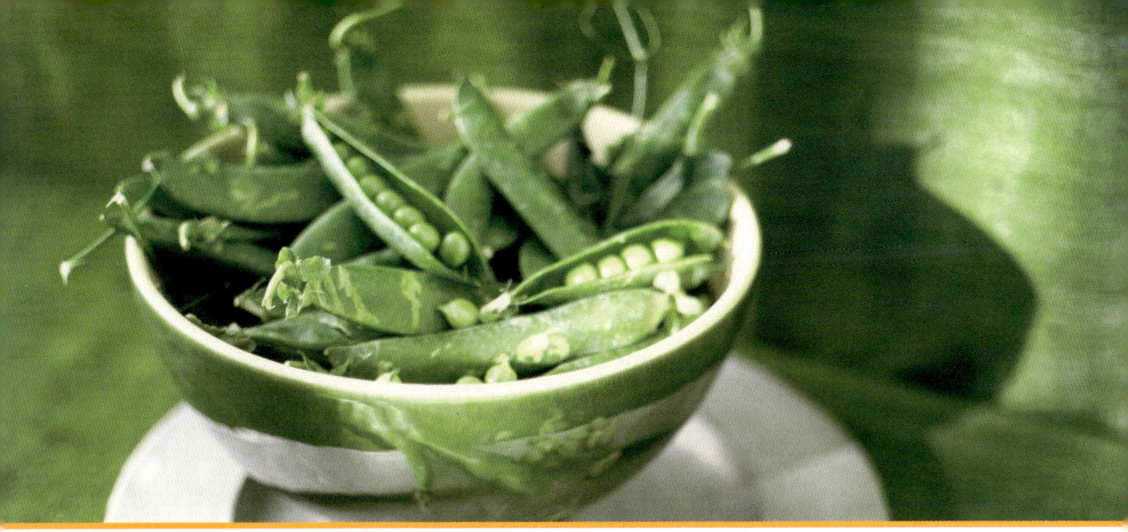

Grünes Gemüse neutralisiert Mundgeruch, wenn man Knoblauch, Zwiebeln oder Fisch genossen hat: Das enthaltene Chlorophyll hemmt das Wachstum von Fäulnisbakterien.

für bestimmte Zinkpräparate, die flüchtige und daher riechende Schwefelverbindungen in feste – also geruchlose – Substanzen verwandeln und so das Problem lösen.
Eines der besten Mittel gegen Bakterien im Mundraum ist aber der eigene Speichel. Schon Alexander Fleming, der Erfinder des Penicillin, hat vor 50 Jahren beobachtet, dass sich Bakterien im Reagenzglas, wenn sie mit Speichel in Kontakt kommen, nicht mehr vermehren. Dies hat er zufällig entdeckt, nachdem er einmal erkältet bei der Arbeit im Labor das Niesen nicht zurückhalten konnte. Heute kennt man die Bestandteile des Speichels, die dafür verantwortlich sind: die antimikrobiellen Peptide. Sie werden derzeit intensiv untersucht, weil man hofft, so zu neuen Arzneimitteln zu kommen.

Mundtrockenheit verhindern

Wenn man zu Mundgeruch neigt, muss man dafür sorgen, dass der Mund nicht trocken wird. Manchmal reicht es schon, einen Schluck Wasser zu trinken oder einen Kaugummi zu kauen, um vorzubeugen. Hierdurch wird Mundtrockenheit und damit auch Mundgeruch ausgelöst:

- Mundatmung
- Schnarchen
- Rauchen
- bestimmte Arzneimittel
- Stress

Der Rhythmus ist wichtig

Bei Mundgeruch müssen Sie außerdem Ihre Verdauungsorgane trainieren. Hier stoßen wir auf ein organisches Prinzip, das heute irgendwie verdrängt oder nicht beachtet wird. Leben ist immer auf Tätigkeit ausgerichtet; auch unsere Organe wollen arbeiten! Werden sie zu wenig beansprucht, degenerieren sie – sie werden schwach. Der Muskel ist dafür ein anschauliches Beispiel: Wird er längere Zeit stillgelegt, schrumpft er, wird er dagegen gleichmäßig trainiert, wird er größer und stärker. Das gilt für jedes Organ im Körper.

Ein anderes wichtiges Element in diesem Zusammenhang ist der Rhythmus. Alle Lebensvorgänge verlaufen rhythmisch, und die moderne Wissenschaft hat hierzu eindrucksvolle Erkenntnisse gewonnen (siehe dazu auch Seite 26). In der Natur ist das Phänomen von Lebensrhythmen offenkundig, denken Sie an Tag und Nacht, Wachstum, Fruchtbildung und Vergehen oder an den Wechsel der Jahreszeiten. Im Zusammenhang mit dem Mundgeruch lautet daher die Aufgabe: Allen Verdauungsvorgängen wieder einen angemessenen, gesunden Rhythmus geben.

Konkret bedeutet dies: Ihre Nahrung muss so zusammengesetzt sein, dass die Verdauungsorgane ordentlich zu tun haben. Das heißt beispielsweise, täglich eine kleine Menge Rohkost zu sich zu nehmen. Essen Sie außerdem Gemüse, das viele Faserstoffe hat wie Artischocken und Kohl, außerdem Salate. Essen Sie Vollkornbrot statt Toast, Müsli mit Nüssen, kurz: Entdecken Sie die gesunde Welt der Vollwertkost!

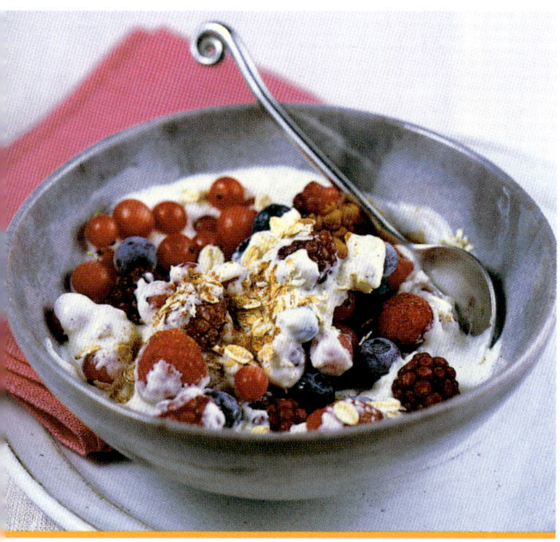

Auch Vollwertkost fördert die Mundgesundheit – beispielsweise Müsli mit frischen Früchten.

Und tun Sie das mit einem bewusst geübten Rhythmus der Nahrungsaufnahme, also essen Sie regelmäßig. Lassen Sie sich Zeit dafür, und – das Allerwichtigste – haben Sie Spaß am Essen! Wenn Sie eine solche Lebensumstellung mit den oben aufgeführten therapeutischen Vorschlägen verbinden, wird der Mundgeruch nicht nur sehr bald verschwunden sein, sondern auch nicht mehr wieder auftreten.

Was verbirgt sich hinter dem Signal?

Die Ärzte haben früher – als die Diagnosen noch unmittelbar am Menschen und ohne die vielen technischen Hilfen gestellt wurden – sehr sorgsam die Mundhöhle und vor allem die Zunge inspiziert und auch auf den Mundgeruch geachtet. Sie wussten, dass die Mundhöhle ein Spiegel des ganzen Organismus ist und speziell die Stoffwechseltätigkeiten anzeigt. Gelingt die Verdauung nur unvollständig, faulen die Eiweiße, gären die Kohlenhydrate und werden die Fette ranzig. Auf diese drei Grundgerüche wurde deshalb auch besonders geachtet. Hinzu kommen spezielle Gerüche wie der von roher Leber bei fortgeschrittenen Lebererkrankungen, der süßlich-aromatische Geruch bei Zuckerkrankheit, der Geruch von Harn bei Nierenerkrankungen, während ein ranziger Mundgeruch hinweist auf Störungen im Bereich von Bauchspeicheldrüse und Gallenblase, die hauptsächlich für die Fettverdauung verantwortlich sind.
Sie sehen, wie aussagekräftig ein scheinbar so banales Symptom wie der Mundgeruch sein kann, und wie gut es ohne alle tief greifende technische Diagnostik dem Arzt Hinweise auf unterschiedliche Störungen der Verdauung und des Stoffwechsels geben kann. Natürlich muss eine gründliche Organdiagnostik folgen, aber oft schon mit gezielter Fragestellung, was die Diagnosestellung erleichtert.

Mundgeruch bei geschwollenen Mandeln und Mandelentzündung

Ist die Ursache für Mundgeruch in einer Mandelentzündung begründet, kommen weitere Aspekte ins Spiel. Mandeln sind wichtige Wächter unseres Immunsystems, sie gehören zum lymphatischen System, das für unsere natürliche Abwehrreaktion zuständig ist. Schwellungen der Mandeln weisen also darauf hin, dass uns offensichtlich mehr Fremdstoffe attackieren, als wir abwehren können. Heute greift die Medizin in solchen Fällen schnell zum Antibiotikum. Die akute Mandelentzündung ist zwar eine heftige, aber kurzzeitige Reaktion, die meist auch ohne Antibiotika wieder abklingt. Werden diese Mittel trotzdem verordnet, so hauptsächlich, um eine bakterielle Streuung in den übrigen Organismus zu verhindern, denn diese wiederum könnte längerfristig zu schwer wiegenden Erkrankungen der Gelenke oder gar zu Schäden an den Herzklappen führen.

Viel häufiger als diese akute Mandelentzündung aber sind die chronisch geschwollenen Mandeln, die oft unangenehm stinkende Pfröpfe absondern und auch zum Engegefühl im Hals führen können, vor allem beim Schlucken beziehungsweise bei der Nahrungsaufnahme.

Was hilft?

In jedem Fall sollte man sich fragen, welche Einflüsse es sind, die man nicht abwehren, die man aber auch nicht einfach runterschlucken kann. Das mag etwas mir Unbewusstes sein, das kann aber auch beispielsweise ein ungerechter Vorgesetzter sein. Jedenfalls wird man die Störung am direktesten beheben können, wenn man Überlegungen anstellt, wie man den Dingen, die einen stören, offen begegnet. Dazu benötigt man allerdings eine Eigenschaft, die wir Mut nennen. Beispielsweise dem Vorgesetzten wirklich entgegenzutreten, ihm die Stirn zu bieten, erfordert Mut. Aber Sie werden sich viel besser fühlen – wie befreit –, wenn Sie es dann auch getan haben. Denn: Oft schlucken wir das Negative ja nur deshalb herunter, weil wir Angst haben, uns zu wehren und damit auseinander zu setzen.

Was verbirgt sich hinter dem Signal?

Sind Mandelentzündungen einfach nur der Ausdruck einer chronischen Entzündung oder liegen hier auch seelische Ursachen zugrunde? Meistens ist dies der Fall. Die Abwehr muss sich nämlich nicht nur laufend mit stofflichen Reizen wie den Erregern auseinander setzen, sondern auch mit seelischen Fremdeinflüssen gedanklicher oder emotionaler Art. Müssen wir nicht oft im Leben Dinge schlucken, die von außen auf uns zukommen? Macht uns das nicht – vor allem, wenn sich solche Situationen häufiger wiederholen – schließlich einen dicken Hals?
Hier zeigt einmal mehr der Volksmund einen aus Erfahrung wahrgenommenen Zusammenhang zwischen seelischen Einflüssen und den darauf folgenden körperlichen Reaktionen. Wenn also immer wieder Mandelentzündungen auftreten oder die Mandeln chronisch geschwollen sind, ist es kaum sinnvoll, wiederholt Antibiotika zu geben oder die Mandeln einfach wegzuschneiden, ohne die wirklichen Ursachen zu beheben.

Atemnot

Ohne Nahrung überlebt der Mensch 50 bis 70 Tage, ohne Trinken schafft er es 3 bis 4 Tage lang, doch ohne Luft zum Atmen kommt er gerade mal einige wenige Minuten aus.

Wer also Atemnot verspürt, fühlt sich zu Recht in seiner Existenz bedroht und möchte verständlicherweise ein solches Erlebnis kein weiteres Mal haben. Dafür zu sorgen ist aber nicht immer einfach, denn Atemnot kann viele sehr unterschiedliche Ursachen haben, von der harmlosesten bis hin zu einer lebensbedrohlichen Erkrankung.

Erkrankungen, die zur Atemnot führen können

- Lungenerkrankungen
- Herzerkrankungen (vor allem Herzmuskelschwäche)
- Allergien (Asthma)
- Blutarmut
- psychische Probleme

Ohne ihn geht nichts: Sauerstoff

Alle unsere Organe brauchen laufend Sauerstoff, um arbeiten, also leben zu können. Der durchschnittliche Tagesbedarf eines erwachsenen Menschen liegt, je nach Körpergröße und in Abhängigkeit davon, wie groß die augenblickliche Anstrengung ist, zwischen 2.000 und 4.000 Litern. Da die Luft, die uns umgibt, aber nur zu einem Fünftel aus Sauerstoff besteht, muss ein gesunder, körperlich und geistig aktiver Mensch, um die benötigte Sauer-

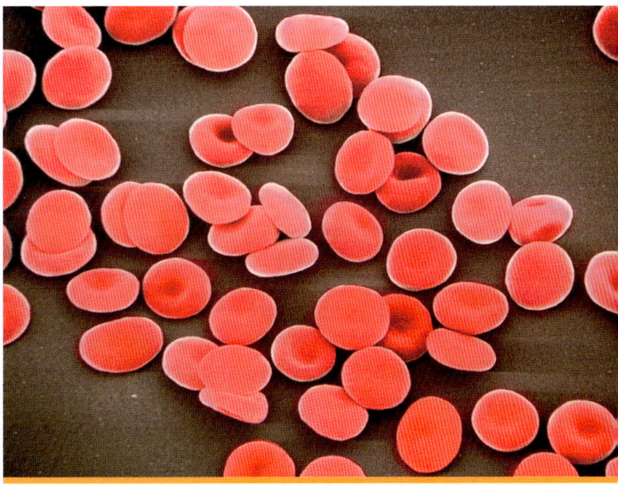

Rote Blutkörperchen unter dem Mikroskop. Etwa 25 Milliarden davon sorgen dafür, dass unser Körper ausreichend mit Sauerstoff versorgt wird.

stoffmenge zu bekommen, jeden Tag die gewaltige Masse von bis zu 20.000 Litern Luft durch seine Lunge strömen lassen.
In der Form ähnelt die Lunge ein wenig einem auf den Kopf gestellten Baum: Zwei Hauptäste gehen vom Stamm ab und teilen sich in mehrere Lappen, die in viele kleine Läppchen übergehen. An deren Ende hängen – den Blättern ähnlich – 300 Millionen winzige, mit Schleimhaut ausgepolsterte Lungenbläschen. In diesen Bläschen findet die eigentliche Sauerstoffaufnahme statt: Beim Einatmen wird mit Hilfe der Rippenmuskulatur der Brustkorb gedehnt, dabei strömt frische Luft in die Lungenbläschen. Die roten Blutkörperchen – von denen im Blut eines jeden gesunden Menschen etwa 25 Milliarden schwimmen – lösen aus der Gesamtluft den für das Leben unentbehrlichen Sauerstoff heraus und binden ihn fest an den roten Blutfarbstoff (Hämoglobin), der sich in ihrem Inneren befindet. So kann der Sauerstoff bis in die entlegenste Ecke des Organismus transportiert werden, überall dorthin, wo er gerade gebraucht wird. Die in der Lunge verbliebene, verbrauchte Luft wird wieder ausgeatmet.

Atemrhythmus und Sauerstoffbedarf

Der Rhythmus, der sich aus dem steten Wechsel zwischen Ein- und Ausatmen ergibt, begleitet jeden Menschen buchstäblich vom ersten bis zum letzten Atemzug. Der Takt ist individuell etwas verschieden, aber gleichzeitig hängt er auch von der augenblicklichen Lebenssituation ab: Je mehr man sich anstrengen muss, je intensiver man sich körperlich oder seelisch belastet, desto schneller wird der Atemrhythmus.
Ähnlich wie beim Herzschlag nimmt man auch den Atem normalerweise kaum wahr. Erst wenn der Sauerstoffbedarf über das gewohnte Maß hinaus steigt, beispielsweise wenn wir schnell laufen oder schwere Lasten heben, beschleunigen sich sowohl der Puls als auch der Atemrhythmus so, dass wir sie plötzlich spüren.
Das gleiche, was beim Schleppen schwerer Koffer passiert, erlebt der Mensch auch, wenn er Angst bekommt oder sich sehr aufregt. Auch dann schnellt der Puls in die Höhe und der Atemrhythmus beschleunigt sich stark – ein eindeutiger Hinweis darauf, wie anstrengend manche seelischen Vorgänge sind. So mühsam und energieraubend, dass sie sogar zur Atemnot führen können!

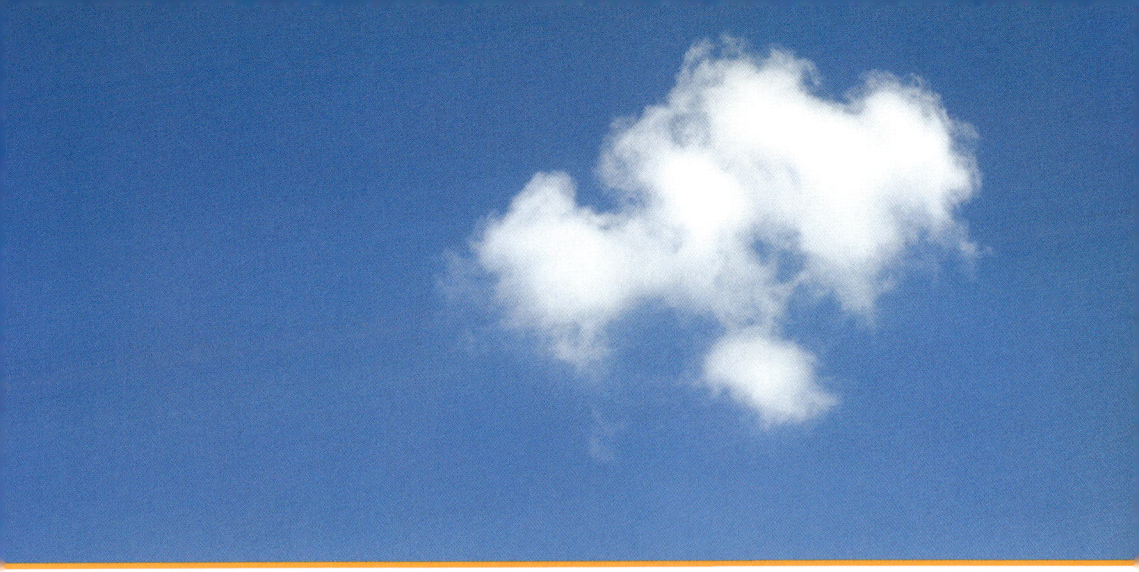

Sauerstoff: wir brauchen ihn zum Leben. Wird er im Körper knapp, leidet man also unter Atemnot oder dauerndem Husten, sollte man sich schnell auf Ursachensuche begeben.

Übrigens: Auch zu kalte oder ungewohnt heiße Luft kann einem den Atem buchstäblich rauben.
An diesen Beispielen wird nachvollziehbar, wie leicht wir im Alltag in Atemnot geraten können, ohne an einer Lungenkrankheit zu leiden. Paradoxerweise gilt aber auch das Umgekehrte: Menschen, die beispielsweise an der chronisch obstruktiven Lungenerkrankung (COPD) im Anfangsstadium erkrankt sind, also an einer besonders schweren Lungenkrankheit, spüren oft keine Atemnot, obwohl sie objektiv zu wenig Luft bekommen. Sie husten nur. Husten und Hüsteln ist daher neben einer leichten Ermüdbarkeit ein ernst zu nehmender Hinweis darauf, dass mit der Luftversorgung etwas nicht stimmt.

Gehen Sie rechtzeitig zum Arzt

Sollten Sie also auffällig häufig husten oder sehr leicht außer Atem geraten, sollten Sie darüber unbedingt mit Ihrem Arzt sprechen, denn nur er kann beispielsweise eine schwere Herz- oder Lungenerkrankung als Grund dafür sicher ausschließen.
Zur Vorbereitung auf das Gespräch können Sie sich die Fragen durch den Kopf gehen lassen, die Sie in dem folgenden Kasten finden, und die Antworten Ihrem Arzt mitteilen. Sie enthalten für die Diagnosestellung wichtige Informationen und geben Ihnen erste Hinweise darauf, woher Ihre Beschwerden kommen könnten.

Fragen bei Atemnot

1. Erkälten Sie sich auffallend häufig?
2. Husten Sie in letzter Zeit auch, ohne erkältet zu sein?
3. Leiden Sie während einer Erkältung länger als andere an Atemwegsinfektionen?
4. Wenn Sie husten, kommt es zum Auswurf?
5. Haben Sie beim Husten Schmerzen in der Brust?
6. Haben Sie das Gefühl, schneller als Gleichaltrige außer Atem zu geraten?
7. Haben Sie Probleme bei Belastungen, beispielsweise beim Treppensteigen?
8. Werden Sie wegen einer Herz-Kreislauf-Erkrankung behandelt?
9. Neigen Sie zu Allergien?
10. Stehen Sie unter seelischer Belastung?

Auswertung: Ein »Ja« auf die ersten fünf Fragen deutet auf eine Lungenerkrankung hin. Die Bejahung der übrigen Fragen lässt dagegen auf eine andere Ursache schließen. Eine zuverlässige Diagnose kann aber nur der behandelnde Arzt stellen.

Was hilft?

Sollten Sie das Gefühl haben, zu wenig Luft zu bekommen, zögern Sie nicht mit der Suche nach der Ursache. Lufthunger ist ein Mangelzustand, den sich keiner leisten kann, denn er hat praktisch immer schwere Nachteile für die Gesundheit zur Folge. Sind Ihre Atembeschwerden beispielsweise durch eine Herzerkrankung oder eine Allergie verursacht, müssen diese Leiden langfristig und umfassend behandelt werden. Stellt man dagegen fest, dass Sie eine Anämie, also zu wenig Hämoglobin (rote Blutkörperchen) im Blut haben, wird sich dieser Mangel kurzfristig medikamentös beheben lassen.
Mit einer rechtzeitigen Therapie zu beginnen, ist besonders wichtig, wenn eine Lungenerkrankung vorliegt. Deshalb sollte jeder Raucher regelmäßig seine Lungenfunktion kontrollieren lassen, denn gerade die chronisch obstruktive Lungenerkrankung tritt fast nur bei Rauchern auf. Weil

aber Raucher morgendliches Husten und leichte Ermüdbarkeit für normal halten, übersehen sie oft das noch heilbare Anfangsstadium dieser Erkrankung.
Haben sich die Atemwege jedoch erst einmal verengt, kann man sie mit den heutigen therapeutischen Möglichkeiten nicht mehr dauerhaft weiten. Der chronische Sauerstoffmangel, den die Verengung verursacht, verkürzt dann sogar die Lebenserwartung des Betroffenen.

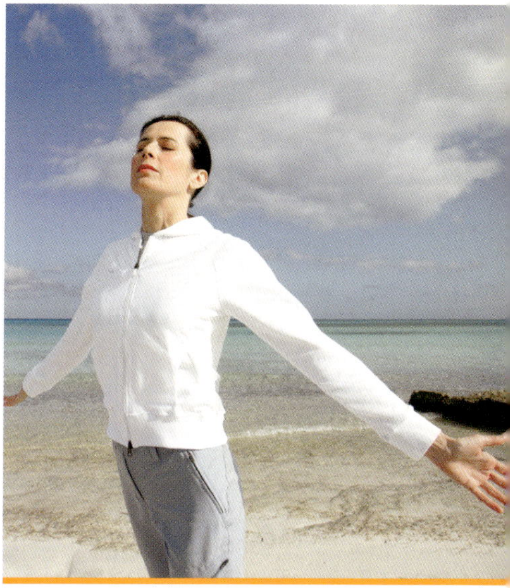

Tief zu atmen und ausreichend Sauerstoff aufzunehmen, sichert uns ein großes Stück Lebensqualität.

Sonderfall Husten

Beim Husten ist die Sachlage zunächst etwas komplizierter, denn Husten ist eigentlich keine Krankheit, sondern ein wichtiger Selbstheilungsmechanismus des Körpers. Mit seiner Hilfe kann sich der Organismus schnell von überschüssigem Schleim befreien oder von Gegenständen, die versehentlich in die Luftröhre geraten sind und die Luftzufuhr behindern.
Husten zu unterdrücken, ist daher auch nur dann sinnvoll, wenn er eine solche Funktion nicht mehr erfüllt. Das gilt vor allem für den trockenen Reizhusten, für den anfallartige und manchmal auch schmerzhafte Hustenattacken typisch sind, die ohne Auswurf bleiben und dem Betroffenen auch keine Erleichterung bringen. Im Gegenteil: Die Entzündung, die der Hustenreflex in den Bronchien verursacht, wird durch den Hustenreiz noch zusätzlich verstärkt. Trockener Husten ist typisch beispielsweise für eine Erkältung im Anfangsstadium.
Auch dann sollte man aber Medikamente, die den Hustenreiz unterdrücken (Antitussiva), nur kurzzeitig nehmen, beispielsweise bei starkem Husten, um den Bronchien etwas Ruhe zu gönnen oder um die Nachtruhe zu retten. Ansonsten sind Hustenblocker eher problematisch. Sie bremsen zwar den Hustenreiz aus, indem sie durch Einwirkung auf das zentrale Nervensystem den Hustenreflex dämpfen, haben aber bedenkliche unerwünschte Nebenwirkungen. Kodein, der bekannteste den Hustenreiz unterdrückende Stoff, ist beispielsweise als ein süchtig machendes

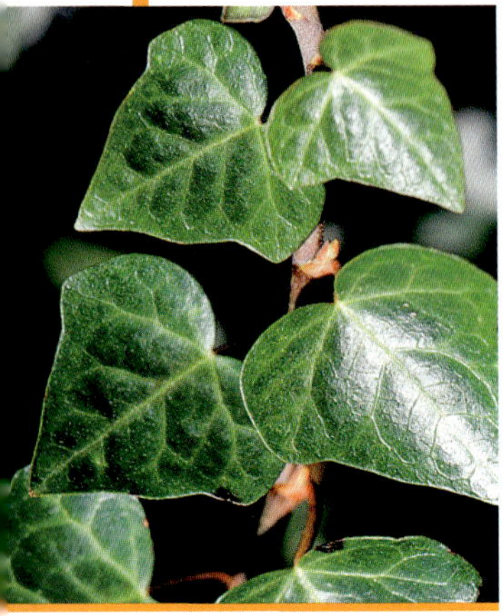

Efeu-Präparate gehören zu den besten Hustenmitteln aus der Naturapotheke.

Rauschmittel bekannt. Alle chemischen Hustenblocker machen zudem müde, was den normalen Alltag oft gründlich durcheinander bringt. Man darf dann weder Auto fahren noch Maschinen bedienen und ist auch sonst nicht gerade in Bestform. Außerdem verursachen Hustenblocker oft Magen-Darm-Beschwerden.
Von den derzeit ohne Rezept in den Apotheken erhältlichen Hustenblockern sind deshalb nur Präparate mit dem Wirkstoff Clobutinol bedingt empfehlenswert. Diese Substanz hat zwar die gleichen unerwünschten Nebenwirkungen wie die anderen Hustenblocker, die üblicherweise verschrieben werden, sie treten aber wesentlich seltener auf. Besser als Hustenblocker sind jedenfalls Medikamente, welche die Schleimproduktion anregen (Sekretolytika). Besonders bewährt haben sich hier Efeu-Präparate, die nicht nur den Hustenreiz lindern, sondern auch das Abhusten erleichtern. In der Nacht ist es außerdem hilfreich, die Bronchien mit einem warmen Brustwickel zu beruhigen und zu entspannen.
Schleimhusten entwickelt sich bei einer Erkältung meist erst in der zweiten Phase, wenn sich in den Atemwegen vermehrt Sekret bildet. Mit seiner Hilfe bekämpft der Körper die eingedrungenen Krankheitserreger und befördert sie mit dem Auswurf hinaus. Zu viel Schleim kann allerdings die Sauerstoffaufnahme behindern. Daher gilt: Je mehr Auswurf man abhusten kann, desto besser fühlt man sich und umso schneller wird man wieder gesund.
Beim Abhusten helfen vor allem Schleimlöser (Expektorantien), Medikamente, die den Schleim verflüssigen. In Apotheken gibt es rezeptfrei sowohl chemische als auch pflanzliche Schleimlöser. Die chemischen Präparate (Wirkstoffe: Bromhexin oder Ambroxol) eignen sich vor allem als Mittel gegen hartnäckigen, mit sehr wenig Schleim verbundenem Husten. Die milderen, besser verträglichen, pflanzlichen Präparate, vor allem aus Efeu oder Thymian, sind vielseitiger:

Auch die Inhaltsstoffe des Thymians wirken sanft, aber vielseitig.

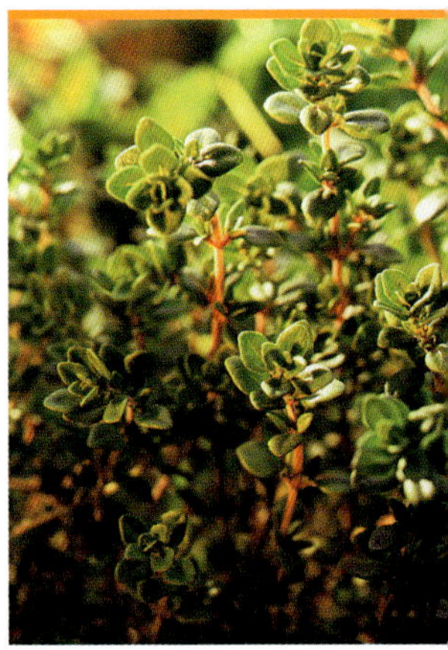

Sie führen nicht nur zu einer Schleimverflüssigung, vergleichbar der Wirkung der chemischen Substanzen, sondern lösen auch die beim Husten in den Bronchien entstandene Verkrampfung.
Voraussetzung für den Behandlungserfolg aber ist eine ausreichende Flüssigkeitszufuhr: Trinken Sie deshalb mindestens zwei Liter am Tag, am besten warmen Kräutertee.
Und noch eines sollten Sie beherzigen, egal für welches Arzneimittel Sie sich bei der Behandlung Ihres Hustens entscheiden: Nehmen Sie nie ein die Schleimproduktion anregendes Medikament gleichzeitig mit einem Hustenblocker! Das gilt für die chemischen Substanzen ebenso wie für pflanzliche Präparate. Wenn in den Bronchien durch Efeu, Thymian oder Ambroxol die Schleimproduktion angekurbelt wird, man aber gleichzeitig den Hustenreflex mit einem Hustenblocker dämpft, bleibt zu viel Schleim in den Atemwegen. Das kann zu Atembeschwerden führen.

Was verbirgt sich hinter dem Signal?

Die gesunde Atmung ist zwar überwiegend unbewusst, aber im Gegensatz zum Herzschlag ist sie so nahe an unserem Bewusstsein, dass wir bei der geringsten Störung auf sie aufmerksam werden. Sie kann auch willentlich beeinflusst werden: Ich kann flacher oder tiefer, schneller oder langsamer atmen, ich kann die Atmung auch anhalten – je nachdem, wie gut ich trainiert bin, kürzer oder länger. Ähnliches ist beispielsweise mit dem Herzschlag nicht möglich.

Atmung – ein zentrales Geschehen

Heute sieht die Wissenschaft, die nur den Körper studiert, den Ursprung der Atmung im Atemzentrum im Gehirn. Von dort aus wird sie gesteuert und reguliert und auch mit dem Herzschlag koordiniert. Eine Medizin allerdings, die den Menschen als eine zusammengefügte Einheit von Körper, Seele und Geist erkennt, kann die Atmung auch anders beschreiben. Für sie ist die Atmung ein zentrales Geschehen, bei dem Seele und Körper einander begegnen. Nach dieser Vorstellung ist die Seele nicht fest mit dem Körper verbunden, sondern in Rhythmen. Sie taucht in den Körper ein, verbindet sich für einen Augenblick mit ihm und lässt dann wieder los. Dabei wird sie ihrem Wesen gemäß ganz weit. Das ist die eigentliche Ursache aller An- und Entspannung im Körper. Wenn Goethe seinen Doktor Faust sagen lässt »Zwei Seelen wohnen – ach – in meiner Brust«, so ist dies ein Hinweis auf die beiden Richtungen, die jede Seele in sich trägt: Die eine drängt zum Leib, die andere weitet sich zum Geist. Die alten Griechen haben Atem und Seele so sehr als ein Gleiches erlebt, dass sie für beide nur einen Namen hatten: Psyche.

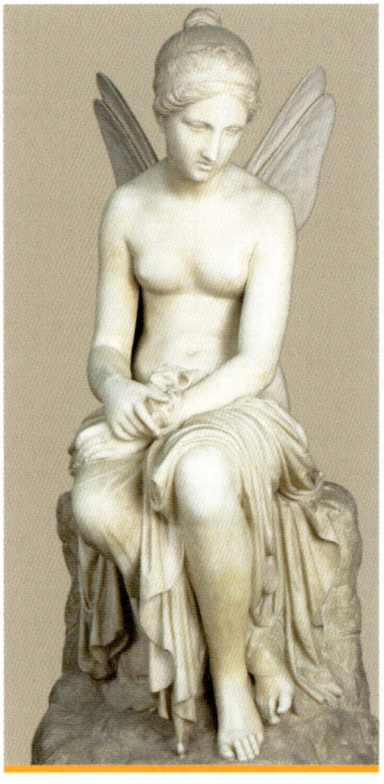

In der griechischen Mythologie ist »Psyche« eine weibliche Gestalt mit Schmetterlingsflügeln, die als die Personifikation der menschlichen Seele gilt.

Fügt man diese Vorstellung nun als Ergänzung der wissenschaftlichen Erkenntnisse über die Atmung hinzu, so wird sofort verständlich, dass in jeder Atemstörung, die schwer wiegend dann zur Atemnot wird, ein gestörtes Verhältnis von Seele und Körper in Erscheinung tritt. »Mir stockt der Atem« bei Schreckerlebnissen oder auch »Da muss man ja die Luft anhalten« oder »Jetzt muss ich erst einmal tief Luft holen« sind nur wenige Beispiele, wie dieser Zusammenhang in der Volksweisheit gesehen wird.

Über den Wechsel von Ein- und Ausatmung

Viele Atemstörungen haben ihre Ursache darin, dass wir mehr ein- als ausatmen. Das geht natürlich nur begrenzt, sonst wird unsere Lunge überbläht und müsste letztlich platzen. Aber es geschieht dennoch so. Als Gegenimpuls dient dann eine übertiefe Ausatmung, die entweder ein Seufzer ist, manchmal auch ein Stöhnen, oft ein völlig unpassendes Gelächter oder auch ein plötzlicher Tränenstrom. Lachen und Weinen sind auch spezielle Formen der Ausatmung. Wenn die Ausatmungsstörung zur Krankheit wird, führt es zum Bronchialasthma, einer der tückischsten Krankheiten, die es gibt.

Eine andere sehr häufige Art der Atemstörung ist die viel zu flache Atmung. Dabei wird nur ein Bruchteil des Luftvolumens bewegt, das unsere Lungen beinhaltet, der größere Teil verbleibt in uns und wird durch den hohen Anteil an Kohlenstoffdioxid zur Ursache von Dumpfheit und Schläfrigkeit. Hier helfen sich Menschen oft unbewusst und spontan, indem sie einige tiefe Einatmungszüge zwischendurch machen und dann entsprechend tief ausatmen.

Zu einem veränderten Bewusstsein finden

Immer häufiger beobachten wir auch Husten, für den sich keine organische Ursache finden lässt. Dieser nervöse Husten oder Reizhusten ist oft Ausdruck einer zu trockenen Schleimhaut. Die Austrocknung von Haut und Schleimhaut ist heute weit verbreitet. Ursache einer solchen Austrocknung ist nun keineswegs nur eine zu trockene Außenluft infolge von Zentralheizung oder eine zu geringe Trinkmenge. Wir trocknen auch aus durch die Einseitigkeit intellektueller Abstraktion. Die Geschehnisse der Welt, unsere eigene Erlebniswelt werden nüchtern bewertet, Gefühle haben hier sehr wenig Platz. Statt kreatives Lernen zu fördern, wird Wissen herangezüchtet. Alles Erfassen von Zusammenhängen, alles Assoziieren setzt aber ein flüssiges Denken voraus, das zugleich vom Gefühl, von Anteilnahme, Interesse oder Mitleid durchdrungen ist.
Austrocknung bewirken aber auch Getränke, deren Konsum heute so sehr im Vordergrund steht: Kaffee und schwarzer Tee. Die in ihnen enthaltenen Gerbstoffe haben ihren Namen ja bekommen, weil man sie für die Trocknung von Häuten nutzte! Durch das Gerben entsteht Leder. So können wir auch bildhaft sagen, dass durch starken Schwarztee- oder Kaffeekonsum unsere Schleimhäute verledern.
Ist also die Austrocknung die Ursache eines Hustens, helfen nicht nur eine bessere Befeuchtung der Raumluft und eine gesteigerte Trinkmenge. Sondern man muss auch zu einem veränderten Bewusstsein finden. Wenn Gedanken flüssig und zusammenhängend sein sollen, wenn sie mit Gefühlen und Empfindungen verbunden sein sollen, ist eine innere Anteilnahme unabdingbar. Die Inhalte, die Menschen, mit denen Sie sich beschäftigen, müssen Sie interessieren!

Wichtig: das Gespräch

Der nervöse Husten ist die Form des Hustens, für welche die Ursache völlig im Seelischen liegt. Auf diese Weise können sich sehr unterschiedliche Haltungen ausdrücken: Verlegenheit, der Wunsch Aufmerksamkeit zu bekommen, auch das Bemühen, sich zu distanzieren (»ich huste dir was«). Hier steht am Anfang einer Behandlung immer das aufdeckende Gespräch, das man auch mit sich selbst führen kann. Doch ist es meist effektiver, sich ein Gegenüber zu suchen. Das kann ein ausgebildeter

Psychotherapeut sein, aber auch ein Freund, der sich auf uns einlässt. Eine besondere Form der Behandlung ist die Sprachtherapie, die auch therapeutische Sprachgestaltung genannt wird. Sie entstammt der anthroposophischen Medizin und baut auf der Besonderheit jedes einzelnen Lautes, dem Sprachrhythmus und Sprachstrom auf. Die Sprache ist etwas Hochindividuelles, am Sprachbild kann man einen Menschen ähnlich sicher identifizieren wie an seinem Fingerabdruck. So ist es wichtig, dass jeder Mensch *seine* Sprache entdeckt und sich durch sie in seiner Besonderheit auszudrücken lernt. Das führt dann zur Identifikation mit sich, zum Übereinstimmen. Man wird stimmig!
Die Atemwege sind spezielle Orte, durch die sich Mensch und Welt begegnen. Wir nehmen ja dort mehr als nur den Sauerstoff auf, auch Licht, Wärme, Feuchtigkeit und gute oder weniger gute Feinstoffe. Wir atmen sozusagen die Welt ein und aus.

Wir sind selbst für eine gesunde Atmung verantwortlich

Bleiben schließlich die Atemstörungen, denen eine körperliche Organerkrankung zugrunde liegt. Jede Atemnot muss, wie schon gesagt, ärztlich untersucht und entsprechend behandelt werden. In Ihrer Eigenverantwortung jedoch liegt die Fürsorge für ein gesundes Atmen, wofür eine bewusst gepflegte Harmonie von Körper und Seele Voraussetzung ist. Die Welt der Einheit zwischen Körper und Seele ist in erster Linie die Empfindungswelt, die Welt der Emotionen. So ist das Übungsfeld auch hier zu suchen. Emotion lebt immer im Ausgleich von An- und Entspannen, Intensität und Zur-Ruhe-Kommen, Aktivität und Passivität. Das »dolce far niente«, das sprichwörtliche süße Nichtstun der Südländer ist ein großes seelisches Ausatmen, die Hektik des Terminkalenders dagegen ein seelisches Bronchialasthma. Sie können entdecken, dass Sie unglaublich viel vorbeugend für Ihre Gesundheit tun, wenn Sie Ihrem Leben ein adäquates Maß von Betriebsamkeit und Ruhe geben, wenn Leidenschaft auch von distanzierter Betrachtung abgelöst wird, wenn auf das Angetriebensein das Loslassen folgt.
Dabei mag es tröstlich sein zu wissen, dass das Verhältnis von An- und Entspannung kein ausgeglichenes ist, weil in der Entspannung oder Ausatmung die viel größere Kraft liegt. So braucht man im Alltag gar nicht so viele Ruhephasen. Aber gar nicht darauf zu achten, ist fahrlässig!

Infektanfälligkeit

Wussten Sie, dass ein harmloser Schnupfen und die meisten Krebserkrankungen im Prinzip auf die gleiche Ursache zurückgehen? Beide sind nämlich die Folge des Versagens körpereigener Immunabwehr.

Diese Aussage vereinfacht zwar die Wirklichkeit sehr stark, im Kern aber stimmt sie. Und sie macht verständlich, warum es der modernen Medizin trotz aller Fortschritte bisher nicht gelungen ist, einer so banalen Erkrankung wie der Erkältung wirksam entgegen zu treten.
Sie müssen sich allerdings, sollten Sie verstärkt unter Erkältungen leiden, keine Sorgen machen, Sie seien deshalb in der Gefahr, an Krebs zu erkranken. Vielleicht sogar im Gegenteil, denn es gibt Hinweise darauf, dass überstandene fieberhafte Infektionen das Krebsrisiko eher verringern. Man nimmt an, dass diese Erkrankungen das Immunsystem trainieren. Sicher weiß man es aber bisher nicht, weil die Erforschung von Vorgängen, die über sehr lange Zeiträume laufen, besonders schwierig ist.

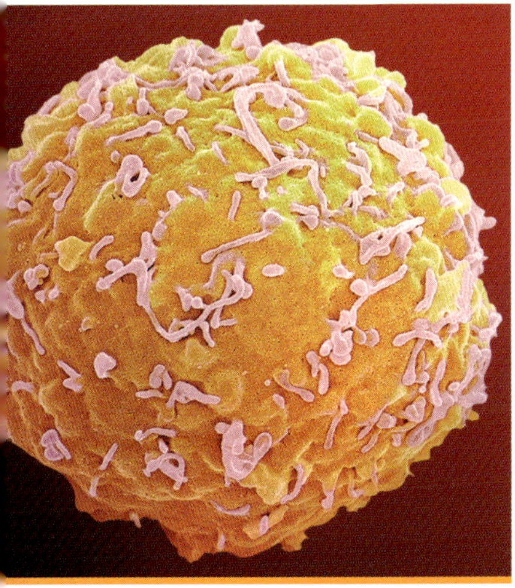

Unsere Immunzellen schützen uns vor Keimen aller Art. »Versagt« die Abwehr, werden wir krank.

Immunsystem – unser Schutz vor Krankheit

Die Immunabwehr, wie schon die Bezeichnung nahe legt, wird oft mit dem Militär verglichen, da sich die Aufgaben gleichen: das eigene Territorium zu verteidigen. Die Immunabwehr soll den Körper vor Keimen wie Viren und Bakterien, vor Krankheitserregern aller Art schützen und sie, sollten sie doch tiefer ins Körperinnere eingedrungen sein, so schnell und so gründlich wie möglich unschädlich machen.
Auch die Wissenschaft, die sich in letzter Zeit verstärkt mit dem Immunsystem beschäftigt hat, stützt sich da-

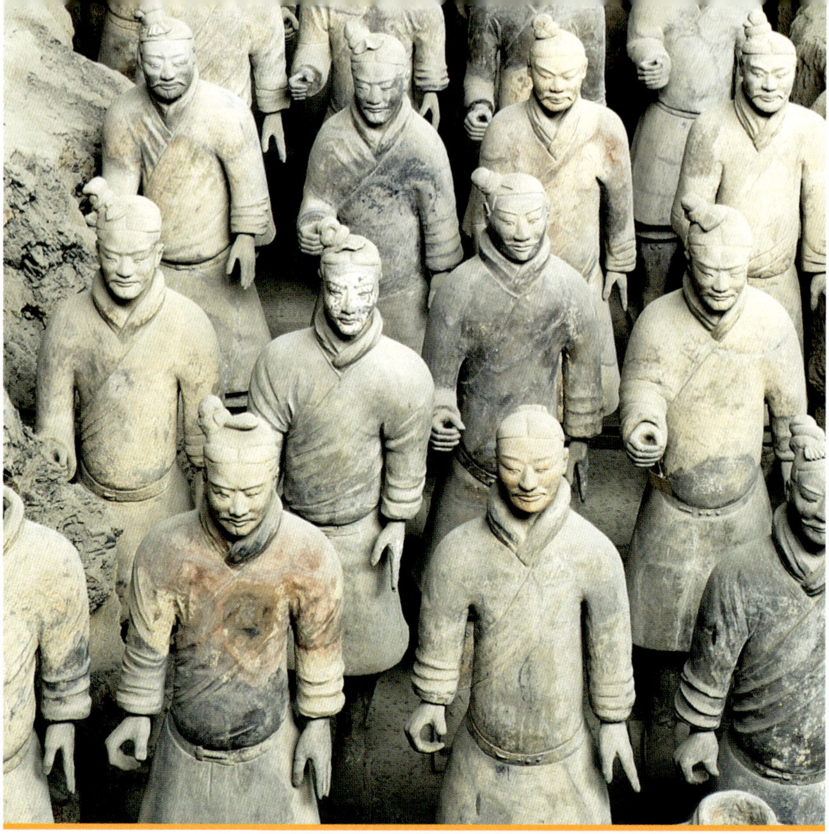

Unsere innere »Armee« – die so genannten Killerzellen – ist darauf spezialisiert, den Organismus gegen unerwünschte Eindringlinge zu verteidigen.

bei auf eine kriegerische Vorstellung von der Abwehr; so spricht sie beispielsweise von Killerzellen. Sie sind eine unter mehreren Waffengattungen, mit denen das Immunsystem seine komplizierten Aufgaben bestreitet. Neben den Killerzellen stehen bewaffnete Einheiten wie Immunglobuline, B-Lymphozyten, T-Lymphozyten, Makrophagen und Neutrophile Leukozyten quasi Gewehr bei Fuß.

Sie hier detailliert zu beschreiben, würde uns an Erkenntnissen allerdings nicht viel bringen, denn ihre jeweiligen Funktionen und das Zusammenspiel im Körper sind derart kompliziert, dass nur Spezialisten dies wirklich durchblicken. Wenn man wissen will, ob die körpereigene Abwehr funktioniert, braucht man sich ja nur das Ergebnis anzusehen. Bei erhöhter Infektanfälligkeit beispielsweise funktioniert sie gewiss nicht optimal. Will man dies ändern, ist es besser, sich auf größere Zusammenhänge zu konzentrieren als darauf, ob der Körper genug T-Lymphozyten oder andere Abwehrzellen produziert. Das Zählen der Zellen kann man getrost den Fachleuten überlassen. Allerdings können auch sie – der großen Kompliziertheit der Vorgänge wegen – nicht immer verbindlich sagen, welche konkreten Folgen sich aus den einzelnen Laborwerten ergeben. Um im Bild des Militärs zu bleiben: Wenn es zu wenig Panzer gibt, kann möglicherweise eine Fliegereinheit diesen Mangel ausgleichen, ohne dass es am Ergebnis etwas ändert. Auch bei der Immunabwehr kommt es nicht alleine auf die Menge bestimmter Abwehrzellen an, sondern auf die konkreten Umstände ihres Einsatzes.

Wenn die Abwehr Lücken hat

Der einfachste Mustereinsatz des körpereigenen Abwehrsystems läuft beim harmlosen Schnupfen in etwa so ab: Über die Nasenschleimhaut oder die Schleimhäute der Atemwege dringt ein Virus (Antigen) ins Körperinnere ein. Er wird von der Immunpolizei (Lymphozyten) erkannt. Diese legt ihm Handschellen an (Antikörper), die zu ihrer ständigen Ausrüstung gehören; sie hält ihn so lange fest, bis das Liquidationskommando (Fresszellen) anrückt und ihn endgültig entsorgt (was unter anderem zum vermehrten Nasensekret führt). Gleichzeitig verständigt die Patrouille die Abwehrzentrale, damit Verstärkung mobilisiert und das verbrauchte Material ersetzt wird.

Wie bei militärischen Aktionen, so findet auch im Körper ein Mustereinsatz nur sehr selten statt. Der Alltag ist in der Regel viel komplizierter, die Anzahl der beteiligten Einheiten meist größer, und manchmal läuft die Operation auch aus dem Ruder. Die Gründe dafür können bei der Immunabwehr – ebenso wie in einer echten Armee – sehr vielfältig sein: Der Körper kann zu schwach sein, also zu wenig Abwehrkräfte haben (das ist bei einer starken Infektanfälligkeit meist der Fall); der Gegner kann in zu großer Zahl anrücken (das ist im Winter häufig der Fall, wenn öffentliche Verkehrsmittel benutzt werden); oder die Koordination der einzelnen Einheiten klappt nicht richtig.

Manchmal tut die Abwehr auch zu viel des Guten, was ebenso schädlich ist, wie wenn sie nur mangelhaft oder gar nicht funktioniert. Das passiert bei einer allergischen Reaktion oder bei Autoimmunerkrankungen wie Rheuma. Weitere Informationen über diese beiden Entgleisungen des Immunsystems finden Sie im folgenden Kasten.

Allergien und Autoimmunerkrankungen

Zu einer **allergischen Reaktion** kommt es, wenn der Körper einen harmlosen Stoff, etwa eine Blütenpolle, fälschlicherweise für einen Feind hält und ihn massiv angreift – ähnlich, wie er es bei einem Krankheitserreger tut. Ein solcher Irrtum kann der Abwehr grundsätzlich nach dem Kontakt mit jedem Stoff unterlaufen, es gibt aber Substanzen, auf die sehr viele Menschen allergisch reagieren, und Stoffe, bei denen es nur äußerst selten vorkommt. In den Industriegesellschaften nehmen die **Allergien** seit Jahrzehnten stetig zu, in Deutschland leidet bereits jeder fünfte Erwachsene an einer Allergie.

Zunächst nahm man an, dass diese Zunahme mit der großen Zahl neuer synthetischer Stoffe zusammenhängt, die uns umgeben. Dagegen spricht aber, dass Menschen auf natürliche Substanzen wie die bereits erwähnten Blütenpollen oder auf bestimmte Pflanzenarten (Korbblütler) wesentlich häufiger allergisch reagieren als auf chemische Produkte wie Waschpulver. Eine andere Erklärung fand man in der Annahme, die übertriebene Sauberkeit vor allem in der Kindheit (und zu wenig Kontakt mit Gleichaltrigen bei Einzelkindern) verhindere leichtere Infektionen, so dass das Immunsystem ungeübt bleibt. Dies hat sich bestätigt, reicht aber als alleinige Erklärung der wachsenden Zahl auch schwerer Fälle nicht aus.

Die durch eine unbegründete Immunreaktion ausgelösten Beschwerden ähneln denen von echten Infektionen: Schnupfen, gerötete Augen, Atembeschwerden und Hautausschläge. Man kann sie meist mit Medikamenten unterdrücken, nicht aber die Ursachen der falschen Abwehrreaktion beheben. Und die meisten Antiallergika haben außerdem zum Teil starke Nebenwirkungen.

Noch schwieriger wird es, wenn sich eine falsch arbeitende Abwehr gegen körpereigene Substanzen wie die eigenen Gelenkknorpel richtet. Solche **Autoimmunerkrankungen** sind immer gefährlich und von schwersten Symptomen begleitet. Solange aber die Wissenschaft das Geheimnis der Abwehr nicht zufriedenstellend lösen kann, sind auch sie zunächst nicht zu heilen.

Bei dem bereits geschilderten Musterbeispiel der Immunabwehr wurde allerdings eine wichtige Tatsache unbeachtet gelassen, nämlich dass das Immunsystem eng mit dem Nervensystem und dem Hormonsystem verbunden ist. Diese Vernetzung aber ist das entscheidende Glied der Abwehrkette. Das merken Sie im Alltag vor allem dann, wenn Sie in belastenden Lebenssituationen leichter erkranken als sonst. Das Ganze funktioniert aber auch umgekehrt: Gute Stimmung am Arbeitsplatz beispielsweise kann einen besseren Schutz vor Erkältungen bieten als systematisches Meiden von Kollegen, die niesen und schnäuzen.

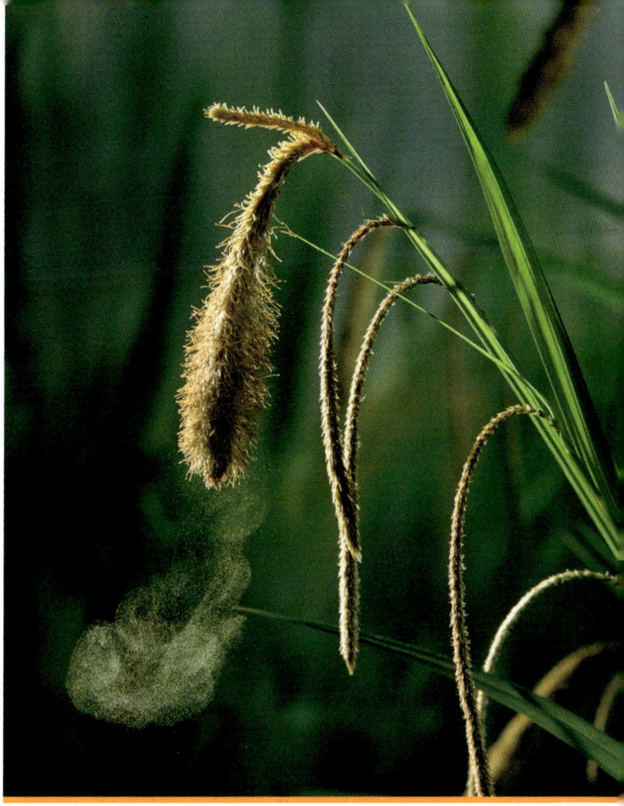

Immer mehr Menschen leiden unter Allergien. Auslöser sind oft Blütenpollen, die vom Körper fälschlicherweise als Feinde eingestuft werden.

Was hilft?

Wann wirklich eine Anfälligkeit vorliegt, wird oft falsch eingeschätzt. Nach Meinung der Wissenschaft können nämlich Erwachsene zwei- bis dreimal im Jahr eine Erkältung bekommen, ohne dass sie als anfällig gelten. Bei Schulkindern sind etwa acht Infekte im Jahr noch in Ordnung und bei Kleinkindern sogar bis zu zehn Infekte. Wenn man bedenkt, dass eine normale Erkältung etwa eine Woche dauert, bedeutet es bei Kleinkindern glatt ein Vierteljahr, das sie mit allerlei Infekten im Bett verbringen. Dass dann viele Eltern der Meinung sind, ihr Kind sei infektanfällig, ist nur zu verständlich. Und dass sie für die Stärkung der Immunität ihres Kindes bereits dann etwas unternehmen wollen, wenn es für die Medizin noch nicht als anfällig gilt, ist sogar vernünftig.
Allerdings tut gerade während einer Erkältung schon die Natur das Beste. Erkältungen sind nämlich, wenn sie nicht länger als eine Woche dauern und keine schweren Symptome verursachen, wahrscheinlich ein

wichtiges Immuntraining. Bei Kindern sollte man deshalb nicht jede Erkrankung gleich mit Medikamenten bekämpfen, schon gar nicht mit Antibiotika. Mutter oder Vater sollten stattdessen darauf achten, dass ihr Kind viel trinkt und genug frische Luft bekommt. Steigt sein Fieber nicht über 39 Grad Celsius, besorgt die Natur ohne Probleme den Rest.
Bei Erwachsenen sieht die Sache manchmal anders aus. Je älter ein Mensch ist, desto weniger leistungsfähig ist in der Regel sein Immunsystem. Deshalb strapaziert jede größere körperliche Belastung sein Abwehrsystem. Erhöhte Anfälligkeit ist daher typisch für die Zeit nach einer schweren Erkrankung oder in besonderen Belastungssituationen und Lebenskrisen. In solchen Zeiten braucht das Immunsystem meistens tatsächlich eine Unterstützung von außen.

Das Immunsystem angemessen stärken

Es gibt eigentlich nichts von dem, was wir erleben, das nicht gleichzeitig auch das Immunsystem entweder stärkt oder schwächt. Jede Mahlzeit und jedes Ereignis hat direkt oder auf Umwegen über das Nerven- oder das Hormonsystem Auswirkungen auf die Immunabwehr. Hier schädliche Einflüsse ausschließen zu wollen, wäre daher so gut wie unmöglich. Keiner kann eben verhindern, dass ihm im Laufe des Lebens auch Trauriges, manchmal sogar Tragisches widerfährt. Man sollte es schon deshalb nicht versuchen, weil der Preis dafür zu hoch wäre: Man müsste auf Beziehungen zu den Mitmenschen verzichten. Das Leben besteht nun einmal aus einer Vielfalt von Ereignissen, und die wenigsten davon sind nur schön oder nur traurig.
Auch ein vollständiger Verzicht auf jede Art von Belastung würde den Körper nicht vor Krankheiten schützen können. Nicht einmal vor solchen, die infolge des Versa-

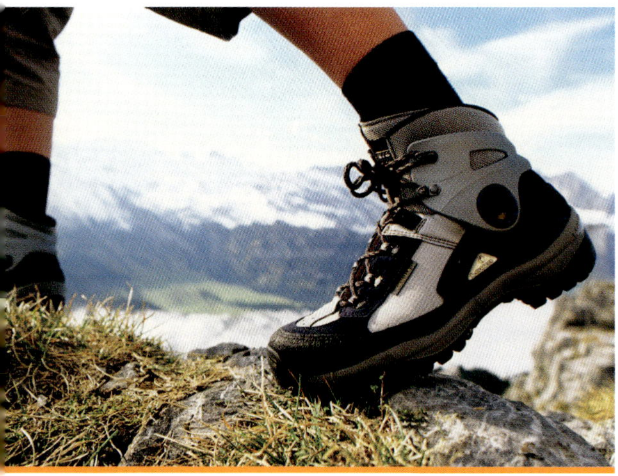

Es sind die einfachen Dinge, welche die Abwehr stärken: zum Beispiel regelmäßige Bewegung in der Natur.

gens der Immunabwehr entstehen, wie das Allergie-Beispiel zeigt. Im Gegenteil: Gesundheit ist eben nichts Statisches, sondern ständig im Fluss begriffen. Außerdem ist gerade das Abwehrsystem der Grund dafür, dass es nicht sinnvoll ist, der eigenen Gesundheitspflege eine zu große Aufmerksamkeit zu schenken. Wer jede Mahlzeit oder gar seinen ganzen Tagesablauf nur unter dem Gesichtspunkt der Gesundheit gestaltet, der handelt nicht viel vernünftiger als jemand, der raucht, trinkt und durch andere unvernünftige Strapazen seinen Körper schwächt.
Die beste Abwehrstärkung ist es, bei den Dingen des täglichen Lebens das jeweils individuell richtige Maß zu finden und die eigene Belastbarkeit in der jeweiligen Lebensphase zu erkennen. Wie lernt man das?
Die antike Medizin kannte noch keine Immunabwehr, sie nannte aber die Fähigkeit, mit Anforderungen der Umwelt fertig zu werden, Lebenskraft. Genau genommen war sie mit dieser Vorstellung dem Wesen der Sache näher gekommen als alle unsere militärischen Modelle. Wenn Sie Ihren Körper unter diesem Aspekt betrachten, kommen Sie leichter zu Ihrer Antwort auf diese Frage. Von außen wird man Ihnen dabei sowieso nicht viel helfen können, denn die Lebenskraft lässt sich nicht im Labor messen, Sie können sie aber spüren.
Und nur Sie merken auch, was Ihnen gut tut und was nicht: Wie viel Schlaf Sie brauchen, welche Speisen Ihnen nicht bekommen, ob Sie Ihren Urlaub besser im sonnigen Süden oder im kühlen Norden verbringen sollten und wie viel Gesellschaft beziehungsweise Alleinsein Ihnen zu- oder abträglich ist.

Allgemeingültige Regeln

Neben den individuell dosierten Verhaltensweisen gibt es natürlich auch einige allgemeine Regeln zur Unterstützung der Immunabwehr. Man könnte sie auf die Kurzformel bringen: Gesundes Leben ist gesund!
Wer sich also

- viel bewegt, ohne sich dabei zu überfordern,
- regelmäßig, abwechslungsreich und nicht zu kalorienreich ernährt,
- einen geregelten Schlaf-Wach-Rhythmus einhält,
- für genug geistige Anregung sorgt,
- nicht raucht oder zu viel Alkohol konsumiert,
- für seine seelische Ausgeglichenheit etwas tut,

der hat seine Abwehr optimal aufgerüstet.

In Belastungssituationen kann man nachrüsten – mit Vitaminen, Zink oder pflanzlichen Arzneimitteln aus Echinacea (Sonnenhut). Allerdings ist es nicht vernünftig, zu viel von solchen Präparaten zu konsumieren. Wie neueste Forschungsergebnisse gezeigt haben, könnte die einseitige Einnahme höherer Vitamindosen über eine lange Zeit sogar schädlich sein. Gesunde Menschen sollten sich deshalb bei ihrer Vitaminprävention besser für Kombinationspräparate entscheiden.

Was verbirgt sich hinter dem Signal?

Einen wichtigen Hinweis auf die einer Anfälligkeit zugrunde liegende tiefere Ursache gibt das Wort »Erkältung«. Erkältungen gehören zu den »Kältungskrankheiten«, und eine spontane Selbsthilfeinitiative des Körpers ist es, Fieber zu bilden, den Körper ordentlich zu durchwärmen. Nicht selten geht dem Fieber ein Frieren voraus, manchmal sogar Schüttelfrost, bevor dann die alles durchflutende Hitze kommt.
Erkältungskrankheiten sind fast immer Viruskrankheiten. Viren, diese winzigen Teilchen, die nur dann leben können, wenn sie einen lebendigen Wirt finden, bevorzugen Kälte. Von fast allen Viren, die den Menschen bedrohen, ist bekannt, dass sie durch Wärme über 39 Grad Celsius abgetötet werden. Auch deshalb ist Fieber die beste denkbare Akuttherapie gegen eine Virusinfektion. Und eine der unklügsten denkbaren Aktionen wäre es, in einer solchen Situation das Fieber mit Medikamenten zu senken, vor allem bei Kindern.

Fieber: »Das Ich in kämpferischer Art«

Wollen wir Fieber verstehen, brauchen wir eine ganzheitliche Anschauung vom Menschen. Immunologen wissen, dass mit dem Immunsystem auch die Einzigartigkeit eines jeden Individuums verbunden ist. Ein führender Immunologe drückte das einmal so aus: »Jeder Mensch hat sein einzigartiges Immunsystem, von dem es keine Kopie gibt!« Wie könnte es auch anders sein, wenn durch das Immunsystem alles Selbst von allem Fremden unterschieden und getrennt gehalten, das Fremde also abgewehrt und eliminiert werden soll.
Das hat ja die Transplantationsmedizin gezeigt: Es gibt kein zweites identisches Organ, nur mehr oder minder starke Ähnlichkeiten. Selbst bei

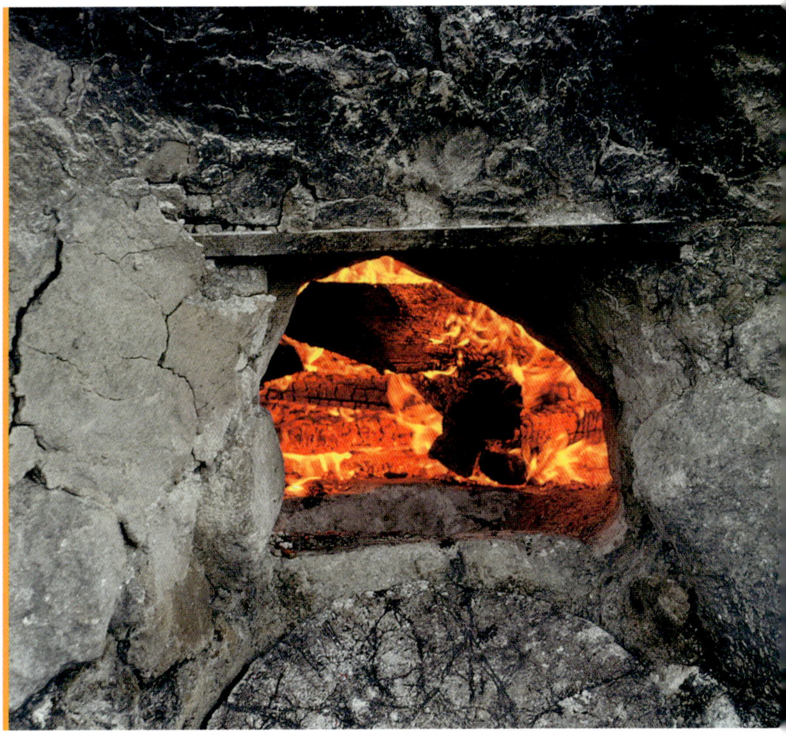

Wenn im Körper das Feuer des Fiebers brennt, ist das ein gutes Zeichen, denn es signalisiert Kampfbereitschaft. Außerdem überleben die meisten Keime Temperaturen von 39 Grad Celsius nicht.

eineiigen Zwillingen, die ein identisches genetisches Ausgangsmaterial haben, existieren diese organischen Unterschiede – obwohl äußerlich so ähnlich, können sie sich in ihrer Individualität, ihrer Persönlichkeit zum Teil stark unterscheiden. Sie haben zwar die gleichen Gene, aber eben einen unterschiedlichen geistigen Kern, ein anderes Ich.

In früheren Zeiten wurde mit dem Feuer oder der Flamme der Geist symbolisiert. Auch unser Wort »Begeisterung« steht dafür, dass wir für eine Sache oder einen Menschen entflammen können.

Fieber ist immer ein Ausdruck des energischen Eingreifens des Ichs in den Körper. Dem Fremden, also den Viren, begegnet mit dem Fieber das Ich in kämpferischer Art, um wieder Herr im eigenen Haus zu werden. In jedem Fieber steckt daher ein Gesundungswille, den wir fördern sollten – und keinesfalls bekämpfen.

Die Ursache kann aber auch allein in der Seele begründet liegen, wie man beim Lampenfieber erleben kann. Viele von uns haben sicher schon die Erfahrung gemacht, dass sie vor einem Examen oder einem Vortrag, den sie vor vielen Menschen halten sollten, plötzlich fiebrig krank wurden. Sobald aber das Examen oder der Vortrag hinter ihnen lag, waren alle Symptome auf einen Schlag wie weggeblasen.
Jedes gesundende Fieber hat seine Rhythmik, zu der auch das Abklingen der erhöhten Temperatur gehört. Deshalb müssen wir zunächst gar nichts tun, das Fieber macht schon das Richtige.
Wadenwickel aber sind sinnvoll, weil sie die Temperatur nicht senken, sondern die Hitze von oben, vom Kopf, nach unten abziehen und sie gleichmäßiger verteilen. Ähnlich hilfreich ist es auch, die Hitze ganz natürlich über das Schwitzen abzuleiten.
Der wichtigste Rat beim Fieber aber ist: sich darauf einlassen, ihm seine Zeit geben und es innerlich positiv begleiten mit dem Wissen, dass ein Mehr an Gesundheit in meinem Körper und meiner Seele entstehen will.

Die Seele, unsere Wärmequelle

Worauf wir bei dieser Betrachtung außerdem stoßen, ist die scheinbar so selbstverständliche Tatsache, dass der Organismus Wärme erzeugt und sie, je nach Bedarf, an die einzelnen Körperregionen verteilt. Es gibt nämlich wärmere und kältere Bezirke im Organismus. Das Gehirn mag die Kälte, die Stoffwechselorgane, vor allem die Leber, tendieren dagegen eher zur Wärme. Der Temperaturunterschied hält sich aber in sehr engen Grenzen von 1 bis 2 Grad Celsius. Am konstantesten ist die Blutwärme, die idealerweise etwa 37 Grad Celsius misst. Abweichungen um 3 bis 4 Grad bedeuten schon lebensbedrohliche Situationen.
Haben Sie schon einmal überlegt, wie der Organismus es schafft, sich unter tropischen Außentemperaturen nicht wie ein Stein aufzuheizen oder in der Arktis nicht zu Eis zu erstarren?
Bei der Beantwortung dieser Frage hat die medizinische Wissenschaft ein großes Defizit, weil sie ausschließlich die messbaren und greifbaren Vorgänge untersucht. In ganzheitlichen Medizinsystemen dagegen wird darauf hingewiesen, dass die eigentliche Quelle, aus der die Wärme in uns entsteht, unsere Seele ist, und grundlegende Störungen des Wärmehaushalts im Körper deshalb aus der Seele stammen können.

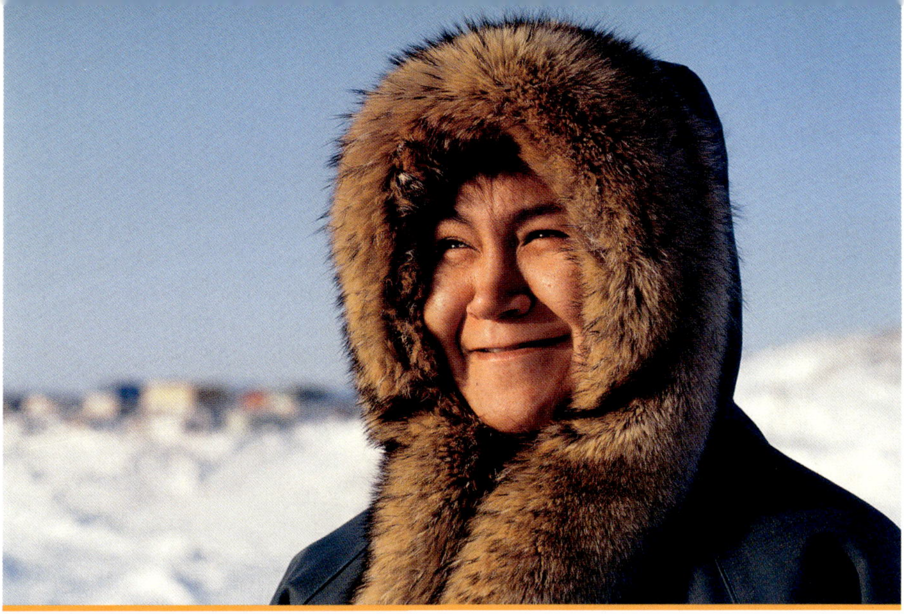

Warum erstarrt der Körper in der Arktis nicht zu Eis? Die Wissenschaft hat darauf noch keine Antwort gefunden. Eine Erklärung könnte sein, dass Wärme in der Seele entsteht.

Wann »kältet« denn die Seele? Vor allem, wenn sie von Angst durchdrungen wird. Auch Gefühle wie Skepsis, Misstrauen oder gar Frust sorgen für die Kältung der Seele. Haben Sie schon einmal bemerkt, wie nahe sich die Worte Frust und Frost kommen?
Am extremsten drückt das Wort »cool« diese Zeittendenz aus, und es kann erschrecken, wie schon kleine Kinder dieses Wort gebrauchen. Völlig verschlossen sein, keine Emotionen zeigen, einfach »cool« sein – das wurde zum Ideal unserer Zeit erhoben.
Eine deutliche Kältung der Seele bringt auch der Intellekt mit sich, die kühle Art zu denken, wie sie in unserem Wirtschaftsleben heute alltäglich ist. Gegenbilder dazu sind Begeisterung, Kreativität und schöpferische Fantasie, Fähigkeiten, an denen es gerade jetzt offenbar mangelt.
Lassen Sie uns mit diesem Wissen noch einmal die »Kältungskrankheiten« betrachten. Wenn Sie häufig erkältet sind, wenn Sie nur selten oder nie Fieber bekommen, wenn Sie schnell kalte Hände und Füße haben, leicht frieren, das kalte Bett nicht innerhalb von zehn Minuten aufwärmen können, dann müssen Sie sich klarmachen, dass Sie anfällig sind – nicht nur für grippale Infekte, sondern viel allgemeiner für die große Zahl von Kältungskrankheiten, unter denen heute immer mehr Menschen leiden und die von rheumatischen Beschwerden bis hin zu Depressionen reichen.

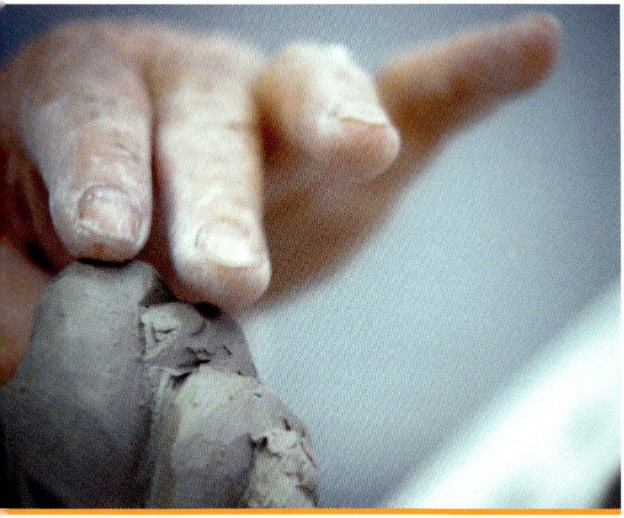

Die Kunst, zum Beispiel bildnerisches Gestalten, hilft uns, unsere Gefühle wahrzunehmen und auszudrücken.

Gefühle zeigen, Kreativität entdecken

So hilfreich Mittel sind, die unsere Abwehrkräfte stärken, sie lösen das Problem nicht. Sie selbst müssen ein aktives Bewusstsein für Ihre Wärmeorganisation entwickeln. Sie müssen verstehen lernen, dass zwar alle körperliche Bewegung die Wärmebildung anregt, dass aber Ihr zentraler Wärmequell Ihre Seele ist. Haben Sie den Mut, gegen eine Zeittendenz zu leben, zeigen Sie Gefühl, entdecken Sie Ihre Kreativität!
Die Kunst ist hierfür ein geeignetes Element. Ob Sie für sich das Malen, Bildhauern, das Musizieren oder das Tanzen entdecken, ist gleichgültig, wichtig allein ist, dass Sie so bald wie möglich damit beginnen und sich nicht selbst blockieren mit dem Gedanken, Sie hätten bisher kein großes Talent an den Tag gelegt. Es kommt doch nicht darauf an, ein großer Künstler zu werden, sondern vielmehr darauf, zu malen, zu bildhauern, zu musizieren oder zu tanzen – also einfach aktiv zu werden und sich selbst die Chance zu geben, Ihr Inneres auszudrücken, das, was Sie bewegt und was Ihr Wesen ausmacht. Und natürlich dürfen und sollen Sie vor allem Freude daran haben. Sie können (zusätzlich) Galerien, Konzerte, Ausstellungen und Theatervorstellungen besuchen, um auch auf diese Weise durch die Kunst wieder entflammt zu werden.
Lernen Sie auch, mit Ihrer Wärme sorgsam umzugehen. Belasten Sie den Körper nicht durch unzureichende Kleidung, halten Sie vor allem die Füße und den Unterleib (hier besonders die Nierengegend) gut warm. Essen Sie so, dass es sie durchwärmt, trinken Sie besser warme Getränke oder zumindest nicht eiskalte. Und haben Sie Freude an der Bewegung, körperlich und seelisch. Sie werden sehen, wie zuverlässig Ihre bisher erlebte Anfälligkeit gegen Erkältungen auf Dauer verschwindet.

Herzenge (Angina pectoris)

Wer Herzenge einmal erlebt hat, wird das Gefühl nie wieder vergessen: Ein Stich oder ein brennender Schmerz in der Herzgegend lässt den ganzen Körper erstarren. Schlagartig konzentriert sich alles Bewusstsein allein auf die schmerzende Stelle mitten in der Brust, die immer enger zu werden scheint.

Manchmal steigt aus der Enge auch Kälte auf. Wie gelähmt fühlt man sich und bekommt kaum Luft. Das Gefühl der Atemnot, der Enge und der Beklemmung erfasst den Körper, kalter Schweiß legt sich über das Gesicht, und Todesangst beherrscht das Innenleben.
Ein solcher Anfall von Herzenge (in der Fachsprache »Angina pectoris« genannt) dauert meist zwischen einer halben und einer vollen Minute, in besonders schweren Fällen kann er sich sogar bis auf 30 Minuten ausdehnen. Aber auch wenn der Zustand nur wenige Sekunden anhält, kommt es dem Betroffenen wie eine halbe Ewigkeit vor. Jeder hat das schon einmal erlebt: Angst und Schmerz verlangsamen immer das subjektive Zeiterleben, während Freude und Glückserlebnisse es beschleunigen können.

Wie Beschwerden entstehen

In der Regel werden die oben beschriebenen Beschwerden durch eine Mangeldurchblutung des Herzmuskels verursacht.
Das menschliche Herz ist der am schwersten arbeitende Muskel im Körper. Durch rhythmisches Zusammenziehen und Wiederausdehnen hält es das Blut ohne Pause in kreisender Bewegung und sichert so die Versorgung aller Organe mit Sauerstoff und Nährstoffen. Damit auch der entlegenste Körperteil ausreichend mit beidem versorgt wird, müssen bei einer gewöhnlichen Belastung im Alltag die etwa fünf Liter Blut, die ein gesunder Mensch in seinen Adern hat, das Herz in einer einzigen Minute passieren. Bei Anstrengung oder Aufregung, wenn der Puls höher schlägt, kann sich die Blutmenge, die das Herz passiert, sogar verdoppeln. Der gerade 300 Gramm leichte Herzmuskel bewegt also Tag für Tag mehr als sieben Tonnen Blut!

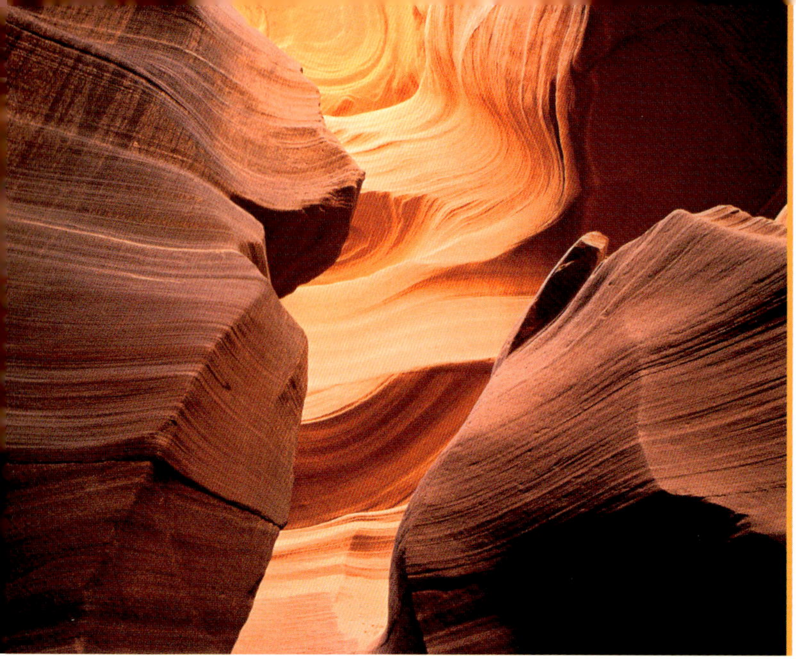

Herzenge wird von den Betroffenen als äußerst bedrohlich erlebt. Doch es gibt viele Möglichkeiten, die eigene Genesung in die Hand zu nehmen und für Besserung zu sorgen.

Es gehört zu den Wundern der Natur, dass dieser unglaubliche Kraftakt über siebzig bis achtzig Lebensjahre und länger möglich ist.
Voraussetzung für diese Hochleistung: Das Herz, das alle anderen Organe so fleißig versorgt, muss ebenfalls versorgt werden. Und zwar besonders gut, denn selbst die kleinsten Durchblutungsstörungen des Herzmuskels können weit reichende, ja lebensbedrohliche Konsequenzen haben. Das zeigt sich vor allem in belastenden Situationen.

Durchblutungsstörung und die Folgen

Die häufigste Ursache für eine Minderdurchblutung des Herzmuskels sind Verengungen an den Herzkranzgefäßen. Sie entstehen durch Ablagerungen an den Gefäßwänden. Den Prozess nennt man Arterienverkalkung (Arteriosklerose), obwohl man inzwischen weiß, dass dabei nicht Kalk-, sondern Fettpartikel an den Wänden der Gefäße anhaften. Die Ablagerungen bilden sich meistens in allen Arterien im Körper, sind aber in der Regel ungleichmäßig verteilt; manche Gefäße sind also stärker verengt als andere.
Haben die Ablagerungen in einer Arterie einen bestimmten Umfang überschritten, kommt das Blut nicht mehr gut voran. Die Beschwerden, die eine solche Minderdurchblutung zur Folge hat, sind – je nachdem, welcher Teil des Körpers oder welches Organ von der Arterie versorgt

wird – sehr unterschiedlich. Besonders gefährlich sind sie im Bereich der Herzkranzgefäße: Die am meisten gefürchtete Folge der Minderdurchblutung des Herzmuskels ist der Herzinfarkt.
Im Unterschied zu Angina pectoris kann ein Herzinfarkt schnell tödlich enden, weil die Gefäße für eine kurze Zeit gar kein Blut mehr durchlassen. Das führt dazu, dass – je nach Stärke des Infarkts – kleinere oder größere Bereiche des Herzmuskels absterben, weil sie nicht mehr mit Sauerstoff und Nährstoffen versorgt werden. Während man sich also nach einer Attacke von Herzenge (Angina pectoris) immer wieder erholt, ist der Herzmuskel nach einem Infarkt dauerhaft geschädigt und arbeitet nur noch mit verminderter Kapazität.
Die heutige Medizin kann mit Hilfe von hoch entwickelten Geräten die einzelnen Herzstörungen sehr genau voneinander abgrenzen. Im Leben aber, also beim Patienten, gehen sie eher ineinander über, bedingen sich gegenseitig und verstärken einander oft. Herzenge kann beispielsweise Vorbote eines Herzinfarkts sein und wiederkehrende Anfälle von Angina pectoris verursachen manchmal auch Herzrhythmusstörungen. Herzbeschwerden sind deshalb immer ein zentraler Angriff auf die Lebensfähigkeit eines Menschen, was der Betroffene meistens auch spürt.

Risiken, die der Arterienverkalkung und damit einer Angina pectoris und dem Herzinfarkt Vorschub leisten, sind zum Beispiel:

- hoher Blutdruck
- hohe Cholesterinwerte
- Rauchen
- Übergewicht
- Diabetes
- Bewegungsmangel
- erbliche Veranlagung
- höheres Alter

Jeder dieser Risikofaktoren hat für die Entstehung einer Gefäßerkrankung in etwa die gleiche Bedeutung. Was individuell variiert, ist die Kombination: Manche Menschen leiden nur unter hohem Blutdruck, andere haben Übergewicht *und* Diabetes *und* bewegen sich zu wenig. Wie wissenschaftliche Untersuchungen gezeigt haben, ist es gerade dieses »und«, das den größten Risikofaktor ausmacht. Mit jeder weiteren Belas-

tung wächst nämlich das Risiko, Angina pectoris oder gar einen Herzinfarkt zu bekommen, überproportional.
Sie sollten deshalb vor allem auf die Summe Ihrer Belastungen achten und versuchen, sie zu senken. Am besten fangen Sie dort an, wo Sie am schnellsten oder am leichtesten vorankommen, denn Erfolg schafft die Motivation zum Weitermachen. Das kann bei dem einen Menschen bedeuten, dass er mit Sport beginnt, beim anderen, dass er das Rauchen aufgibt. Ein Dritter muss vielleicht seinen Schlaf-Wach-Rhythmus ändern. Was keiner von uns loswerden kann, ist die Veranlagung. Sie ist unser Schicksal und die eigentliche Quelle der Ungleichheit auf dieser Welt. Deshalb hilft es auch nichts zu argumentieren, man kenne Menschen, die bis ins hohe Alter geraucht haben und trotzdem gesund geblieben sind. Betrachten Sie besser Ihre persönliche Bilanz und ziehen Sie angemessene Konsequenzen daraus!

Wichtig: Die Mitarbeit des Patienten

Herzprobleme sind immer langfristige, chronische Erkrankungen. Deshalb erzwingen sie geradezu die Mitarbeit des Betroffenen.
Damit Sie Ihre Beschwerden richtig einordnen können, sollten Sie zunächst einmal wissen, dass die Heftigkeit der Anfälle oder die Häufigkeit, mit der sie auftreten, nicht immer auch die Schwere der sich dahinter verbergenden Herzerkrankung anzeigt.
Zwei Grundregeln geben zuverlässigere Auskunft darüber, wie gefährlich die Erkrankung wirklich ist und wie sie sich entwickelt:
1) Je schneller (leichter) die Beschwerden auftreten, desto schwerer ist die Erkrankung.
Angina pectoris tritt immer dann auf, wenn das Herz mehr Blut befördern muss, also bei Anstrengungen. Je geringer die Anstrengung ist, die einen Anfall hervorruft, desto schwerer ist die Erkrankung; sie ist am schwerwiegendsten, wenn der Anfall aus der Ruhe heraus auftritt.
2) Wenn sich Art, Schwere oder Dauer der Beschwerden verändern, ist Vorsicht geboten.
Die Anfälle haben, individuell unterschiedlich, ein typisches Muster. Wenn sich dieses Muster verändert, indem beispielsweise der Anfall länger dauert als sonst oder die Schmerzen stärker sind, ist das ein Hinweis darauf, dass sich die Erkrankung verschlimmert.

Die moderne Medizin hat eine bemerkenswerte Vielzahl an hoch technisierten diagnostischen Verfahren entwickelt, mit denen sich der Zustand der Gefäße und die Arbeitsfähigkeit des Herzens feststellen lassen. Man kann heute Patienten bis ins letzte Eckchen ihres Körpers durchleuchten und dabei selbst die kleinste Abweichung von der Norm messen.
Trotzdem kommt der Arzt bei der Diagnose ohne die Zusammenarbeit mit dem Patienten nicht voran. Um einen Angina-pectoris-Anfall bei einem Menschen richtig einordnen zu können, reicht es nämlich nicht, seine Gefäße zu betrachten, man muss auch die Beschwerden, die sie verursachen, berücksichtigen. Der Arzt kann zwar den Zustand der Gefäße genau sehen, er kann aber nicht den Schmerz und die Atemnot spüren, die bei einem Anfall entstehen. Beschwerden – und damit auch deren Veränderungen – lassen sich nicht messen, sondern nur wahrnehmen. Das bedeutet, dass der Arzt auf die Wahrnehmungsfähigkeit des Betroffenen angewiesen ist; nur von ihm kann er Auskunft über Erfolg oder Misserfolg der Therapie erhalten.
Bei der Beurteilung, inwieweit sich die Erkrankung verändert, sollten sich die Betroffenen aber nicht allein auf ihr Gedächtnis verlassen. Besser ist es in jedem Fall, durchgängig ein Tagebuch zu führen und dabei jedes Herzenge-Ereignis genau und mit allen Details zu notieren.
Der Fragebogen auf der folgenden Seite wird Ihnen dabei helfen.

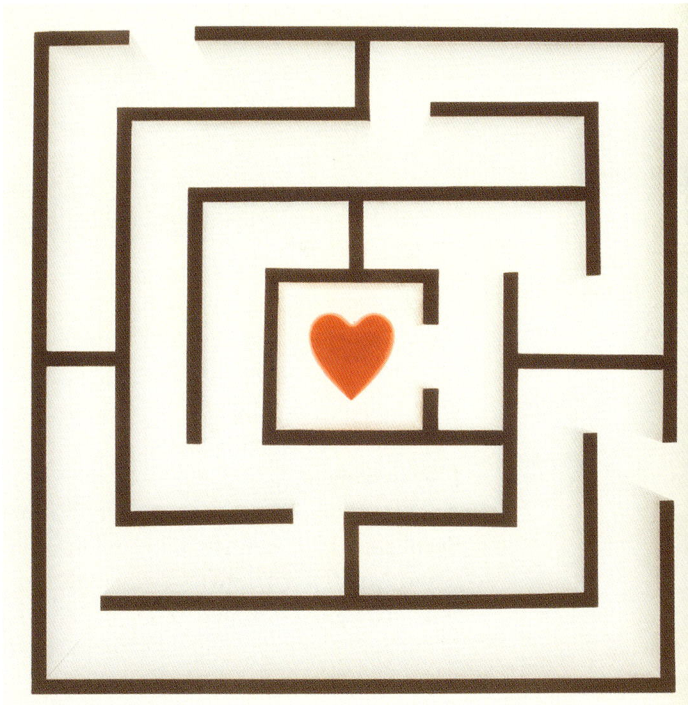

Die diagnostischen Verfahren zur Untersuchung der Herzfunktionen lassen heute sehr präzise Diagnosen zu.

Wichtige Fragen zu Herzproblemen

In welcher Situation treten Attacken auf?

1. während einer schweren körperlichen Belastung
2. während einer mittelschweren körperlichen Belastung
3. während einer leichten körperlichen Belastung

1. während einer schweren psychischen Belastung
2. während einer leichteren psychischen Belastung
3. ohne einen erkennbaren Auslöser von außen

Wo sind die Schmerzen lokalisiert?

1. in der Herzgegend
2. in der Brust
3. sie strahlen in andere Körperbereiche aus, zum Beispiel in den linken Arm, die linke Schulter oder den Unterkiefer

Wie fühlen sich die Beschwerden an?

1. Enge in der Brust, verbunden mit Atemnot
2. ein brennender oder stechender Schmerz

Wie lange dauert eine Attacke?

1. wenige Sekunden
2. mehrere Minuten
3. länger als sonst

Wie intensiv sind die Schmerzen?

____

1 2 3

Kreuzen Sie die Stelle zwischen 1 (kleiner Schmerz) und 3 (sehr großer Schmerz) an, die Ihrem Gefühl nach die Stärke des aktuellen Anfalls widerspiegelt. Die Zahl, die dieser Stelle am nächsten liegt, wird in die Auswertung aufgenommen.

Auswertung: In die Auflösung wird jede Zahl aufgenommen, die vor einer von Ihnen angekreuzten Antwort steht. Die Summe zeigt den aktuellen Zustand an. Wenn sie sich um mehrere Punkte gegenüber dem letzten Mal vergrößert hat, ist dies ein Hinweis darauf, dass sich die Erkrankung verschlimmert.

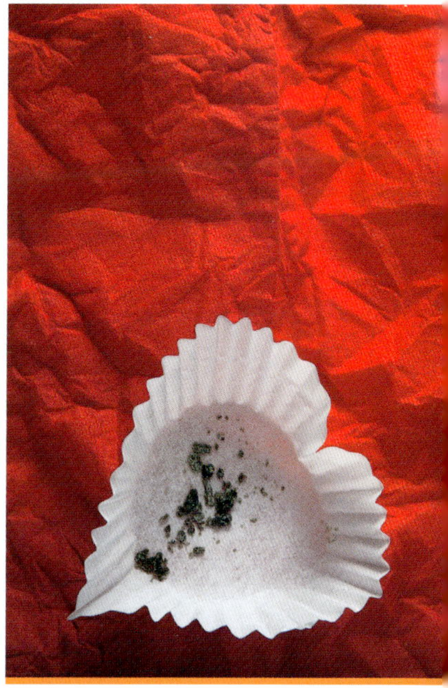

Nur der Arzt kann feststellen, was die Herzenge auslöst. Die Ursache kann auch eine Erkrankung der Verdauungsorgane sein.

Stets zum Arzt gehen!

Herzenge muss nicht immer die Folge von Herzproblemen sein. Ähnliche Beschwerden wie bei Angina pectoris können auch bei Erkrankungen der Verdauungsorgane auftreten oder sogar Ausdruck einer Störung im Bewegungsapparat sein, vor allem im Bereich des Brustkorbs und der Schultern. Von einer echten Angina pectoris unterscheiden sich solche Attacken vor allem dadurch, dass sie nicht regelmäßig auftreten und nicht das typische, sich wiederholende Muster zeigen. Trotzdem sollten Menschen mit solchen Beschwerden auch so bald wie möglich zum Arzt gehen, denn nur er kann wirklich beurteilen, was dahinter steckt. Sinnvoll ist es nicht zuletzt deshalb, weil sich in den beschriebenen Fällen die Ursache in der Regel ausschalten lässt und damit auch die Beschwerden dauerhaft beseitigt werden können. Das Gleiche gilt für Durchblutungsstörungen, die eine Folge von zu wenig Hämoglobin im Blut sind (Anämie). Dieser rote Blutfarbstoff ist nämlich für den Sauerstofftransport im Blut zuständig. Gibt es zu wenig davon, gelangt auch zu wenig Sauerstoff in die einzelnen Organe. Diese Störung kann der Arzt durch Laboruntersuchungen feststellen und mit geeigneten Präparaten relativ leicht beheben.

Was hilft?

Steht die Diagnose Angina pectoris fest, müssen Sie sich darauf einstellen, langfristig mit der Erkrankung zu leben. Erfahrungsgemäß kann man durch folgende Maßnahmen die Häufigkeit der Anfälle reduzieren:

- Meiden Sie Situationen, von denen Sie wissen, dass sie bei Ihnen einen Anfall auslösen (beispielsweise das Tragen schwerer Lasten).
- Unternehmen Sie keine Anstrengungen mit vollem Magen.
- Meiden Sie plötzliche Kälte.
- Wenn Sie Fieber haben, legen Sie sich ins Bett.
- Arbeiten Sie nicht mit über den Kopf hochgestreckten Armen.

Während eines akuten Anfalls kann man Arzneimittel anwenden, die den Schmerz beseitigen, so genannte Nitropräparate. Meist wirken sie schnell; bei Anfällen aber, die nur wenige Sekunden andauern, sind sie natürlich dennoch wenig sinnvoll: Bevor man sie einnehmen kann, ist der Anfall schon wieder vorbei.

Es gibt auch lang wirksame Nitropräparate, die zur Vorbeugung von Anfällen bestimmt sind. Wie Untersuchungen gezeigt haben, sind sie aber nicht bei jedem Patienten erfolgreich und verzögern auch nicht die langfristige Verschlimmerung des Leidens.

Die Therapie konzentriert sich deshalb heute vor allem auf die Verbesserung der Herzdurchblutung. Das kann man mit Medikamenten erreichen, die das Blut verdünnen und damit den Durchfluss erhöhen, oder mit Maßnahmen, welche die Durchgängigkeit der Gefäße steigern.

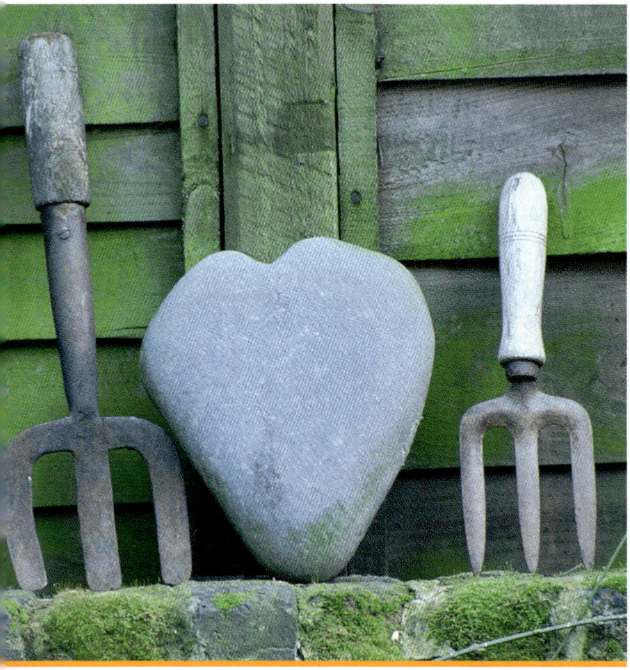

Herzoperationen sind heute gut erprobt und meist erfolgreich. Doch die tieferen Ursachen des Problems können sie nicht beheben.

Zu den bevorzugten operativen Techniken gehörten die Dehnung der Arterien (PTCA), bei der wie bei einem Luftballon das Gefäß aufgepumpt und damit geweitet wird, oder das Einsetzen von Gefäßstützen, Stents genannt, die dafür sorgen, dass sich das Gefäß nicht wieder zusammenziehen kann. Am häufigsten wird aber eine Bypass-Operation durchgeführt. Bei diesem Eingriff wird neben einem verschlossenen Gefäß am Herzen – quasi als Umgehungsstraße für das Blut – ein zweites Gefäß eingesetzt. Diese Techniken sind mittlerweile unzählige Male erprobt und daher sicher und zunächst gut wirksam. Sie haben aber alle einen Schönheitsfehler gemein: Sie beseitigen nicht das Problem, das sich hinter der Erkrankung verbirgt. In der Regel verschließen sich nämlich die aufgedehnten, stentgeweiteten, aber auch die neu eingesetzten Gefäße früher oder später wieder.

Begleitend hilft die Naturheilkunde

Das klassische Herzmittel aus der Naturheilkunde ist Weißdorn. Wie wissenschaftliche Untersuchungen in den letzten Jahren zeigen konnten, verbessern moderne Weißdorn-Präparate die Arbeit des Herzens und verzögern damit seinen Leistungsabbau.
Mit Weißdorn alleine ist es aber auch nicht getan. Die Naturmedizin betrachtet körperliche Vorgänge immer als ein Zusammenspiel mehrerer – meist sogar vieler – Faktoren, die für Gleichgewicht oder Entgleisungen im Körper verantwortlich sind. Entsprechend muss auch die Behandlung stets mehrere Maßnahmen umfassen.
Die naturmedizinische Lehre von den fünf Säulen der Gesundheit ist nirgendwo so zutreffend, wie bei Problemen im Herz-Kreislauf-System. Dazu zählen:

- die Ernährung
- die Bewegung
- die Natur (Sonne und Wasser)
- das Innenleben
- Medikamente aus Pflanzen

Alle Maßnahmen, die auf den fünf Säulen beruhen, sind sowohl therapeutisch als auch zur Vorbeugung geeignet und können sogar in späteren Stadien der Erkrankung die Aussicht der Betroffenen auf mehr Lebensqualität, Wohlbefinden und Gesundheit deutlich steigern.
Eine natürliche Behandlung erfordert unbedingt die aktive Mitarbeit des Patienten und dessen langen Atem. Auf der anderen Seite ist sie praktisch ohne Risiken und Nebenwirkungen. Und sie verzeiht auch kleine Ausrutscher. Während es ausgesprochen gefährlich werden kann, wenn Sie die verordneten chemischen Medikamente nicht genau nach Anweisung des Arztes nehmen, ist es bei natürlicher Behandlung nicht weiter schlimm, wenn Sie einmal zu üppig gegessen oder vergessen haben, Ihr pflanzliches Arzneimittel einzunehmen. Sie können eben zu jedem Zeitpunkt wieder einsteigen und mit der Therapie und dem vernünftigen Leben erneut beginnen.

Was verbirgt sich hinter dem Signal?

Obwohl die Wissenschaft in letzter Zeit immer mehr das Gehirn als das wichtigste Organ im Körper bezeichnet, steht das Herz für die meisten Menschen auch heute noch im Mittelpunkt ihres Interesses. Viele Begriffe unserer Sprache wie herzlich, herzhaft, warmherzig, hartherzig oder herzlos erinnern daran. Und auch der Volksmund wusste schon, warum es besonders belastend sein kann, »sich etwas zu sehr zu Herzen zu nehmen«, oder warum man aufpassen muss, damit einem »das Herz nicht bricht«.

Wahrnehmungsorgan Herz

Immer schon wurde das Herz mit dem Fühlen zusammengebracht, mit Mitleid und Nächstenliebe, mit Zuwendung und Verständnis. Erst durch die mechanistische Betrachtung des Menschen durch die Wissenschaftsmedizin wurde es zur »Pumpe« degradiert. Leider erleben es inzwischen auch viele Menschen so und sprechen dann davon, dass ihre »Pumpe heute nicht so richtig will« oder »nicht reibungslos arbeitet«.
Wie absurd diese Vorstellung ist, wird erst richtig klar, wenn wir uns vergegenwärtigen, dass diese Pumpe vor Aufregung oder Verliebtheit schneller schlagen oder auch vor Schreck fast stehen bleiben kann.
Nein, das Herz ist keine verrückt spielende Pumpe, vielmehr ein soziales Wahrnehmungsorgan. Heute tendieren wir aber dazu, bloß mit den Augen zu sehen. Scharf und klar, auch nüchtern und distanziert blicken wir in die Welt, in jedem Fall aber so, dass wir nur die Außenseite der Dinge erkennen, sozusagen nur ihre Oberfläche. Das Gesehene wird dann vom Auge – und gesunde Augen nehmen gestochen scharf wahr – direkt zum Gehirn weitergeleitet, also dem Sitz des Intellekts. Somit hängt unsere Weltsicht stets auch mit dem kritischen Beurteilen und dem kühlen Werten zusammen.
Deshalb müssen wir wieder lernen, »mit dem Herzen zu sehen«. Denn so funktioniert das Wahrnehmen völlig anders. Wenn wir etwas Neues mit dem Herzen betrachten, lassen wir uns erst wirklich ein auf das Wahrgenommene, das Andere oder den Anderen. Wir fühlen uns dem Ding, dem Tier oder dem Mitmenschen nahe, versuchen, es oder ihn zu verstehen und uns selbst in ihm zu entdecken. Dann geht uns das Herz auf und wir lassen das Gegenüber hinein!

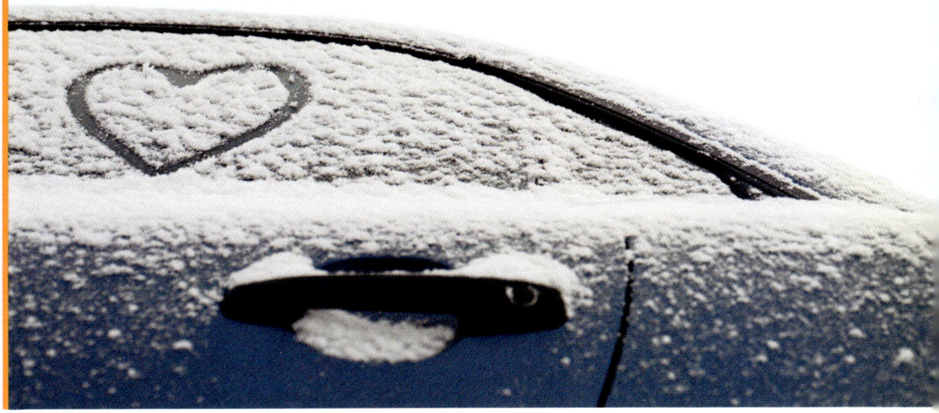

Liebeskummer oder großer Schmerz können ebenso zu Herzbeschwerden führen wie kühle emotionale Distanz.

Das »Phänomen des gebrochenen Herzens« …

Die Zusammenhänge zwischen seelischen Vorgängen und der Arbeit des Herzens konnten inzwischen auch wissenschaftlich bestätigt werden. In letzter Zeit haben amerikanische Forscher mehr als 40 Patientenfälle genau ausgewertet, in denen die Betroffenen nach einer starken Aufregung Infarkt-ähnliche Anfälle bekamen, ohne dass ihre Gefäße vorgeschädigt waren. Bei den meisten passierte es, nachdem sie kurz vorher vom Tod eines ihnen nahe stehenden Menschen erfahren hatten. Selbst die Wissenschaftler sprachen da von einem Phänomen des gebrochenen Herzens. Bei näherer Untersuchung zeigte sich, dass die Betroffenen zwar keine verschlossenen Gefäße hatten, das an sich gesunde Herz verkrampfte sich aber dennoch so stark, dass es nicht mehr genug Blut durchließ – möglicherweise weil es mit Stresshormonen überschwemmt wurde. Im Blut der untersuchten Patienten wurden nämlich doppelt bis dreifach so viele Stresshormone gemessen wie im Blut von Infarktpatienten, und 34-mal mehr als bei gesunden Menschen.

… und das Gegenteil: die Hartherzigkeit

Auch das Gegenteil von Betroffenheit, nämlich fortwährende nüchtern-sachliche Distanz kann unser Herz langfristig beeinträchtigen. Nicht von ungefähr ist der Begriff »Herzenge« mit dem Eigenschaftswort »engherzig« verwandt. Bleiben wir immer nur in kritischer Haltung zu den Dingen, die uns umgeben, und in Distanz zu den Mitmenschen, dann verhärten wir unser Herz. Wir errichten eine Mauer um uns herum und machen unser Herz dicht. Genau das geschieht bei der Erkrankung. Im tieferen Sinn werden wir dabei hartherzig.

Das rechte Maß finden

Am wichtigsten ist das echte Interesse – für die Welt, die Natur und die Mitmenschen. Wir können von allem lernen, was uns begegnet. Diese Haltung allerdings bedarf einer Voraussetzung: der Vorurteilslosigkeit. Die Masse angehäufter Vorurteile nämlich und die damit verbundene kritische Haltung allem und jedem gegenüber sind zum einen Hemmnisse für ein echt empfundenes Interesse, zum anderen das, was uns innerlich hart macht, was uns von der Welt abschottet. Dabei sollten wir natürlich nicht gleich ins Gegenteil verfallen und eine generell unkritische, uneingeschränkt und damit ungeschützt offene Haltung einnehmen. Es geht auch hier – wie bei allem, was lebt – um das gesunde, das rechte Maß der Dinge.

Die Kritiksucht ist es, die uns kränkt; sie müssen wir loswerden. Darum sollten wir unsere Gedanken so kontrollieren, dass sie sich entwickeln aus dem Neuen, das uns begegnet, aus dem, was wir beobachten und worüber wir dann nachsinnen. Das ist der größte Schutz gegen Vorurteile. Denn Vorurteile entstammen früher Gedachtem, im Gedächtnis Abgelegtem. Wir sollten jedoch erst einmal versuchen, objektiv wahrzunehmen, was und wer der Andere ist, ehe wir ihn mit unseren spontanen Zu- oder Abneigungen (Sympathie und Antipathie) beurteilen. Das Gleiche können wir auch mit unseren Handlungen einüben. Wir können lernen, immer genau zu überlegen, aus welchem Grund wir etwas tun – ehe wir es tun.

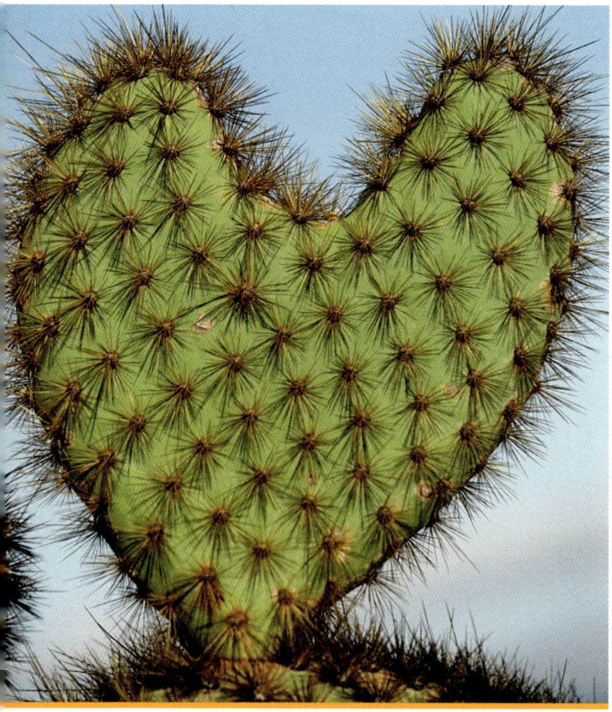

Im Umgang mit den Mitmenschen und der Umwelt insgesamt geht es um das rechte Maß – also darum, die richtige Balance zu finden zwischen innerer Abschottung und einer zu offenen Haltung.

Ein weiterer Schritt liegt im Einüben von Geduld, Geschehenlassen und Toleranz. Lassen wir uns doch Zeit, um die Dinge und die Menschen um uns herum besser zu verstehen, und nehmen wir sie einfach so, wie sie nun einmal sind. Es ist ein Fehler – und auch eine große Schwäche unserer Zeit –, alles immer so haben zu wollen, wie es unseren Erwartungen entspricht.

Die Kunst der Gelassenheit

Und schließlich lohnt es – nicht zuletzt mit Blick auf die Vorbeugung der Herzenge –, sich in der Kunst der Gelassenheit zu üben. Die Emotionen werden heute mehr und mehr unkontrolliert ausgelebt, und immer beherrschender zeigen sich dabei die oft lange angestauten Aggressionen. Gelassenheit heißt nun aber keineswegs gleichgültig zu werden oder ein Langweiler zu sein, wir dürfen ruhig temperamentvoll bleiben! Wichtig ist, dass wir emotional nicht die Kontrolle verlieren, dass wir zum Beispiel einmal tief durchatmen, ehe wir uns äußern. Denn gerade im Ausatmen lassen wir innerlich los und entspannen, physiologisch bedingt, den ganzen Körper. Ähnliches kennen wir vom tiefen Seufzen, vom herzhaften Lachen und vom befreienden Weinen. Eine ebenso wunderbare wie einfache Art zu entspannen ist auch das Singen.

Gelassenheit muss man sich erwerben, das geht nicht ohne Üben. Dazu gibt es heute viele Entspannungsmethoden (siehe ab Seite 177). Wählen Sie diejenige aus, die Ihnen am leichtesten fällt, und experimentieren Sie damit.

Doch Entspannung bedeutet nicht automatisch auch Gelassenheit. Diese setzt eine von der Seele ausgehende, aktiv gestaltete innere Ruhe voraus, die man als Kontemplation bezeichnet. Gebet und Meditation waren schon immer die Wege, die zur Gelassenheit führten. Heute fällt es den meisten Menschen schwer, sich Kräften zu überlassen, die nicht aus ihnen selbst kommen. Nicht zufällig ist die Angina pectoris eine Zivilisationskrankheit, die in einer Welt voller Hektik, Anspannung und Stress immer weiter um sich greift. Steuern Sie gegen! Wenn sich der Körper entspannt und die Seele tief durchatmet, bringt das auch einen Schutz vor der Einengung des Herzens mit sich. Und mit Sicherheit wird man dabei gleichzeitig auch gelassener und heiterer, ohne dabei aber weniger aktiv oder gar passiv zu leben.

Magenbeschwerden

Vereinfacht kann man die Aufgaben des Magens in zwei Stichworten zusammenfassen: Er arbeitet als Säureproduzent sowie als Nahrungsmittelmühle. Kann er diese Aufgaben nicht oder nicht richtig erfüllen, hat das natürlich Folgen.

Welche Aufgaben hat der Magen?

Jeder Mensch produziert täglich mehr als einen Liter Salzsäure im Magen. Sie dient der ersten Aufspaltung der Nahrung und der Abtötung von Krankheitskeimen, die wir mit der Nahrung zwangsläufig aufnehmen. Ohne Magensäure könnte man also nicht gesund existieren. Mit zu viel allerdings auch nicht, denn dann greift die aggressive Flüssigkeit die Darmwand an und verursacht dort schmerzhafte und gefährliche Entzündungen und Geschwüre. Bei der Säureproduktion im Körper kommt es also auf die individuell richtige Menge an.

Die zweite Aufgabe, die der Magen zu erfüllen hat: die mit Salzsäure vermengte Nahrung so weit zu zerkleinern, dass sie im Darm verwertet werden kann. Dabei gilt: Je weniger mit Speichel versetzt und je weniger durchgekaut die Nahrung im Magen ankommt, desto stärker muss dieser sich bei dieser Aufgabe anstrengen.

Ohne Salzsäure, die im Magen gebildet wird, könnte man weder Eiweiß noch Zucker verdauen. Zu viel Magensäure aber beschädigt die Magenwand.

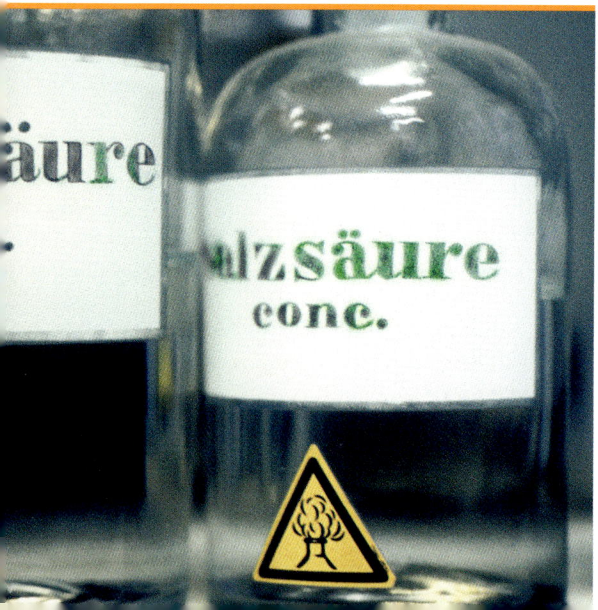

Steuerungsorgan Bauchhirn

Gesteuert wird der gesamte Verdauungsprozess – nicht nur die Arbeit des Magens, sondern auch die weiteren Verdauungsschritte – vom Bauchhirn, das vollkommen unabhängig von unserem Willen arbeitet. In den letzten Jahren hat die Wissenschaft über diesen komplexen Prozess einige spannende Erkenntnisse gewonnen.

Das Bauchhirn bildet eine eigene Nerveneinheit, die den Magen-Darm-Trakt direkt mit dem Kopf verbindet. Das macht verständlich, warum sich alles, was wir sehen, riechen und fühlen, auch im Verdauungstrakt bemerkbar macht. Und umgekehrt, warum Magenprobleme – vor allem der »Reizmagen« – von psychischen Problemen wie Anspannung, Nervosität oder Niedergeschlagenheit und Müdigkeit begleitet werden.

Auch das gar nicht so selten vorkommende Herzrasen oder Herzstolpern, für das man am Herzen keine Ursachen findet, kann die unangenehme Folge einer Magenreizung sein. Und sogar Beschwerden, unter denen vor allem Frauen in der Menopause leiden – also Hitzewallungen, Schweißausbrüche, Erröten –, sind manchmal vom gereizten Magen oder Darm verursacht. Im Darm wird nämlich, ebenso wie im Gehirn, Serotonin gebildet, eine Substanz, die an der Kommunikation von Nervenzellen im gesamten Körper maßgeblich beteiligt ist.

Warum nun bestimmte Menschen Sodbrennen oder Reizmagen entwickeln und andere unter vergleichbaren Lebensbedingungen nicht, hängt von der individuellen Konstitution ab. An dieser biologischen Aussteuer, mit der wir auf die Welt kommen, lässt sich nichts ändern. Was wir aber machen können, ist, im Einklang mit unseren individuellen Stärken und Schwächen zu leben. Das ist ein wichtiger, wenn nicht gar der wichtigste Beitrag, den wir zu unserer Gesundheit leisten können.

Wenn der Magen überfordert ist

Essen bringt dem Körper zwar die nötige Energie, das Verdauen aber kostet auch Kraft, denn mit der Nahrung führen wir dem Organismus nicht allein lebensnotwendige Vitalstoffe zu, sondern zwingen ihn gleichzeitig, sich Fremdsubstanzen einzuverleiben.

Kein Wunder also, dass Verdauung nicht immer reibungslos vonstatten geht. Vor allem der Magen als die erste Anlaufstelle verweigert bei Überforderung schnell das unauffällige Funktionieren. Die Folgen sind Übelkeit, Erbrechen, Magenschmerzen, Völlegefühl, Sodbrennen.

Obwohl sich der Betroffene während einer Magenverstimmung meist sehr elend fühlt, sind seine Beschwerden in der Regel harmlos und klingen ebenso schnell ab, wie sie gekommen sind, und das ohne Nachwirkungen.

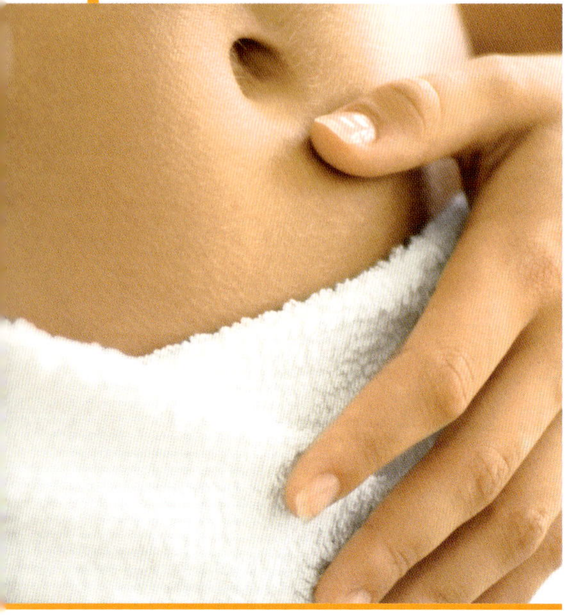

Magenbeschwerden plagen fast jeden Menschen ab und an. Erst wenn sie öfter auftreten, sollte man nach den Ursachen forschen.

Kinder leiden besonders oft unter Bauchschmerzen und Erbrechen, bis auf sehr seltene Ausnahmen sind sie aber deshalb nicht krank. Da ihr Magen – gemessen an ihrer Körpermasse – wesentlich mehr Nahrung verarbeiten muss als der Magen von Erwachsenen, wird es ihm dach auch leicht zu viel. In einem solchen Fall entledigt er sich einfach der überschüssigen Speisen und Getränke auf dem kürzesten Weg.
Auch Erwachsene verkraften nicht immer alles, was sie zu sich nehmen. Je älter ein Mensch ist, desto leichter wird sein Magen überfordert und reagiert entsprechend. Wenn das häufiger oder gar regelmäßig passiert, sollte man es allerdings nicht mehr als eine harmlose Befindensstörung abtun – schon deshalb, weil die Lebensqualität und möglicherweise auch die Versorgung des Organismus mit wichtigen Vitalstoffen nachhaltig gestört sein könnten. Mit zunehmendem Alter nehmen auch die ernsten Magenerkrankungen zu, beispielsweise Magenschleimhautentzündung, Magengeschwür oder Krebs.

Ursache klären lassen

Da die Intensität der Magensymptome keinen zuverlässigen Hinweis auf die Schwere einer sie verursachenden Magenerkrankung gibt, sollten Sie, wenn Sie öfter unter Magenbeschwerden leiden, unbedingt zum Arzt gehen. Er kann abklären, ob sich dahinter nur eine funktionelle Störung (beispielsweise eine Magenübersäuerung oder ein Reizmagen) verbirgt oder ob – was insgesamt seltener zutrifft – Veränderungen an der Magenschleimhaut (aus denen Magengeschwüre oder Krebserkrankungen entstehen können) die Ursache sind.
Um den Arzt über Ihr Problem besser informieren zu können, sollten Sie sich vorher über einige Fragen Gedanken machen:

Wichtige Fragen zu Magenbeschwerden

1. Wann sind Ihre wiederholten Magenprobleme zuerst aufgetreten?
   a) vor wenigen Wochen
   b) vor einigen Monaten
   c) ich habe sie seit meiner Jugend
2. Haben Ihre Eltern unter einer Magen-Darm-Erkrankung gelitten? Treten Verdauungsprobleme in Ihrer Familie insgesamt öfter auf?
3. Gibt es Situationen, in denen sich Ihre Beschwerden verschlimmern oder verstärkt auftreten?
   a) nach dem Genuss bestimmter Speisen und Getränke
   b) bei großer Belastung
   c) bei Übermüdung
   d) bei Aufregung oder Stress
   e) wenn ich länger nichts gegessen habe
4. Nehmen Sie Medikamente?
5. Rauchen Sie?

Auswertung: Über die Schwere der Erkrankung geben vor allem Antworten auf die Fragen 1 und 3 Auskunft. Je weiter im Alphabet die Antwort liegt, desto schwerwiegender ist das Leiden.

Vorbeugen ist besser als Heilen

Diese einfache Regel gilt natürlich auch für Magenprobleme. Wenn Sie also bestimmte Speisen oder Getränke nicht vertragen, sollten Sie diese Lebensmittel möglichst meiden, ohne dabei die Gefahr einer zu einseitigen Ernährung aus den Augen zu verlieren. Das Gleiche gilt für bestimmte Lebenssituationen, was allerdings nicht immer so leicht zu bewerkstelligen ist – zum erfüllten Leben gehört nun einmal die Entscheidungsfreiheit: Manchmal sind Erlebnisse, die uns eine schlaflose Nacht bereiten, oder die Freude, die wir an einem festlichen Essen haben, einfach wichtiger. Dann sollten sie es uns auch wert sein, bestimmte Beschwerden auf uns zu nehmen.

Tipps für Magenempfindliche

- Gründliches Kauen ist wichtig, denn was die Zähne nicht geleistet haben, muss der Magen nachholen.
- Eine gute Vorbeugemaßnahme ist auch eine gezielte Bauchgymnastik. Wie wissenschaftliche Untersuchungen gezeigt haben, leiden Menschen mit gut entwickelten Bauchmuskeln seltener an Magenbeschwerden.
- Vor zu großer Säurekonzentration an der Magenwand schützen viele kleine Mahlzeiten oder wenn Sie zwischendurch einfach eine Hand voll Haselnüsse zu sich nehmen.
- Bei chronischen Magenproblemen droht Vitamin-B12-Mangel, denn dieses Vitamin wird im Magen aus der Nahrung aufgenommen, was nicht mehr richtig funktioniert, wenn der Magen irritiert ist. Lebensmittel, die viel von diesem Vitamin enthalten, wie Leber, Fleisch, Eier oder Milchprodukte, sollten deshalb auf Ihrem Speiseplan stehen. Sie können aber auch ein Vitaminpräparat aus der Apotheke nehmen, wobei sich sowohl ein B-Komplex- als auch ein Multivitamin-Präparat eignen.

Während die Behandlung einer Magenschleimhautentzündung (Gastritis) oder eines Magengeschwürs immer unter ärztlicher Aufsicht erfolgen muss, eignen sich funktionelle Magenstörungen durchaus zur Selbstbehandlung – aber natürlich erst dann, wenn eine schwere Erkrankung diagnostisch ausgeschlossen wurde.

Was hilft?

Die Palette der Behandlungsmöglichkeiten, die Magenbeschwerden akut und langfristig lindern, ist breit. Sie reicht von warmen Magenwickeln über Entspannungsübungen bis hin zur Einnahme von Medikamenten. Sie müssen daher von Fall zu Fall entscheiden, welche der Therapiemöglichkeiten für Sie jeweils die richtige ist. Bei der Wahl sollten Sie sich vor allem nach der Intensität der Beschwerden richten und den Erfahrungen, die Sie mit Ihrem Körper bereits gemacht haben. Jeder Mensch reagiert auf seine Weise und so kann es passieren, dass eine Maßnahme, beispielsweise ein warmer Bauchwickel oder ein Medikament, Ihnen sehr gut tut, während ein anderer sie nicht verträgt. Außerdem sollten Sie unterscheiden zwischen dem, was Ihnen augenblicklich hilft, und dem,

was eher langfristig dazu beiträgt, dass die Beschwerden nicht wieder auftreten. Chemisch definierte Medikamente sind vor allem für die schnelle Linderung akuter Beschwerden geeignet, während Naturheilmittel in den meisten Fällen auch langfristige Effekte entfalten, indem sie den Körper anregen, sich selbst zu helfen. Sie unterstützen nämlich in der Regel die Selbstheilungskräfte des Organismus und verbessern somit gleichzeitig seine Fähigkeit zur Selbstregulation.
Gegen Beschwerden, die durch zu viel Magensäure verursacht sind, bekommen Sie in der Apotheke rezeptfrei sowohl chemische Präparate, die Magensäure neutralisieren (Antazida), als auch Medikamente, welche die Säureproduktion drosseln (H2-Blocker). Sie sind schnell wirksam, können aber Probleme bereiten. Vor allem können sie die Wirkung anderer Medikamente stören, sollten also frühestens zwei Stunden vor oder nach der Einnahme anderer Arzneimittel eingenommen werden. Außerdem braucht der Körper für eine normale Verdauung dringend Magensäure. Zwischen der Einnahme von Medikamenten, welche die Konzentration der Säure im Magen verringern, und einer Mahlzeit sollte deshalb mindestens ein Abstand von einer Stunde eingehalten werden. Das gilt übrigens genauso für kleine Snacks.

Pflanzliche Mittel und Tees

Schon wegen der guten Verträglichkeit und den in der Regel geringen Nebenwirkungen, aber auch weil sie gerade bei Magenbeschwerden gut wirken, sind pflanzliche Medikamente besonders empfehlenswert.
Bewährt haben sich medizinische Tees aus Kamillenblüten, Schafgarbenkraut oder Süßholzwurzel. Am besten holt man sich den Tee in der Apotheke, weil dort Qualität und Frische der Teedrogen garantiert sind. Dort gibt es auch für Magenprobleme eigens komponierte fertige Teemischungen, bereits in Teebeuteln verpackt; ihr Vorteil liegt nicht nur darin, dass sie sich sogar außer Haus, zum Beispiel im Büro, einfach zubereiten lassen, sondern auch, dass Menge und Mischung immer stimmen.
Einen Kamillen- oder Fencheltee zu trinken, ist zweifellos eine gute präventive Maßnahme, schon deshalb, weil

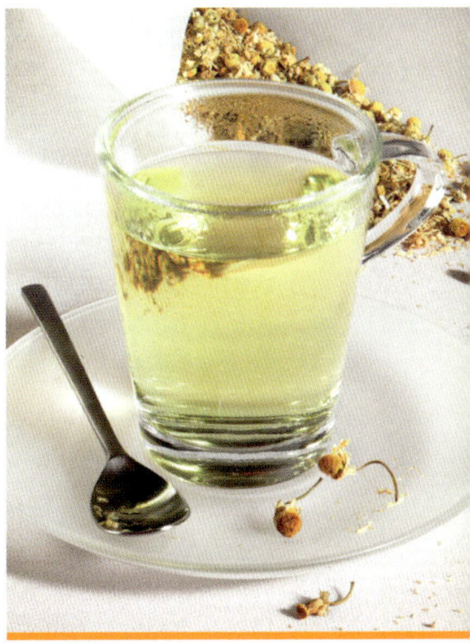

Kamillentee ist ein altes Hausmittel, das bei den meisten Magenbeschwerden hilft.

Sie dann keine anderen, vor allem zuckerhaltigen Getränke konsumieren. Tees aus dem Supermarkt haben allerdings kaum einen therapeutischen Wert. Menschen, die keinen Kräutertee mögen oder tagsüber nicht die Gelegenheit haben, sich Tee zuzubereiten, können als Alternative auch ein pflanzliches Fertigpräparat wählen, das sie aber möglichst ebenfalls in guter Qualität in der Apotheke erstehen sollten.

Was verbirgt sich hinter dem Signal?

Wie schon erwähnt, ist der Magen ein unserem Bewusstsein und damit der Seele sehr nahe liegendes Organ. Das gilt interessanterweise für alle Hohlorgane, zu denen auch Darm, Gallen- und Harnblase zählen. Diese Organe werden durch glatte Muskulatur bewegt, die vom vegetativen Nervensystem gesteuert wird und daher unabhängig von Willen und Bewusstsein des Menschen arbeitet. Das gesunde Funktionieren dieser Organe entzieht sich unserem bewussten Zugriff völlig.
Was die Verbindung von Seele und Magen angeht – bereits der Volksmund hat diese Zusammenhänge formuliert: »Es ist einem etwas auf den Magen geschlagen«, »Man frisst alles in sich hinein« oder »Der Ehrgeiz zerfrisst einen« und »Man ist einfach sauer« auf alles Mögliche.
Am stärksten werden Magenbeschwerden also von unserem emotionalen Leben beeinflusst, vor allem von Hektik, Rastlosigkeit, Ehrgeiz und nicht bearbeiteten und damit unbewältigten Problemen. Deshalb ist es auch nicht weiter verwunderlich, dass sich alle Beschwerden im Schlaf verlieren und man – mit Ausnahme von sehr starker Übelkeit – nichts mehr davon spürt. Kaum wacht der Mensch aber auf, ist die Symptomatik binnen kürzester Zeit wieder voll da.

Miteinander von Seele und Körper

Die Psychosomatik, also die Verbindung zwischen dem Bewusstsein beziehungsweise den seelischen Vorgängen und dem Körper (vor allem seinen unbewusst verlaufenden Funktionen) offenbart sich am deutlichsten im Säure-Basen-Haushalt. (Genaueres darüber erfahren Sie unter »Darmbeschwerden« auf Seite 123.) Von der Wissenschaft wird immer noch zu wenig durchschaut, dass das Säure-Basen-Verhalten ein Ausdruck gerade des Miteinanders von Seele und Körper ist.

Das gestörte, für unsere körperliche Gesundheit äußerst wichtige Säure-Basen-Verhältnis ist heute zwar ein viel diskutiertes, überwiegend jedoch unverstandenes Phänomen. Es kommt einem kleinen Wunder der Natur gleich, wie beharrlich sich der Körper beim Verhältnis von Säuren und Basen zeigt: Die Balance wird nämlich außerordentlich genau und in sehr engen Grenzen gehalten. Der pH-Wert des Blutes beispielsweise liegt physiologisch zwischen 7,3 und 7,5 (vgl. Kasten Seite 123). Jede kleine Verschiebung in die eine oder andere Richtung bedeutet in diesem Zusammenhang schon eine krankhafte Veränderung.
Alles Seelische drückt sich in Säureverhältnissen aus, alles unbewusst Körperliche – nicht nur die Organfunktionen, sondern beispielsweise auch die Regeneration – im Basischen. Das ist gerade am Magen, diesem bewusstseinsnahen und sauren Organ (der pH-Wert liegt oft um 3!) sowie an dem unmittelbar anschließenden Zwölffingerdarm und dem oberen Dünndarm ablesbar. Getrennt nur durch den Ringmuskel des Magenausgangs (dem Pförtner oder Pylorus), herrschen in beiden Bereichen völlig unterschiedliche Säureverhältnisse. Im Zwölffingerdarm finden wir bereits ein deutlich basisches Milieu.

Wenn der Magen sauer ist

Sauer sein heißt demgemäß: zu viel seelisches Bewusstsein. Wenn der Magen zu sauer ist, hat man in die unbewusste Welt des Organs zu viel des Seelischen geschickt. Jeder logisch mitdenkende Mensch wird sofort verstehen, dass hier eine von außen lediglich puffernde Arzneitherapie nicht ursächlich helfen kann. Jede langfristig erfolgreiche Behandlung von Magenbeschwerden bedeutet daher, wieder ein gesundes, also ein ausgewogenes Verhältnis von Seele und Körper zu schaffen. Das wird man medikamentös lediglich unterstützen, nicht aber wirklich herstellen können. Hier ist Selbsterziehung gefragt, praktisches Ausüben von Entspannungstherapien, Loslassen von Aufgaben, die auch andere tun könnten, Zufriedenheit mit dem Erreichten – statt übertriebenem Ehrgeiz und Karrieredenken. Oft braucht man Hilfe, um sich und sein Verhalten gespiegelt zu bekommen, ehrlich mit sich und seinen Eigenheiten umzugehen und Veränderungen in die Wege zu leiten. Schafft man dies, so wird man erleben, wie sich die gesamte Symptomatik dauerhaft verliert. Das ist, zugegeben, für den Menschen der fordernden Leistungsgesellschaft kein einfacher Weg. Aber ein Weg, der zur Heilung führt.

Darmbeschwerden

»Der Mensch ist, was er isst« – dieses Sprichwort hört man zwar oft, aber es stimmt nicht ganz. Denn von dem, was wir essen, wird nur ein relativ kleiner Teil – und auch der erst nach gründlicher Umgestaltung – vom Körper wirklich aufgenommen und weiterverarbeitet.

Wie der Darm funktioniert

Der größte Teil der Nahrung, die wir zu uns nehmen, darf nur den Transitbereich des Körpers, nämlich den Verdauungstrakt, betreten und wird nach sorgfältiger Überprüfung als unverdaulich wieder ausgeschieden. Eigentlich müsste es daher heißen: »Der Mensch ist, was nach dem Essen seinem Verdauungstrakt noch schmeckt.«

An der Umwandlung von Fremdstoffen aus Nahrung in körpereigene Substanzen ist der Darm noch stärker beteiligt als der Magen. In der Schleimhaut, mit der die Darmwand ausgekleidet ist, befindet sich nämlich ein dickes Geflecht aus Blut- und Lymphgefäßen, die den Nährstoffen als kleine Eingangspforten dienen. Über diese Tore gelangen die aus der Nahrung ausgelösten Kohlenhydrate, Eiweiße, Fette, Vitamine und Mineralstoffe ins Körperinnere.

Obwohl der Darm insgesamt nur etwa fünf Meter lang und drei Zentimeter (Dünndarm) beziehungsweise sechs Zentimeter (Dickdarm) breit ist, erreicht seine Fläche fast die Größe eines Fußballfeldes! Der Grund: Die Schleimhaut bildet unzählige kleine und kleinste Erhebungen (die so genannten Zotten) und vergrößert auf diese Weise ihre Oberfläche gewaltig.

Zusätzlich ist die Darmwand mit einem dichten Netz von Nervenleitungen durchgezogen, die den Verdauungstrakt auf direktem Weg mit dem zentralen Nervensystem verbinden. Diese enge Verflechtung so unterschiedlicher Systeme innerhalb des Organismus ist der Grund dafür, warum schon Gerüche die Verdauung anregen – da sie dafür sorgen, dass uns das »Wasser im Mund zusammenläuft« –, warum das Auge stets mitisst oder warum uns Aufregungen Bauchschmerzen bereiten können (siehe dazu auch Magenbeschwerden, Seite 108).

Lebenswichtig für den Stoffwechsel

In den Dünndarm münden die beiden für den Stoffwechsel lebenswichtigen Organe: die Bauchspeicheldrüse und die Leber. Die Bauchspeicheldrüse ist zuständig für die Produktion von Insulin, ohne das der Körper Kohlenhydrate nicht verdauen kann. Die Leber liefert unter anderem die für die Fettverdauung benötigte Galle. Erkrankt man also an einem dieser beiden Organe, dann macht sich das zunächst in einer stockenden Verdauung bemerkbar.

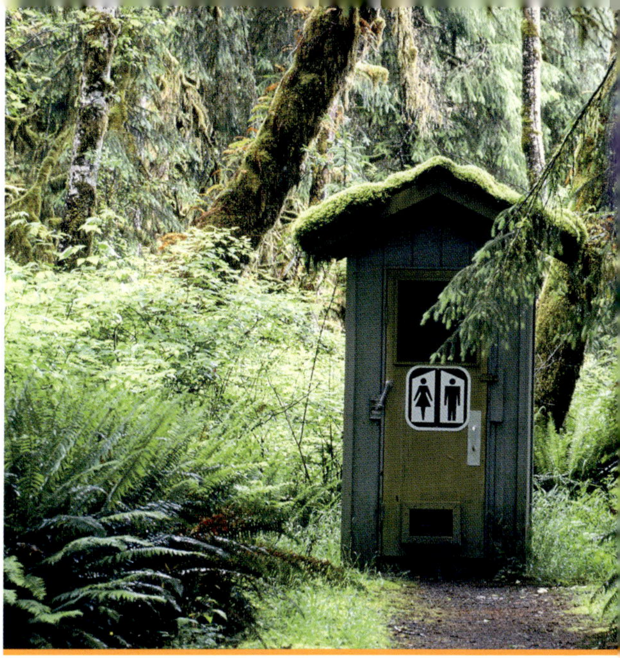

Eine reibungslose Verdauung trägt entscheidend zu unserem Wohlbefinden bei. Oft merkt man das erst, wenn sie nicht funktioniert.

Durchfall, Verstopfung, Reizdarm

Nirgendwo im menschlichen Körper spiegelt sich die Vernetzung der einzelnen Lebensvorgänge so augenscheinlich wie im Darm – hier hängt wirklich alles mit allem zusammen. Und nirgendwo kann man deutlicher wahrnehmen, wie groß der biologische Spielraum ist, den die Natur jedem einzelnen Individuum gewährt.

Was den Stuhlgang betrifft, so gilt inzwischen als wissenschaftlich belegt, dass ein Mensch, der dreimal täglich seinen Darm entleert, genauso gesund sein kann wie einer, der nur alle drei Tage zur Toilette geht. Auch für die Stuhlbeschaffenheit gibt es keine allgemeingültige Norm. Es ist also egal, ob Ihr Stuhl fest ist oder weich; solange er nicht wässrig wird oder mit Blut vermischt ist, brauchen Sie sich keine Sorgen zu machen. Nicht zuletzt deshalb muss man kurzzeitige Störungen wie einen akuten Durchfall oder eine Reiseverstopfung eigentlich gar nicht medikamentös behandeln. Es sei denn, die Lebensqualität wird dadurch zu sehr beeinträchtigt oder die Beschwerden stören den Tagesablauf, was vor allem im Urlaub die wenigsten tolerieren wollen.

Reizdarm – eine eingebildete Krankheit?

Reizdarm ist eine chronische Erkrankung, die inzwischen jeden fünften Bundesbürger befällt, und die trotz ihrer Häufigkeit die medizinische Wissenschaft weitgehend ratlos sein lässt. Die Symptome, die das Leben der Betroffenen jedes Jahr für mindestens zwölf Wochen stark einschränken, sind aber auch verwirrend: Verstopfung und Durchfälle wechseln einander ab, krampfartige Bauchschmerzen treten – ebenso wie Blähungen und Völlegefühl – unvermittelt und ohne eine erkennbare Beziehung zu den Mahlzeiten auf, seelisch belastende Situationen verschlechtern das Befinden. Für die Betroffenen besonders beunruhigend ist es, wenn sich im Stuhl auch Schleim zeigt. Typisch ist daher die Krebsangst dieser Patienten. Lange Zeit hat die Medizin diese Erkrankung als eine psychische Störung abgetan und sie – da keine körperlichen Ursachen für die Beschwerden zu finden waren – als nicht behandlungsbedürftig, weil eingebildet, betrachtet. Heute ist man ein Stück weiter. Es hat sich zwar bestätigt, dass Menschen, die unter Reizdarm leiden (vor allem Frauen im Alter zwischen dem 20. und 40. Lebensjahr) tatsächlich häufiger auch über Schlafstörungen, Konzentrationsschwierigkeiten oder Depressionen klagen als andere. Sie haben aber auch öfter Kopf- und Rückenschmerzen. Der gemeinsame Nenner aller dieser Probleme ist also keinesfalls Einbildung, sondern Serotonin, ein Nervenbotenstoff, der auch die Schmerzwahrnehmung im Körper beeinflusst.

Überdurchschnittlich häufig leiden Reizdarmpatienten außerdem an einer Allergie. Darüber hinaus zeigt die bildgebende Diagnostik, dass sich der Darm dieser Patienten objektiv mehr bewegt, als für eine normale Verdauung nötig ist. Die Darmmotorik von Reizdarmpatienten ist also objektiv aus dem Lot geraten.

In der Darmwand mancher Betroffenen fand man auch vermehrt weiße Blutkörperchen, die auf eine leichte Entzündung hindeuten. Gerade durch das Ausmaß der Entzündung unterscheidet sich aber der Reizdarm wesentlich von den schweren chronisch entzündlichen Darmleiden Colitis ulcerosa und Morbus Crohn. Diese Erkrankungen müssen, ähnlich wie Rheuma, laufend mit stark antientzündlichen Medikamenten behandelt werden, sonst verschlimmern sich die Beschwerden gefährlich und die Entzündung vernichtet immer größere Teile der Darmwand. Das ist beim Reizdarm nicht der Fall.

Was hilft?

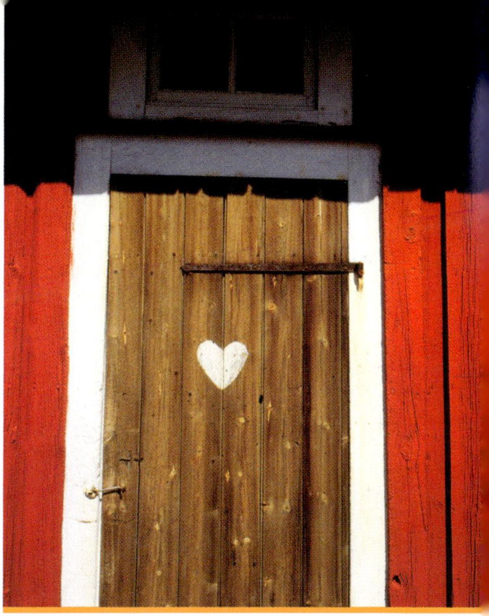

Darminfektionen muss man »aussitzen« – denn es gibt bis heute keine wirklich wirksamen Mittel dagegen.

Akuter Durchfall ist praktisch immer die Folge einer Infektion. Als Ursache kommen Bakterien, Viren oder Pilze in Frage, meistens sind aber mehrere Erreger gleichzeitig am Werk. Ist nämlich das gesunde Darmmilieu einmal gestört, nisten sich krank machende Keime ungehinderter ein. Zur Behandlung der Darminfektionen gibt es bisher so gut wie keine hilfreichen Medikamente.

- **Antibiotika** sind gegen Viren und Pilze unwirksam, dafür töten sie Bakterien wahllos. Das allerdings bringt gerade der Verdauung mehr Schaden als Nutzen, denn ohne bestimmte im Darm lebende Bakterien kann auch die normale, gesunde Verdauung nicht funktionieren.
- **Medizinische Kohle,** die früher bei Durchfall und Erbrechen routinemäßig verwendet wurde, bietet auch keine optimale Lösung. Sie kann zwar zur Entgiftung beitragen und damit die Erkrankungsdauer etwas abkürzen, entzieht dem Körper jedoch Flüssigkeit.

Flüssigkeitsmangel aber ist die größte Gefahr, die von einem akuten Durchfall für die Gesundheit ausgeht, denn mit ihm sind auch teils hohe Defizite an Mineralien (Elektrolyten) verbunden. Ein Mangel an diesen lebenswichtigen Stoffen aber kann gefährliche Folgen haben und sogar Herzrhythmusstörungen auslösen.
Glücklicherweise lassen sich Elektrolyte leicht ersetzen; entweder indem man eine fertige Elektrolytlösung aus der Apotheke einnimmt oder sich einen solchen Drink selbst bereitet: In einem Liter Wasser einen halben Kaffeelöffel Salz mit der gleichen Menge Zucker verrühren und in kleinen Schlucken, etwa über eine Stunde verteilt, trinken.

Den Arzt müssen Sie aufsuchen:

- wenn Sie Fieber bekommen,
- wenn Blut im Stuhl auftritt,
- wenn der Durchfall, ohne sich zu bessern, länger als fünf Tage dauert.

Andernfalls geht es auch ohne Behandlung, denn man kann sich darauf verlassen, dass die körpereigene Abwehr mit den Erregern auch ohne Hilfe von außen innerhalb weniger Tage fertig wird. Man kann sie allerdings dabei unterstützen, indem man so wenig wie möglich – und nur leicht Verdauliches – isst und dafür umso mehr Flüssigkeit zu sich nimmt. Mindestens drei Liter Mineralwasser oder Kräutertee am Tag sind in der Beschwerdezeit notwendig, im Sommer oder in einem tropischen Urlaubsland brauchen Sie sogar noch einen bis zwei Liter mehr.

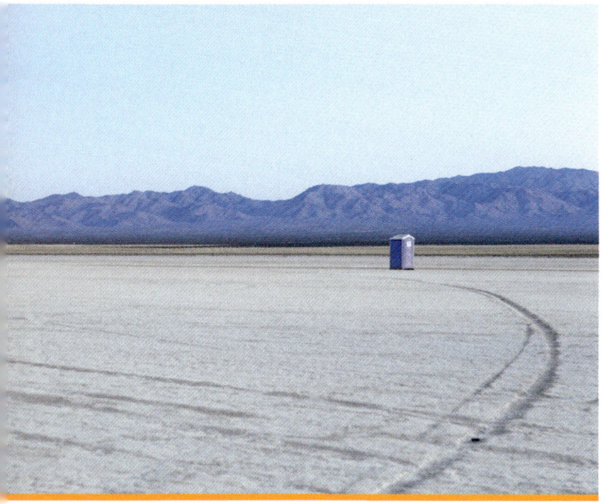

Gerade auf Reisen plagt uns oft eine Verstopfung. Das ist eigentlich normal, denn der Darm reagiert so auf unregelmäßiges oder ungewohntes Essen.

Was Durchfälle besonders unangenehm macht, sind Blähungen und Bauchschmerzen. Gegen Blähungen helfen Kräutertees aus Kümmel, Fenchel oder Anis am besten. Sie lösen gleichzeitig die Verkrampfung im Darm, welche die typischen Bauchschmerzen verursacht.

Wer seinen Durchfall sofort stoppen will, dem steht die Substanz Loperamid auch ohne Rezept in der Apotheke zur Verfügung. Loperamid unterdrückt über das Nervensystem die Darmbewegungen. Auf diese Weise beseitigt dieses Mittel zwar tatsächlich schnell die schmerzhaften Krämpfe und verlangsamt den Durchlauf der Speisen durch den Darm, so dass mehr Wasser und Mineralien aufgenommen werden können. Es behindert aber die Ausscheidung der Erreger und macht langfristig den Darm träge. Für eine längere Behandlung ist diese Arznei also nicht geeignet. Wer sich trotzdem für sie entscheidet, der muss sich darauf einstellen, nach dem Absetzen des Medikamentes das Gegenteil zu erleben – eine mehr oder weniger hartnäckige Verstopfung.

Eine Verstopfung tritt oft auf Reisen auf

Der Darm ist ein Organ, das von uns Regelmäßigkeit erwartet: Wenn Sie gewohnt sind, zu einer bestimmten Zeit zu essen, bekommen Sie auch meistens zu dieser Zeit Hunger und bleiben dafür von Heißhungerattacken zwischendurch verschont. Wenn Sie einen regelmäßigen Tagesablauf haben, werden Sie auch regelmäßig zur Toilette gehen können. Durchbrechen Sie dagegen den gewohnten Rhythmus, streikt als Reaktion darauf meist der Darm eine Zeit lang. Reiseverstopfung ist daher etwas geradezu Normales, und am falschesten wäre es, sie mit Abführmitteln zu bekämpfen. Wenn es Sie belastet, nicht wie gewohnt den Darm entleeren zu können, sollten Sie ihn besser mit ballaststoffreichen Lebensmitteln wie Vollkornprodukten, Obst und Gemüse zu mehr Tätigkeit anregen und sich in Geduld üben.

Sogar eine hartnäckige, länger anhaltende Verstopfung ist meist harmlos. Es gibt zwar auch einige schwere Erkrankungen der inneren Organe, die mit Verstopfung einhergehen, solche Leiden äußern sich aber zusätzlich durch unübersehbare andere Beschwerden.

Chronische Verstopfung als alleiniges Symptom dagegen ist vor allem ein Hinweis auf falsche Ernährung (zu der übrigens auch die mangelnde oder unangemessene Flüssigkeitsaufnahme gehört), auf zu wenig Bewegung oder auf psychische Probleme. Sie kann auch bei der Einnahme bestimmter Medikamente, vor allem Schmerzmittel und Psychopharmaka, als unerwünschte Nebenwirkung auftreten.

Vor allem figurbewusste junge Frauen klagen häufig über einen zu trägen Darm. Verständlicherweise, denn wer wenig isst, kann infolgedessen auch nicht viel ausscheiden. Und so wie ein Muskel verkümmert, wenn er nicht ausreichend bewegt wird, wird auch der Darm träge, wenn man ihm längerfristig zu wenig oder nur leicht verdauliche Kost anbietet, er also nicht genügend zu tun hat. Jede Reduktionsdiät ist deshalb in der Regel auch eine Quelle der Darmträgheit.

Die häufigste Ursache für hartnäckige Verstopfungen aber ist die Einnahme von Abführmitteln. Selbst pflanzliche Präparate sind nämlich alles andere als sanft. Gleichgültig, ob Sie ein Präparat aus Sennesblättern, Flohsamen oder Bittersalz nehmen – alle diese Mittel werden Ihnen letztlich Beschwerden bescheren, die für Durchfall typisch sind: stürmische Entleerungen, Bauchschmerzen, Elektrolytverlust. Sie entwässern den Organismus mit allen negativen Folgen, die eine Entwässerung nach sich zieht, und machen den Darm überdies träge. Mit Abführmitteln treiben Sie daher nicht den Teufel mit dem Beelzebub aus, sondern laden beide zu sich nach Hause ein!

Durchfall und Verstopfung bei Kindern

Im Unterschied zu Erwachsenen sind bei Kindern sowohl der Durchfall als auch die Verstopfung *immer* ernst zu nehmende Erkrankungen. Sollte eine solche Störung bei einem Kind länger als einen Tag dauern oder mit Fieber verbunden sein, suchen Sie bitte umgehend den Kinderarzt auf, um abklären zu lassen, was Ihrem Kind fehlt!

Natürliche Hilfen bei Reizdarm

Heilen kann man den Reizdarm nicht, es lassen sich nur die Symptome lindern: mit Hilfe von Entspannungsmaßnahmen (siehe ab Seite 177) und mit pflanzlichen Medikamenten. Bei allen chronischen Leiden, den schweren wie den leichteren, wird man aber um eine Änderung der Lebensweise nicht herumkommen. Dafür braucht man allerdings viel Selbsterkenntnis und einiges an Selbstverständnis.

Machen Sie sich Aufzeichnungen

Wenn Sie also meinen, an einer chronischen behandlungsbedürftigen Verdauungsstörung zu leiden, sollten Sie sich zuerst überlegen, wodurch Ihre Beschwerden beeinflusst werden und wo bei der Ausscheidung Ihr individuell gesundes Maß wirklich liegt. Um das festzustellen, ist es notwendig, über einen längeren Zeitraum ein Tagebuch zu führen. Dabei sollten Sie in Ihren Aufzeichnungen nicht nur die Problemsituationen festhalten, sondern auch die guten Zeiten. Und Sie sollten sich nicht nur auf Essen und Verdauen beschränken, sondern sich Notizen über den ganzen Tagesablauf machen: Notieren Sie alle Ereignisse, die Ihnen bedeutend erscheinen, und Ihre damit verbundenen Gefühle.

Wenn Sie das eine Zeit lang durchhalten, werden Sie sehen, dass Ihr Tagebuch nicht nur Genaueres über die Ursachen Ihrer Verdauungsprobleme preisgibt, sondern dass Sie mit seiner Hilfe auch einiges über sich selbst in der gegenwärtigen Lebensphase erfahren. Der größte Vorteil aber, den ein solcherart geführtes Tagebuch bietet, besteht darin, dass es nicht nur Ihre Probleme ans Tageslicht befördert, sondern auch Hinweise zur deren Lösung beisteuern kann.

Der Säure-Basen-Haushalt

Zu den chemischen Eigenschaften von Flüssigkeiten gehört, dass sie einen Säuregrad haben. Das gilt auch für Körperflüssigkeiten. Der dafür verwendete Maßstab ist der pH-Wert. Alles, was auf der 14-gradigen Skala unter 7 liegt, gilt als sauer, alles, was darüber liegt, ist alkalisch, also basisch. Die Magensäure beispielsweise ist mit dem pH-Wert von 1 bis 1,5 sehr sauer, das Blut, das normalerweise zwischen 7,35 pH und 7,45 pH schwankt, ist leicht alkalisch.

Die Unterschiede im pH-Wert, die es im Körper zwischen einzelnen Flüssigkeiten gibt, sind für das gesunde Funktionieren der Organe unerlässlich. In einem System aber, in dem sich die Bereiche wie Wasserstraßen immer wieder kreuzen, ist es notwendig, Regelsysteme zu haben, mit deren Hilfe die jeweiligen Unterschiede aufrechterhalten werden. So wie Flüsse Schleusen und Kanäle haben, sind auch im Körper komplizierte Ausgleichssysteme eingebaut, die dafür sorgen, dass der jeweilige Pegelstand stimmt.

› Das erste System, das für Säure-Basen-Balance sorgt, hängt mit dem **Wasserhaushalt** zusammen. Über die Niere wird laufend überschüssige Säure ausgeschieden, um die Übersäuerung zu vermeiden.

› Das zweite Instrument ist die Lunge. Über die **Atmung** wird Kohlendioxid, das vom Blut herangeführt wird, in unterschiedlicher Menge ausgeschieden – je intensiver ein Mensch atmet, desto weniger sauer machendes Kohlendioxid bleibt in seinem Blut zurück.

› Der wichtigste Puffer aber liegt im **Blut.** Zunächst hat Blut beim pH-Wert eine gewisse Schwankungsbreite, viel bedeutender ist jedoch, dass es auch einen eigenen Korrekturmechanismus besitzt. Es kann aus chemischen Bausteinen je nach Bedarf das alkalische Bikarbonat oder das saure Kohlendioxid bilden; damit werden drohende Engpässe verhindert.

Was verbirgt sich hinter dem Signal?

Verdauungsstörungen sind bei Naturvölkern eine eher unbekannte Erscheinung; das gilt vor allem für die Verstopfung. Unserer Ernährung mangelt es ohne Zweifel an Füll- und Ballaststoffen, während sie in der Ernährung der Naturvölker reichlich enthalten sind. Sind also Verdauungsbeschwerden beziehungsweise die Verstopfung ein Ernährungsproblem? Dies kann nur vordergründig bejaht werden.
Kürzlich sagte eine Patientin mit Blick auf ihre immer wieder auftretende Verstopfung: »Ich kann dann einfach nicht loslassen.« Sie war selbst erstaunt über diese Aussage. Zur Verstopfung gehört also auch, dass man gerne alles einmal Erworbene behalten möchte, dass es schwer fällt, sich von gewissen Dingen zu trennen.

Das Darm- oder Bauchhirn

Der Darm ist sehr stark von feinen Nervengeflechten durchsetzt, die dem unbewussten, vegetativen Nervensystem angehören und die einzigartige wellenförmige Vorausbewegung der glatten Muskulatur des Darms bewirken, ohne die keine Ausscheidung möglich wäre. Dieses Nervensystem reagiert sehr stark auf seelische Reize, vor allem auf Sorgen, Kümmernisse und Aufregungen. Interessanterweise hat die Wissenschaft den organischen Zusammenhang zwischen Gehirn und Darmnerven inzwischen bestätigt, weshalb man heute von einem »Darm- oder Bauchhirn« (siehe auch Seite 108) spricht. Beim Reizdarm beispielsweise werden dank dieses Bauchhirns ungeklärte Konflikte, Hektik und Reizüberflutung im Darm abreagiert, weil den Menschen heutzutage viel zu wenig bewusst ist, dass alle Eindrücke, bewusste wie unbewusste, die wir über unsere Sinnesorgane aufnehmen und dem Gehirn zuführen, »verdaut« werden müssen. Doch wenn wir immerzu mehr aufnehmen, als wir verdauen können, verstopfen wir. Der seelische Anlass wird zur organischen Störung. Alle Hektik fördert außerdem eine arrhythmische und eher verkrampfende Bewegung im Darm, wie sie für den Reizdarm typisch ist.
Es gibt auch ein Gegenbild zum Reizdarm, die atonische Obstipation. Den Menschen, die dieses Problem plagt, fehlt es im Darm an Beweglichkeit und deshalb haben sie nur ein- oder zweimal pro Woche Stuhlgang. Meist fühlen sie sich dabei – im Gegensatz zum Reizdarmpatienten –

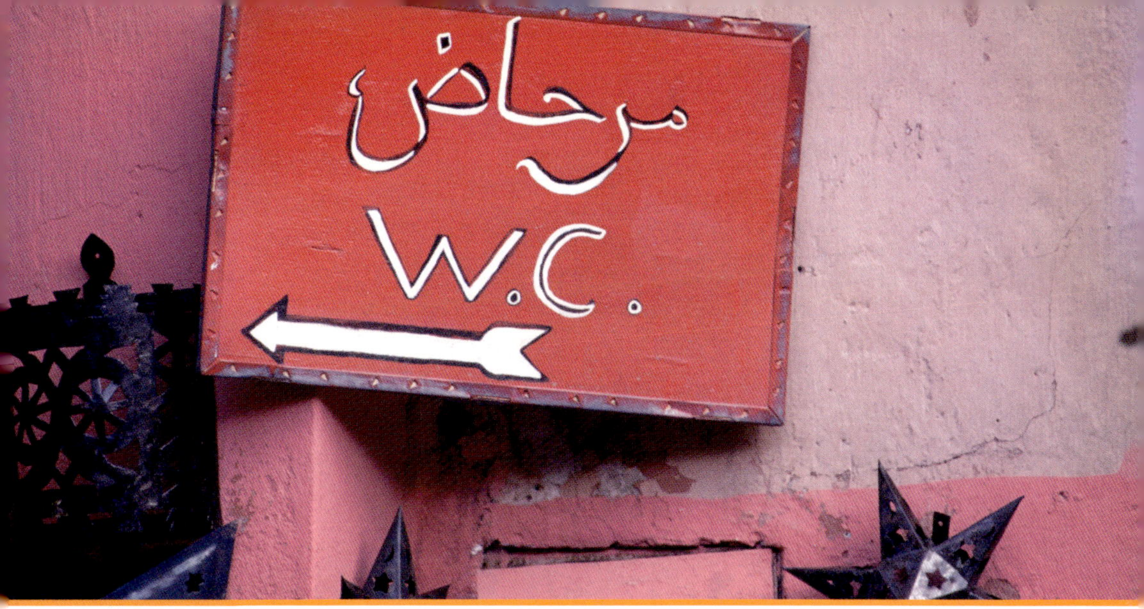

Andere Länder, andere Sitten. Auch das, was als regelmäßige, gesunde Verdauung erachtet wird, unterscheidet sich je nach Esskultur und Lebensraum.

aber nicht unwohl. Trotzdem greifen gerade sie besonders häufig zu Abführmitteln, weil sie so erzogen wurden, dass ein gesunder Mensch wenigstens einmal pro Tag Stuhlgang haben soll. Oft haben sie deshalb eine instinktive, unbewusste Antipathie gegen das Darmentleeren entwickelt, weil sie schon in der Kindheit mit der Forderung nach täglichem Stuhlgang unter Zwang und Erfolgsdruck gesetzt wurden.
Eine Verstopfung kann auch im Kopf beginnen, wenn man in seinem Denken nicht flüssig-logisch vorgeht, sondern sammelnd-stockend. Das muss nicht generell zur Verstopfung führen, kann aber mit ihr zusammenhängen. Die »Denk-Verstopfung« lässt sich leicht auch an der Sprache ablesen, die dann zerhackt, ohne Sprachfluss, mit vielen Füllwörtern oder -silben angereichert sein kann und es dem Zuhörer schwer macht, den geäußerten Gedanken zu folgen.

Konflikte bearbeiten, loslassen, abgeben

Wenn man solche Zusammenhänge akzeptiert, liegen die Therapiemöglichkeiten auf der Hand. Natürlich können eine ballaststofffreiche Nahrung und eine genügende Trinkmenge schon Besserung bringen. Aber in den meisten Fällen muss auch auf den anderen Ebenen etwas geschehen. Der Reizdarmpatient muss lernen, seine Innenwelt zu äu-

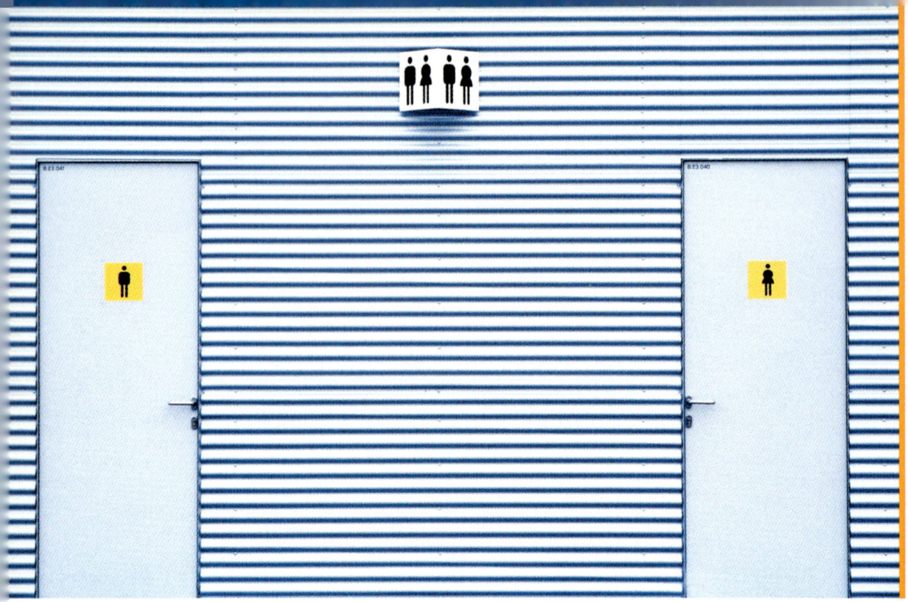

Der Darm und sein Funktionieren stehen in direktem Zusammenhang mit unserer Art, der Außenwelt zu begegnen. Sind wir eher introvertiert oder extrovertiert? Neigen wir zu Durchfall oder Verstopfung?

ßern, also »auszuscheiden«. Er muss Konflikte bearbeiten lernen, er muss der Hektik einen geregelten Tages- und vor allem Arbeitsablauf entgegensetzen und dabei darauf achten, wenigstens einmal am Tag eine wirkliche Pause einzulegen, in der alles von außen Andrängende draußen bleiben muss und wirklich entspannte Ruhe eintritt.
Ein Mensch, der an Verstopfung leidet, muss lernen, auch einmal loszulassen oder abzugeben. Beispielsweise kann man einüben, sich bewusst von Sachen zu trennen, die man schon lange aufbewahrt hat, obwohl man sie offensichtlich nicht mehr braucht. Und zwar nicht, indem man sie einfach wegwirft oder entsorgt, sondern indem man sie gezielt verschenkt! Man kann die Effektivität solcher Handlungen dadurch steigern, dass man auch Dinge verschenkt, die einem noch lieb oder wert sind, und sich dann an der Freude der Beschenkten mitfreut.
Entdecken Sie an sich die schon erwähnte charakteristische Sprachstörung, dann beginnen Sie mit kleinen Sprachübungen, deren Inhalte eher Nonsens sind, die aber einen Rhythmus und Klang haben, der trägt.

Hier einige Beispiele:

- »Nimm nicht Nonnen in nimmermüde Mühlen.«
- »Tritt dort die Türe ein, giftiger, geifernder, galliger Gauch.«
- »Zuwider zwingen zwar zu wenig zwanzig Zwerge, die sehnige Krebse sicher suchend schmausen, das schmatzende Schmachter schmiegsam, schnellstens schnurrig schnalzen.«

Solche Wortgebilde können Sie immer wieder laut und immer schneller und dann auch wieder langsamer sprechen, ohne zu stocken und insbesondere, ohne sich dabei etwas zu denken. Sie können die Wirkung verstärken, indem Sie dazu im Zimmer umherschreiten. Häufiger durchgeführt wirken sich solche Übungen auch auf die Darmfunktion aus und lösen auch dort die Verstockung.

Darm: Ort der Begegnung mit der Außenwelt

Der Darm ist ein wichtiger Ort unserer Begegnung mit der Welt, jede Darmstörung bedeutet deshalb auch eine Störung der Beziehung zur Außenwelt. In der Psychologie kennt man zwei Arten, sich mit der Außenwelt auseinander zu setzen: die introvertierte und die extrovertierte.
Wenn jemand zu introvertiert ist, dann kapselt er sich ab, behält alles bei sich oder schluckt emotional alles hinunter. Das fördert die Verstopfung.
Das Gegenteil entspricht im Körperlichen dem Durchfall und macht ebenfalls nicht gerade beziehungsfähig. Auch hier gelingt der Ausgleich zwischen Nähe und Distanz nicht. Ist man zu stark nach außen gerichtet, verdaut man die Erlebnisse nicht vollständig, nimmt sie nicht angemessen auf, ist tendenziell zu sehr »außer sich«. Bei zu viel Geöffnetsein fehlt die Distanz zur Außenwelt, man lässt sie viel zu stark auf sich einwirken, wehrt sie nicht genügend ab und wird von ihr zu sehr beeindruckt.
Jede Wechselbeziehung zur Welt, also zu Menschen, Natur und Kosmos, wird durch zwei zentrale Seelenkräfte geprägt: Sympathie und Antipathie. Mit der Sympathie suchen wir die Nähe zum Anderen, das Verbindende. Die natürliche und vor allem gesunde Reaktion darauf ist aber, sich wieder zurückzuziehen, man selbst zu sein, wieder zu sich zu kommen – allerdings bereichert durch das Erlebnis der Begegnung. Das Zurückweichen bewirkt die Antipathie, die – richtig aufgefasst – keineswegs eine unsympathische Eigenart ist, sondern die durchaus notwendige zweite Seite einer jeden Begegnung.
Die Gesundheit liegt in der Balance beider Eigenschaften, einem ausgeglichenen Pendeln zwischen Zuneigung (Sympathie) und Abneigung (Antipathie), einem In-die-Welt-Gehen und wieder Bei-sich-Sein.
Dem nervösen, zu Durchfällen neigenden Menschen fehlt überwiegend Letzteres, er ist tendenziell mehr »die Welt außerhalb seiner selbst« als wirklich er selbst, er agiert zu einseitig sympathisierend. Insofern kann

ein einfaches Stopfen mit Arzneimitteln nur eine vorübergehende Linderung herbeiführen, es ist jedoch niemals eine echte Therapie.
Wie kann man aber dem nervösen Durchfall sinnvoller begegnen? Indem man »zu sich kommt« und dann »bei sich bleibt« oder die Fähigkeit zur Antipathie entwickelt, das positive Sich-Abgrenzen.

Interesse entwickeln, Konzentration steigern

Ein vermittelndes Element für ein gesundes Verhältnis von Sympathie und Antipathie ist das Interesse. Das heißt ja wörtlich übersetzt »Dazwischensein«, also den Ruhepunkt einer pendelnden Waage einzunehmen, durch den der Zeiger immer hin- und herwandert, ohne jemals dort zu verweilen. Der erste Schritt zur Therapie besteht hier demnach darin, Interesse zu entwickeln!

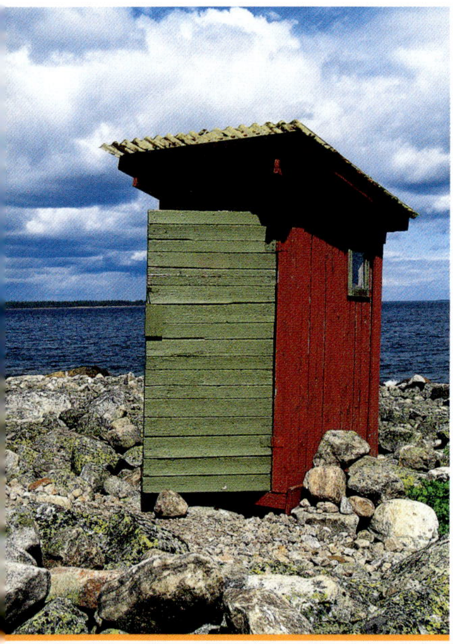

Einfache Übungen können helfen, einen nervösen Darm ins Lot zu bringen – zum Beispiel die konzentrierte Beobachtung der Natur.

Am einfachsten kann man das mit Hilfe von Naturstudien üben. Suchen Sie beispielsweise immer wieder die gleiche Pflanze auf und prägen sich alle Eindrücke ein, die sie bei Ihnen hinterlässt – bis Sie versuchen können, sich diese Pflanze mit geschlossenen Augen möglichst exakt vorzustellen. Anschließend vergleichen Sie das innere Bild mit der Wirklichkeit. Wiederholen Sie das so oft, bis Ihr Bild und die Wirklichkeit identisch sind. (Diese Übung kann man auch mit einem Gegenstand machen, beispielsweise einem Bergkristall.) Noch intensiver wirkt diese Übung, wenn man versucht, das Objekt zu zeichnen. Wählen Sie aber dazu Motive, die Sie zeichnerisch nicht überfordern. Neben dem Interesse stärkt diese Übung darüber hinaus auch die Konzentration.
Natürlich fällt es den Menschen unserer Zeit in der Regel schwer, sich für eine solche Übungswelt Zeit zu nehmen. Denn der Griff zur Tablette ist ja viel einfacher und bequemer. Aber vielleicht haben Sie beim Lesen entdeckt, wie viel sinnvoller es ist – und letztlich auch befriedigender –, den eigenen Weg zur Überwindung von Einseitigkeiten zu finden.

Blasenschwäche und Reizblase

Viele Unterschiede zwischen Männern und Frauen sind zwar mit der Zeit geringer geworden, es gibt aber Bereiche, die für jede Emanzipation unerreichbar bleiben. Im besonderen Maße gilt dies für alles, was mit dem Unterleib zu tun hat.

So wie öffentliche Toiletten nach Geschlechtern getrennt sind, teilt sich deshalb auch dieses Kapitel in zwei Bereiche, einen Teil, in dem es vor allem um Frauenprobleme geht, und einen, der reine Männersache ist. Denn auch wenn Männer und Frauen beim Wasserlassen ähnliche Probleme haben, stecken dahinter in der Regel unterschiedliche Ursachen. Entsprechend unterschiedlich werden sie auch behandelt: Bei der ärztlichen Versorgung der weiblichen Probleme mit der Wasserausscheidung sind Gynäkologen zuständig, für die männlichen Beschwerden die Urologen. Erst bei der Frage, was sich als tiefere Ursache hinter dem Signal verbirgt, kommen Frauen und Männer wieder zusammen.

Unwillkürlicher Harnabgang – ein häufiges Leiden

Die Fähigkeit, seine Wasserentleerung willentlich zu kontrollieren, erlernen Mädchen und Jungen in den ersten Lebensjahren. Wie Statistiken zeigen, geht sie aber bei manchen schon nach wenigen Jahrzehnten wieder zurück. Jeder dritte Erwachsene über 40 Jahre nämlich hat Probleme mit der Harnkontrolle, bei den über 60-Jährigen ist die Harninkontinenz (so der medizinische Ausdruck für unwillkürlichen Harnabgang) die häufigste Erkrankung überhaupt. Das ist für die Betroffenen nicht nur sehr unangenehm, sondern meist auch äußerst peinlich, was auf der einen Seite bedingt ist durch die Nähe der Harnwegsorgane zu den Geschlechtsorganen, auf der anderen Seite aber auch mit der Vorstellung zu tun hat, der Verlust der Kontrolle über die Ausscheidungen bedeute auch einen Verlust der für das Erwachsensein so wichtigen Selbstbestimmung. Außerdem schränkt die Harninkontinenz den Tagesablauf der meisten Betroffenen massiv ein. Sie fühlen sich genötigt, sich stets in der Nähe einer Toilette aufzuhalten, und dort, wo es nicht geht, das Problem wenigstens dadurch im Griff zu behalten, dass sie nichts trinken. Oft verstärkt aber gerade die Trinkenthaltung die Schwierigkeiten, die man bei der Wasserausscheidung hat.

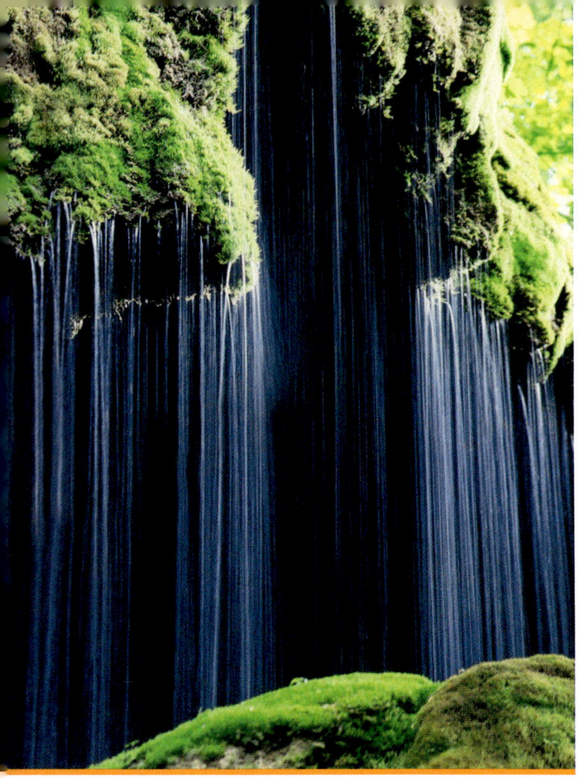

Bei über 60-Jährigen ist Harninkontinenz die häufigste Erkrankung. Doch um den Harnfluss wieder unter Kontrolle zu bringen, können Betroffene eine Menge tun.

Ausscheidung – gesteuert vom Nervensystem

Fangen wir bei den Frauen an. Die elastische Harnblase befindet sich im Unterbauch, unmittelbar vor der Gebärmutter, und mündet in die nach unten gerichtete Harnröhre. Der in der Harnblase gesammelte Urin wird die meiste Zeit mit Hilfe eines am Blasenhals sitzenden Schließmuskels am Abfließen gehindert. Während sich also die Blase nicht verkrampfen darf (sonst könnte sie sich nicht dehnen und bis zu einem halben Liter Urin fassen), muss der Schließmuskel seine volle Spannungskraft einsetzen, um den Blasenhals geschlossen zu halten. Dabei wird er von der Beckenbodenmuskulatur unterstützt.

Während des Wasserlassens kehren sich die Verhältnisse um: Zuerst müssen sich Schließmuskel und Beckenbodenmuskulatur entspannen und so den Weg frei machen. Gleichzeitig wird die Blase aktiv und sorgt durch kräftiges Zusammenziehen für eine gründliche Entleerung. Es sollte kein Restharn übrig bleiben, denn der könnte die Nieren schädigen.

Das alles klappt nur dann reibungslos, wenn der Körper im Stande ist, auf engstem Raum gegenläufige Spannungszustände zu erzeugen. Und das geht natürlich nicht ohne die Koordination durch das Nervensystem. Die Nervenimpulse, die das Nervensystem dabei zu verarbeiten hat, werden allerdings nur zum Teil willentlich gesteuert. Die Verbindung zwischen Gehirn und Harnblase beziehungsweise Harnröhre ist außerdem nicht einseitig, sondern funktioniert in beide Richtungen: Der Kopf sollte zwar den Zeitpunkt der Entleerung bestimmen, wann sie aber nötig

ist, das erfährt er durch die in der Blase sitzenden Meldestellen (Rezeptoren) des vegetativen Nervensystems. Diese erzeugen den Harndrang, werden aber nicht nur von der Harnmenge in der Harnblase, sondern auch von unseren Emotionen beeinflusst, weil An- oder Entspannung, unabhängig davon, in welchem Bereich sie stattfindet, grundsätzlich über die gleichen Mechanismen funktioniert.
Auf diese Weise findet auch bei einer scheinbar so mechanischen Angelegenheit wie der Wasserentleerung in Wirklichkeit ein hochgradig vernetzter Vorgang statt, an dem alle Schichten des Menschen, sein Körper, sein Wille und seine Psyche ihren Anteil haben.

Ursachen für Harninkontinenz

Wenn es mit dem Wasserhalten nicht problemlos klappt, kann dies unterschiedliche Ursachen haben:

› Der Schließmuskel und die Beckenbodenmuskulatur haben nicht die notwendige Haltekraft.
Mit zunehmendem Alter verliert die Muskulatur überall im Körper an Spannkraft, eine angeborene Bindegewebsschwäche oder mehrere Geburten können sich zusätzlich bemerkbar machen. Dann reicht schon ein etwas stärkerer mechanischer Reiz im Bauchbereich aus, wie er beim Husten, Lachen oder beim Tragen von Lasten entsteht, um den Verschluss der Harnblase undicht werden zu lassen.

› Der Informationsfluss zwischen Gehirn und Blase beziehungsweise Harnröhre ist gestört.
Die Empfindlichkeit der Harnblase kann sich nach einer Infektion der Harnausscheidungsorgane erhöhen, Ähnliches passiert auch in Folge einer allgemeinen Überreizung des Organismus. Seelische Spannungen machen sich auf diese Weise auch an der Blase bemerkbar, weil alle Spannungs- und Entspannungszustände, körperliche wie seelische, über die gleichen biochemischen Mechanismen laufen.
Deshalb kommt es bei bestimmten Nervenleiden, bei denen die Informationsverarbeitung gestört ist (zum Beispiel der Alzheimer-Krankheit), auch zu Störungen der Wasserausscheidung. Das Gleiche gilt für die Einnahme von Medikamenten, die in die körperlichen oder seelischen Entspannungsmechanismen eingreifen, so bestimmte Hochdruckmittel, Psychopharmaka oder synthetische Schlafmittel (Hypnotika).

Was hilft bei Problemen der Frau?

Die meisten Frauen scheuen sich darüber zu sprechen, wenn sie Probleme mit dem Wasserhalten haben. Auch beim Gynäkologen fällt es vielen schwer. Wenn Ihre Beschwerden aber stark ausgeprägt sind oder sich spürbar verschlimmern, sollten Sie Ihre Scham überwinden und sich so schnell wie möglich beraten lassen. Denn ohne wirksame Gegenmaßnahmen wird die Sache nicht besser. Der Arzt kann Ihnen Medikamente zur Stärkung der Spannkraft des Schließmuskels verordnen – die natürlich nicht ohne Nebenwirkungen sind (sie erhöhen den Blutdruck) – oder eine Operation vorschlagen. Auch die kann das Problem allerdings nicht immer aus der Welt schaffen, wird aber in jedem Fall verhindern können, dass sich Ihr Zustand verschlechtert.
Wie erfolgreich ein Eingriff letztlich ist, das entscheiden Sie mit. Denn langfristige Erfolge sind vor allem von Ihrem Verhalten abhängig. Auch oder gerade nach einer Operation sind die aufgeführten Verhaltensmaßnahmen (siehe die folgenden Abschnitte) besonders wichtig.

Den Beckenboden stärken

Wenn Ihre Beschwerden nicht allzu stark ausgeprägt sind, können Sie sich auch selbst helfen – die Beckenbodenmuskulatur lässt sich nämlich wirksam trainieren. Allerdings wird das nicht ohne Mühe und Ausdauer gehen. Probieren Sie es aus! Es sind sogar Fälle bekannt, in denen auch ernstere Beschwerden durch gezieltes Training gelindert wurden.
Die Übungen sind einfach, müssen aber regelmäßig mehrmals täglich ausgeführt werden. Um sie richtig zu erlernen, sollten Sie zunächst einen Kurs besuchen oder an einer Gymnastikgruppe teilnehmen, denn nur unter sachkundiger Anleitung entwickeln Sie das richtige Gefühl für die einzelnen Muskelpartien. Beckenbodengymnastik ist grundsätzlich für alle Frauen empfehlenswert, auch für die, die (noch) keine Probleme haben. Sie eignet sich zur Prophylaxe der Inkontinenz ebenso wie zur Stabilisierung nach einer Operation oder einer Entbindung.
Für einige Wochen kann ein Physiotherapeut zusätzlich die Vibrationstherapie durchführen. Wie Untersuchungen gezeigt haben, sind mit der Kombination aus Beckenbodengymnastik und Vibrationstherapie die besten Erfolge zu erzielen.

Entspannung und Toilettentraining

Die Mediziner unterscheiden zwar bei der Diagnose zwischen der Stress- und der Dranginkontinenz, für Ihren Umgang mit dem Problem aber ist diese Unterscheidung eher erschwerend. Verwirrenderweise wird die Stressinkontinenz als der ungewollte Verlust von Harn durch einen mechanischen Reiz oder in Folge körperlicher Belastung bezeichnet, während unter Dranginkontinenz ausgerechnet der unangenehme Drang zu verstehen ist, der vor allem durch seelische Faktoren wie Stress zustande kommt. Es gibt aber kaum eine Frau, die nur wegen mechanischer Probleme oder ausschließlich stressbedingt unwillkürlich Harn verliert.
Deshalb gehören zu jeder (Selbst-)Behandlung Maßnahmen, die beide Bereiche berücksichtigen: also Beckenbodengymnastik *und* Entspannungsübungen (siehe ab Seite 177) *und* Toilettentraining.
Toilettentraining funktioniert so: Gehen Sie bewusst alle zwei Stunden auf die Toilette, auch wenn Sie nicht das Gefühl haben, gerade jetzt zu müssen, und versuchen Sie in der Zwischenzeit, in dem Bewusstsein, die Blase kann noch nicht gefüllt sein, das Wasser zurückzuhalten.
Trinken Sie außerdem in jedem Falle genug, auch dann, wenn Sie unterwegs sind, denn sonst ist Ihre Niere gefährdet. Unter Flüssigkeitsmangel würden aber auch andere wichtige Körperfunktionen wie der Kreislauf oder die Verdauung leiden. Der Körper lässt sich auf Dauer sowieso nicht überlisten: Wird ihm weniger Flüssigkeit zugeführt, entwickelt er eben bei geringeren Harnmengen einen Harndrang. Worauf Sie dagegen unterwegs verzichten sollten, ist Kaffee, denn der verstärkt den Drang unnötig.

Was Männer und Frauen bei Problemen mit dem Wasserhalten meiden sollten

- Alkohol
- scharfe Gewürze
- große, rasch konsumierte Trinkmengen
- kalte Getränke
- langes Sitzen
- Kälte
- bestimmte Arzneimittel
- Verdauungsprobleme

Was hilft bei Problemen des Mannes?

Das meiste, was zum Problem des Wasser*haltens* bei Frauen gesagt wurde, trifft auch für Männer zu. Auch sie können eine schwache Beckenbodenmuskulatur haben oder unter Stress einen Harndrang entwickeln, der nicht der Harnmenge in ihrer Blase entspricht. Und auch sie sollten, wenn sie unter einer Reizblase leiden, Maßnahmen wie Beckenbodengymnastik, Toilettentraining oder Entspannungsübungen in ihren Tagesablauf einbauen. Obwohl aber Männer vergleichbar häufig Probleme beim Wasserlassen haben (zwischen dem 50. und 70. Lebensjahr sogar deutlich häufiger als Frauen), ist bei ihnen wesentlich seltener die Reizblase der Grund dafür. Die häufigste Ursache, warum sich Männer beim Wasser*lassen* schwer tun, ist vielmehr eine gutartige Prostatavergrößerung, die benigne Prostatahyperplasie (BPH).

Als eine erste Orientierungshilfe für die Diagnose haben Urologen für Männer mit Problemen beim Wasserlassen nebenstehenden Fragebogen entwickelt. Die Antworten zeigen auch die Schwere der Erkrankung an. Wenn Sie also die Fragen in regelmäßigen Abständen über einen längeren Zeitraum beantworten, können Sie mit Hilfe der Antworten auch feststellen, ob und inwieweit sich Ihr Zustand verschlechtert.

Typisch für die gutartige BPH ist ein starker Harndrang, der plötzlich auftritt, wenn man aber zur Toilette geht, entleert sich der Harn nur verzögert oder nicht ausreichend. Das ist umso quälender, als sich dieser Vorgang mit der Zeit immer mehr hochschaukelt: Während sich das subjektive Bedürfnis, Wasser lassen zu müssen, immer dringender bemerkbar macht, bereitet die Entleerung mehr und mehr Probleme.

Die Prostata ist normalerweise eine etwa kastaniengroße Drüse, die wie ein Ring die Harnröhre umgibt. Sie produziert die Samenflüssigkeit und sorgt auch für die Beweglichkeit der Spermien. Etwa vom 40. Lebensjahr an entwickelt sich bei den meisten Männern ohne einen erkennbaren äußeren Anlass eine Vergrößerung der Vorsteherdrüse. Sie kann dabei – was allerdings selten ist – bis zur Größe einer Orange anwachsen.

Dieser Prozess betrifft praktisch jeden Mann und ist zunächst kein Grund für eine übermäßige Beunruhigung. Denn eine Entartung der vergrößerten Prostata, also der Prostatakrebs, ist selten und tritt meist erst im hohen Alter auf, in dem Tumore nur noch langsam wachsen. Prostatakrebs lässt sich außerdem operativ gut entfernen.

Fragebogen für Männer

Wie oft während der letzten Woche ...

	nie	seltener als in 1 von 5 Fällen	seltener als in 1 von 2 Fällen	ungefähr in einem zweiten Fall	öfter als in 1 von 2 Fällen	fast immer
... hatten Sie das Gefühl, dass Ihre Blase nach dem Wasserlassen nicht ganz entleert war?	0	1	2	3	4	5
... mussten Sie in weniger als zwei Stunden ein zweites Mal zur Toilette?	0	1	2	3	4	5
... mussten Sie beim Wasserlassen mehrmals aufhören und wieder neu beginnen?	0	1	2	3	4	5
... hatten Sie Schwierigkeiten, das Wasserlassen zu verzögern?	0	1	2	3	4	5
... hatten Sie beim Wasserlassen einen schwachen Strahl?	0	1	2	3	4	5
... mussten Sie sich anstrengen, um mit dem Wasserlassen zu beginnen?	0	1	2	3	4	5

Auswertung: Wenn Ihre Antworten 7 Punkte oder mehr ergeben, sollten Sie etwas unternehmen. Am besten wäre es, zunächst einen Urologen aufzusuchen, damit er eine sichere Diagnose stellt. Denn nur er kann eine schwerwiegende Erkrankung wie den Prostatakrebs als Ursache der Beschwerden ausschließen.

Allerdings sollten Sie auch die gutartige Prostatavergrößerung nicht unbehandelt lassen, denn wenn die Prostata eine bestimmte Größe überschreitet, wird es in diesem sensiblen Bereich zwangsläufig zu eng. Sie drückt dann vor allem auf die Harnblase und verengt den Kanal, der für den Wasserstrahl zur Verfügung steht. Ist die Prostata also sehr groß geworden, hilft schließlich nur noch eine Operation.
So weit braucht es aber nicht zu kommen. Eine frühzeitige medikamentöse Therapie kann nämlich in der Mehrzahl der Fälle das Fortschreiten der Beschwerden verhindern oder deutlich verlangsamen und so eine Operation oft überflüssig machen. Ein solcher operativer Eingriff ist immer mit einem Risiko verbunden, das man sich, wenn möglich, ersparen sollte. Wobei nicht die von vielen so gefürchtete Narkose oder die Belastung durch den Eingriff das Hauptproblem darstellen, denn die Operationstechnik ist heute so weit entwickelt, dass solche Risiken verschwindend klein geworden sind. Die wirklichen Probleme zeigen sich meist erst hinterher. Bei einem Teil der Patienten bringt nämlich die operative Verkleinerung der Prostata nicht den erhofften Effekt beim Wasserlassen, dafür haben sie aber hinterher mit Potenzproblemen zu kämpfen. Und das kann belastender sein als die vorherigen Beschwerden.
Einer der Gründe, warum die Operation die Beschwerden nicht immer sicher beseitigt, liegt in der geschilderten Vernetzung des Organismus. Die Schwere der Beschwerden beim Wasserlassen hängt deshalb nicht zwangsläufig mit der Größe der Prostata zusammen. Das heißt, dass auch Patienten mit einer relativ kleinen Prostata starke Beschwerden haben können und umgekehrt. Die Reaktion des Organismus ist hier sehr individuell, entsprechend individuell sollte auch die Behandlung sein.

Pflanzliche Arzneimittel

In der medikamentösen Behandlung der BPH haben sich pflanzliche Arzneimittel gut bewährt, vor allem Extrakte aus Kürbiskernen, Sägepalme und Brennnessel. Sie eignen sich nicht nur zur Behandlung der BPH in den Stadien I und II, also bei leichteren Beschwerden, sondern auch zur Prophylaxe; sie sind ohne Rezept in Apotheken erhältlich.
Wer dagegen versucht, nur mit Kürbiskernen, Kürbiskernöl oder anderen Nahrungsergänzungsmitteln sein Prostataproblem in den Griff zu bekommen, wird enttäuscht werden.

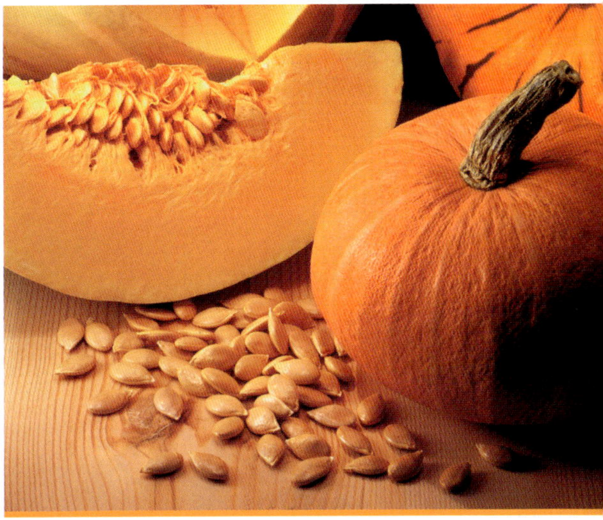

Extrakte aus Kürbiskernen – in Kombination mit Wirkstoffen der Sägepalme und der Brennnessel – helfen bei leichteren Prostatabeschwerden.

Bei der Auswahl eines Naturheilmittels muss man überdies besonders kritisch vorgehen, weil es neben hervorragenden Präparaten auch viele Produkte gibt, die ihren Preis nicht wert sind.
Wie Untersuchungen gezeigt haben, führen die Phytopharmaka zwar nicht zu einer Verkleinerung der Prostata, den Harndrang aber beeinflussen sie positiv. Und das ist für das Befinden des Betroffenen das Entscheidende. Außerdem sind diese Medikamente besonders gut verträglich, was bei einer Langzeitbehandlung – und BPH muss man lebenslang behandeln – natürlich ganz besonders wichtig ist.
Welches der Präparate für Sie am besten geeignet ist, müssen Sie (vielleicht mit der Unterstützung Ihres Arztes oder Ihres Apothekers) einfach ausprobieren. Wissenschaftlich am besten untersucht ist jedenfalls eine Kombination aus Sägepalme und Brennnessel. Hiermit sind auch klinische Studien durchgeführt worden, welche die Wirksamkeit belegen. In einer Vergleichsstudie hat sich das pflanzliche Arzneimittel sogar als ebenso wirksam gezeigt wie Finasterid (siehe unten), aber es ist deutlich besser verträglich.

Chemische Präparate

Die chemischen Präparate, die heute gegen BPH verordnet werden, gehören im Wesentlichen zu zwei Substanzklassen. Sie sind entweder α-Rezeptorenblocker oder 5α-Reduktasehemmer.
α-Rezeptorenblocker erleichtern das Wasserlassen spürbar. Als aber Wissenschaftler nachmessen wollten, um wie viel sich der Harnstrahl durch diese Therapie verstärkte, waren sie enttäuscht. Weder wurde der Harnstrahl stärker, noch hat sich die Größe der Prostata verändert.

Dafür verursachen diese Medikamente aber zum Teil gefährliche Nebenwirkungen. α-Rezeptorenblocker stammen ursprünglich aus der Bluthochdrucktherapie (wo sie nicht mehr verwendet werden) und haben Auswirkungen auch auf Herz und Kreislauf. Herzpatienten (und das sind heutzutage die meisten Menschen über 65 Jahren) wird deshalb von der Einnahme solcher Präparate abgeraten. Sie führen außerdem zu Schwindel, Abgeschlagenheit, Kopfschmerzen oder grippalen Symptomen.
5α-Reduktasehemmer, auch unter dem Namen Finasterid bekannt, bewirken im Unterschied zu allen anderen Medikamenten tatsächlich eine Verkleinerung der wuchernden Prostata. Aber zu welchem Preis! Bei vielen Männern verursachen sie Potenzstörungen und führen zu einer Abnahme der Samenproduktion und der Fähigkeit, einen Orgasmus zu erleben. In seltenen Fällen können sie auch eine Brustvergrößerung verursachen oder Brustschmerzen auslösen. Dass es in den Empfehlungen der Deutschen Urologen für Ärzte trotzdem heißt, »schwere Nebenwirkungen treten unter Finasterid nicht auf«, gehört zu den Absurditäten, die zeigen, wie sehr sich die medizinische Wissenschaft von den Bedürfnissen der Patienten entfernt hat.

Was verbirgt sich hinter dem Signal?

Die Harnblase ist ein wunderliches Organ: Scheinbar nur Vorratsgefäß für den zur Ausscheidung bestimmten, von den Nieren produzierten Harn, ist sie unserem Bewusstsein auffällig nahe, im Unterschied zu den scheinbar viel wichtigeren Nieren. Und sie ist wohl auch der Seele sehr nahe, jedenfalls machen sich seelische Einflüsse rasch an ihr bemerkbar, meistens als Harndrang oder Völlegefühl, auch wenn der Inhalt gering ist. Und da sind wir schon bei der Reizblase: Genau das ist ihre Symptomatik. Jeder kennt solche Probleme in speziellen psychischen Anspannungssituationen, als Teil eines Lampenfiebers zum Beispiel, vor einem Examen, einer Prüfung oder einem Vorstellungsgespräch. Bei der Reizblase ist dieser Zustand jedoch auch ohne äußere Anlässe da und kann die Befindlichkeit erheblich beeinträchtigen.
Die Blase ist ein Hohlorgan, dessen Entleerung dem Bewusstsein, dem Willen unterliegt. Das Willentliche ist beim Menschen hier sehr stark ausgeprägt und in unserer Kultur mit einem deutlichen Schamgefühl verbunden. Die Toilette ist daher mehr als nur eine Errungenschaft der

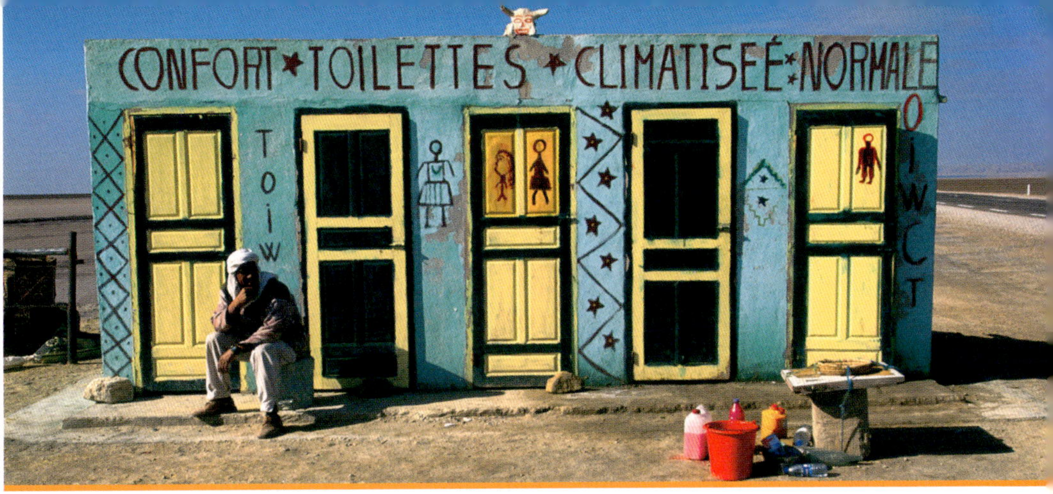

Heute ist sie nahezu jederorts eine Selbstverständlichkeit, vor wenigen Jahrzehnten war sie noch ein Privileg für Höhergestellte: die Toilette.

Zivilisation, sie ist geradezu symbolisch für unseren Lebensstil. Als Einrichtung ist ja der Ort, zu dem der Kaiser zu Fuß geht, erst wenige hundert Jahre alt; zunächst war die Toilette nur etwas für Auserwählte, wie noch in manchen Burgen und Schlössern zu sehen ist. In Finnland übrigens soll es immer noch Gemeinschaftstoiletten für Familien geben.

Seele und Harnblase – wie ist die Verbindung?

Das Phänomen, für die Entleerungen allein sein zu wollen, und die damit verbundene Scham führen uns zu einem tieferen Verständnis, wie die Seele mit der Harnblase (und ähnlich auch dem Mastdarm) zusammenwirkt. Sie hat offensichtlich mit der Besonderheit unserer Individualität zu tun. Wir wollen uns nicht in unserer Schwäche zeigen, unserer Unvollkommenheit, zugleich aber auch nicht in unserem wirklichen Sein. Insofern ist die Blase eigentlich ein sehr unserem Geistigen, dem Ich, zugeordnetes Organ – und deshalb wohl auch so nahe am Bewusstsein und dem Willen. Sie ist der Ort, an dem unser Ich den Wechsel vom Sich-Zeigen und Sich-Verbergen am unmittelbarsten vollzieht.
Bei der Reizblase dominiert das Bewusstsein und somit das Nach-außen-Treten. Sie ist halbbewusster Ausdruck, wahrgenommen sein zu wollen, Aufmerksamkeit zu bekommen. Zugleich aber auch Ausdruck einer Unfähigkeit oder zumindest der Scheu, als der oder die gesehen zu werden, der oder die man ist. In der Symptomatik der Reizblase offenbart sich deshalb auch die Schwierigkeit der eigenen Identität, »Ja« zu sich zu sagen und das auch öffentlich zu bekunden.

Aber die Medaille hat auch eine Kehrseite. Wir müssen auch die Fähigkeit entwickeln, unsere Besonderheit, unsere Intimität zu schützen, das heißt, uns in bestimmten Situationen auch zu verbergen, wenn wir uns nicht verlieren wollen. Und das ist die konstruktive Aufgabe der Scham. Zurzeit erleben wir aber – vor allem dank der Medien – eine Zeit großer Schamlosigkeit. Im tieferen Sinne des Wortes prostituieren sich täglich viele Menschen, um von den Medien – und damit von ihren Mitmenschen – wahrgenommen zu werden.

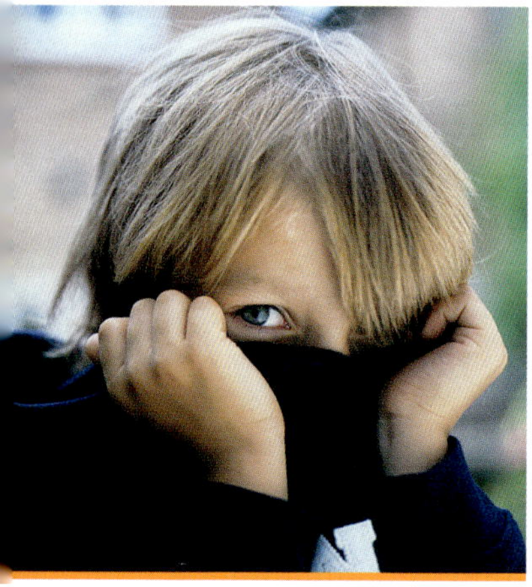

Je mehr sich die Persönlichkeit herausbildet, desto mehr entwickeln sich auch Scheu und Scham.

Scham entwickelt sich im Laufe des Lebens

Scham ist, aus der seelischen Perspektive betrachtet, außerdem eine weibliche Eigenschaft. Sie steht für die weiblichen Anteile im Menschen, auch im Mann. Ein Neugeborenes, auch ein Kleinkind, kennt keine Scham, diese tritt erst allmählich in Erscheinung, so wie sich die Persönlichkeit herausbildet – nämlich zunächst als ein Fremdeln, dann als Scheu und schließlich als Scham. Das entspricht real der Ich-Entwicklung oder der Individuation, die in vollem Umfang eben erst nach der Pubertät abgeschlossen ist. Zu wenig Scham läuft stets auch auf eine Zurückweisung des Weiblichen hinaus.

Suchen Sie den Weg zu sich selbst

So berechtigt die symptomatischen Therapien der Reizblase als Erste-Hilfe-Maßnahme sind, so klar ist auch, dass Sie die lästigen, manchmal auch quälenden Beschwerden dauerhaft nur dann ändern können, wenn Sie mit sich selbst über ein wichtiges Thema ins Gespräch kommen. Sie müssen herausfinden, was Sie daran hindert, so vor die Welt und die Menschen zu treten, wie Sie sind oder auch sein wollen.
Wahrscheinlich brauchen Sie dazu einen Helfer oder Partner, denn diese Reise zum Ich ist selten einfach. Aber es ist doch in jedem Fall die Zeit der Individualität angebrochen, der Eigen- oder Besonderheit jedes Menschen, seiner Art zu leben und sein Leben zu gestalten, völlig für sich und auch in Gemeinschaft.

Gelenkprobleme

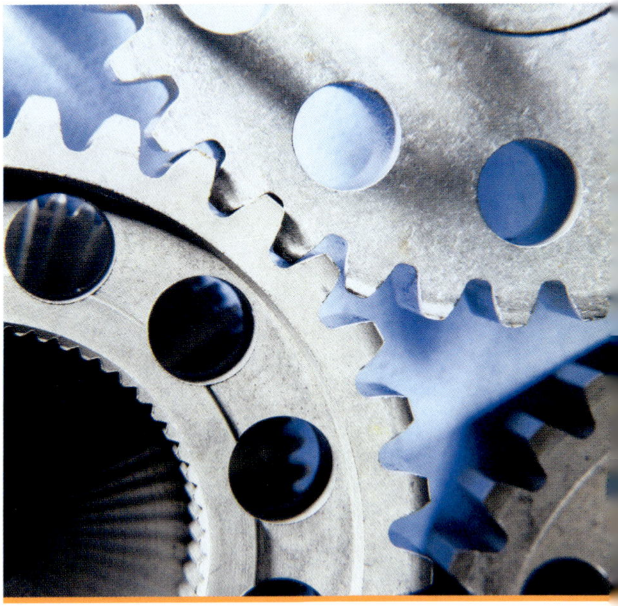

Unser Bewegungsapparat ist optimal koordiniert. Und er steht niemals vollkommen still. Das komplexe System ist selbst im Schlaf aktiv.

Jede kleinste Bewegung, die unser Körper bewusst vollzieht, ist eine logistische Meisterleistung, das Ergebnis einer erfolgreichen Zusammenarbeit von mehreren, sehr unterschiedlichen Systemen.

Auch wenn wir nur den kleinen Finger heben, haben wir gleichzeitig das Knochengerüst beansprucht, das Muskelsystem belastet, das Nervensystem beschäftigt und meist auch die Psyche zum Ausdruck gebracht. Und dies alles gut koordiniert.

Knochen: Baustellen ein Leben lang

Zu den Besonderheiten des Bewegungsapparats gehört es außerdem, dass er keine Ruhe kennt, auch dann nicht, wenn man regungslos im Bett liegt. Das fängt schon bei den Knochen an: Ein Knochen ist eine ewige Baustelle. Nicht nur in der Kindheit, während des Wachstums, sondern bis ins hohe Alter hinein sind in den Knochen Zellen tätig, die für deren ständigen Aufbau sorgen (Osteoblasten). Gleichzeitig sind hier aber auch andere Zellen am Werk (Osteoklasten), die ebenso beständig Knochensubstanz abbauen. Die beiden Gruppen arbeiten allerdings nicht gegeneinander, sondern ergänzen einander auf sinnvolle Weise. Nur durch ihr Zusammenwirken bleibt der Knochen in Form und kann sich ständig erneuern. Auch die Zellen also, die für den Knochenabbau zuständig sind, leisten einen positiven Beitrag zur Knochengesundheit.
In der Wachstumsphase sind die Knochenbildner natürlich die aktiveren, später ziehen Osteoklasten nach. Beide Prozesse müssen aber im Gleichgewicht bleiben, sonst verliert der Knochen seine Druckfestigkeit von 15 Kilogramm auf einen Quadratmillimeter(!).

Als Frauenleiden gefürchtet: Osteoporose

Osteoporose, die krankhafte fortschreitende Entmineralisierung des Knochens, ist eine Krankheit, die vor allem Frauen nach der Menopause trifft. Aber auch Männer oder jüngere Frauen können darunter leiden, weil Östrogenmangel nur einer von mehreren möglichen Auslösern dieser Erkrankung ist. So kann beispielsweise auch ein schwerer Knochenbruch Osteoporose in Gang bringen.

Wenn Knochen ihre Festigkeit verlieren, liegt es immer daran, dass die Osteoblasten nicht aktiv genug waren oder dass sie nicht ausreichend Baumaterial für den Knochenaufbau hatten.

Will man Osteoporose verhindern, muss man für zwei Dinge sorgen:

› Die Osteoblasten kann man am besten durch **sportliche Betätigung** aktivieren. Hilfreich sind alle Sportarten, die Druckbelastung erzeugen – also Seilhüpfen, Trampolinspringen, Gewichtheben. Dagegen bringen Radfahren und Schwimmen dem Knochen wenig.

› Gleichzeitig muss man den Körper ausreichend mit **Kalzium** versorgen (das meiste Kalzium ist im Hartkäse enthalten) und mit **Vitamin D,** damit der Organismus das aufgenommene Kalzium auch verwerten kann. Die natürlichste Quelle von Vitamin D ist die Sonne. Wie Untersuchungen gezeigt haben, reicht bereits eine halbe Stunde Sonnenschein pro Woche, um die nötige Menge Vitamin D im Körper zu bilden. Sie sollten dazu allerdings nicht nur das Gesicht, sondern mindestens auch die Oberarme der Sonne aussetzen (ein Solarium hat leider nicht diese Wirkung).

Muskeln: Training verhindert den Abbau

Noch ausgeprägter als beim Knochen ist die ständige Ruhelosigkeit bei den Muskeln. Das merkt man nicht nur daran, dass sie sich leicht verkrampfen, sondern auch an ihrem Energieverbrauch: Je mehr Muskeln ein Mensch bewegt, desto mehr Energie verbraucht er – auch ohne sich zu bewegen oder zu belasten. Unbelastet dürfen Muskeln allerdings sowieso nicht lange bleiben, sonst bauen sie ab. Selbst Spitzensportler bezahlen jede längere Untätigkeitsphase – beispielsweise nach einer Verletzung – mit mehr oder weniger ausgeprägtem Muskelverlust. Wer also seine Muskeln erhalten oder gar aufbauen will, muss sie regelmäßig trainieren.

Nervenleitungen: der kurze Draht zum Gehirn

Die Muskulatur des Bewegungsapparats unterscheidet sich deutlich von den Muskeln anderer Körperbereiche. Wichtig ist vor allem, dass man sie – im Unterschied zum Herzmuskel oder den Darmmuskeln – willentlich steuern kann. Damit wir auch die kleinste Bewegung präzise ausführen können, ist der Bewegungsapparat mit einem dichten Netz von Nervenleitungen direkt mit dem Gehirn verbunden. Der kurze Draht hat allerdings nicht nur Vorteile: Ihm verdanken wir es auch, dass Beschwerden im Bewegungsapparat oft sehr schmerzhaft sind.

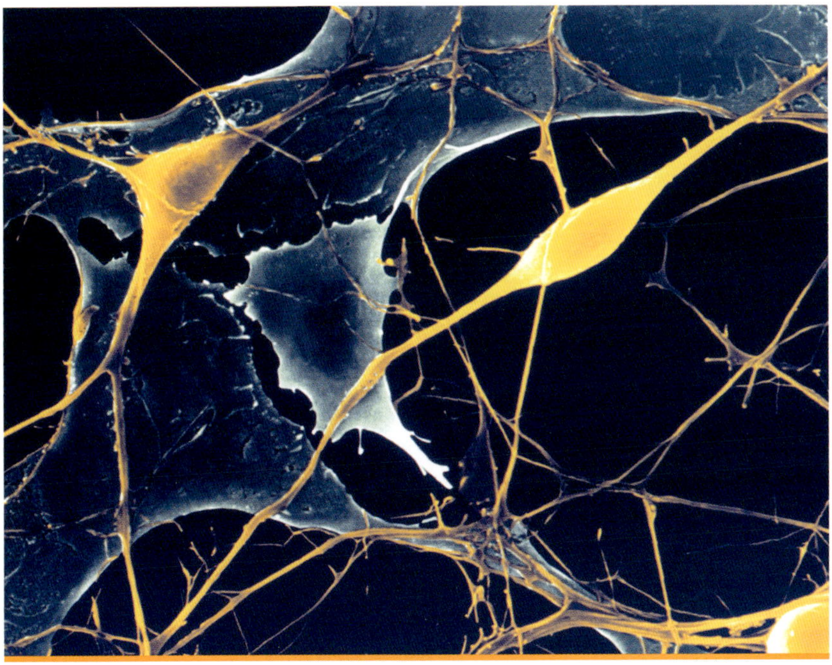

Muskeln sind durch ein dichtes Nervennetz mit dem Gehirn verbunden. Das ist der Grund, warum wir unsere Bewegungen willentlich steuern können.

Körperbau und Individualität

Wie individuell der Körperbau eines jeden Menschen ist, merkt man daran, dass man eine vertraute Person oft schon von weitem, manchmal sogar von hinten erkennt. Bereits in der Antike war man bemüht herauszufinden, ob die angeborene Körperform, also die Tatsache, dass jemand langgliedrig und hoch gewachsen oder klein und rundlich ist, auch etwas über seine »Seelenform« oder über seine gesundheitlichen Schwachpunkte verrät. Der griechische Arzt Hippokrates entwarf etwa 500 Jahre v. Chr. eine solche ganzheitliche Medizinlehre, die **Humoralpathologie,** nach der die Ursache von Krankheit in einer fehlerhaften Zusammensetzung des Blutes und anderer Körperflüssigkeiten zu suchen ist. Sie diente jahrhundertelang als Grundlage medizinischer Behandlungen. Der Aderlass beispielsweise, im Mittelalter wohl die häufigste Behandlungsmaßnahme überhaupt, gehörte auch zum Instrumentarium dieser, aus der Antike stammenden ganzheitlichen Medizinvorstellung.

Später hat man daraus die **Konstitutionslehre** entwickelt, eine Theorie, nach der zwischen der Körperform und der Funktionsweise innerer Organe – und damit auch der Anfälligkeit für bestimmte Krankheiten – ein Zusammenhang besteht. Die naturwissenschaftliche Medizin hat eine solche Betrachtungsweise bisher nur belächelt und sich stattdessen immer stärker auf Details konzentriert, beispielsweise auf einzelne Zellrezeptoren. Zu Unrecht, wie neueste Forschungen zeigen. Die Herzforschung hat nämlich inzwischen herausgefunden, dass der Körperbau tatsächlich mehr bedeutet, als nur eine optische Eigentümlichkeit. So haben zum Beispiel Menschen, deren Körperfett vor allem auf den Hüften sitzt – was meist bei Frauen der Fall ist –, ein viel geringeres Risiko, einen Herzinfarkt zu erleiden, als Menschen, deren Körperfett um die Taille herum verteilt ist.

Die Naturmedizin hat die ganzheitliche Betrachtungsweise nie aus den Augen verloren, am stärksten kommt die Konstitution des Patienten in der Homöopathie zum Tragen. Die Regeln aber, nach denen eine konstitutionsbezogene Therapie funktioniert, sind zu kompliziert, als dass sie von Laien ohne weiteres praktiziert werden könnten. Man braucht dazu eine besondere Ausbildung.

Für den Alltag kann man aus der **Konstitutionstherapie** allerdings einige sinnvolle Verhaltensregeln ableiten:

- Krank ist niemals nur ein Organ, sondern immer der ganze Mensch.
- Was für einen Menschen gesund ist, kann nicht für alle Menschen gelten; Gesundheit und ihre Erhaltung sind individuell sehr unterschiedlich. Das trifft vor allem auf Eigenschaften wie Gewicht, Beweglichkeit oder Belastbarkeit zu.
- Eine Krankheit passiert nicht einfach so, sie entwickelt sich vielmehr meist über einen längeren Zeitraum. In dieser Zeit kann man sie noch gut behandeln, ihren Ausbruch sogar vermeiden. Der wichtigste Beitrag, den Sie zur Erhaltung Ihrer Gesundheit leisten können:

Lernen Sie es, jene Signale Ihres Körpers wahrzunehmen, die auf beginnende gesundheitliche Entgleisungen hindeuten, und wirken Sie ihnen entgegen!

Was hilft?

Eine mechanische Beanspruchung verursacht immer Abnutzungserscheinungen, das ist ein physikalisches Gesetz. Im Unterschied zu einem Gegenstand aber ist ein lebendiger Organismus in der Lage, einmal entstandene Schäden mit Hilfe seiner Selbstheilungskräfte weitgehend selbstständig wieder zu beseitigen.

Die Selbstheilungskräfte durch Bewegung aktivieren

Im Bereich des Bewegungsapparats werden die Selbstheilungskräfte gerade durch die Bewegung aktiviert. Übertriebene Schonung ist deshalb keine sinnvolle Strategie gegen Gelenkbeschwerden. Im Gegenteil, die beste Vorbeugung vor Erkrankungen im ganzen Bewegungsapparat bietet eine regelmäßige moderate Bewegung.

Was bedeutet das genau? Allgemein gültig lässt sich das optimale Maß an Bewegung nicht festlegen, denn jeder Mensch ist – je nach Alter, Konstitution und momentaner Kondition – jeweils individuell belastbar. Für einen Marathonläufer kann eine Laufstrecke von 10 Kilometern durchaus maßvoll sein, während ein ungeübter Jogger schon nach 1.000 Metern die Grenzen seiner Belastbarkeit erreicht.

Das eigene Maß finden

Richten Sie sich also beim Sport ausschließlich nach Ihren individuellen Möglichkeiten und verlassen Sie sich dabei auf Ihre Erfahrungen – so finden Sie am zuverlässigsten das für Sie richtige Maß.
Vollständig werden Sie es sowieso nicht verhindern können, dass Sie trotz allem manchmal des Guten zu viel – oder auch zu wenig – tun. Abnutzungen an Gelenken sind mit zunehmendem Alter eigentlich unvermeidbar. Das bedeutet allerdings noch lange nicht, dass die Schäden automatisch spürbare Beschwerden verursachen müssen. Diese lassen sich nämlich sehr wohl vermeiden.

Die Schmerzursache klären lassen

So wie die Belastung im Gelenk nicht automatisch zur Abnutzung führt, verursachen auch Abnutzungserscheinungen nicht zwangsläufig Schmerzen. Dazu muss an der betroffenen Stelle zusätzlich das Nervensystem sensibilisiert werden. Beim akuten Schmerz ist am häufigsten ein Muskelkrampf der Auslöser.
Im Unterschied zu einer Maschine versucht der Körper nämlich, die eingeschränkte Beweglichkeit eines Gelenks immer durch vermehrte Arbeit eines anderen auszugleichen und Haltungsschäden durch Schonhaltungen aufzuwiegen. Deshalb führt die Abnutzung in einem Gelenk immer zur Mehrbelastung eines anderen und so zieht eine Fehlhaltung zwangsläufig die nächste nach sich. Ist man hier nicht aufmerksam genug, merkt man es erst dann, wenn sich die Fehlhaltung verfestigt hat. Das Ergebnis sind meist schmerzhafte Muskelverkrampfungen.
Akute Schmerzen können grundsätzlich an jedem Gelenk im Körper auftreten, im Alltag leiden Betroffene aber am häufigsten unter Knie-, Hüft- und Rückenschmerzen. In Deutschland sind diese Beschwerden der häufigste Grund für Arbeitsunfähigkeit, bei jedem zweiten Betroffenen entwickeln sie sich sogar zu einer chronischen Schmerzerkrankung. Wenn solche Schmerzen stark sind oder öfter auftreten, sollten Sie zunächst vom Arzt klären lassen, ob nicht ein entzündliches Rheuma (Arthritis) die Ursache dafür ist. Arthritis ist nämlich eine Erkrankung, die man nicht selbst behandeln sollte, weil sich die Entzündung schnell ausbreiten und dann auch innere Organe befallen kann.

Liegt keine Arthritis vor, kann eine Selbstbehandlung durchaus sinnvoll sein. Gegen akuten Gelenkschmerz hilft ein übliches Schmerzmittel am schnellsten. Sie können durchaus das gleiche Präparat aus der Apotheke einnehmen, das Sie auch gegen Kopf- oder Zahnschmerzen vorrätig halten, oder – bei stärkeren Beschwerden – sich vom Arzt ein verschreibungspflichtiges Analgetikum geben lassen. Schmerzmittel bieten aber keine wirkliche Lösung des Problems, sie erleichtern nur die Folgen. Ähnliches gilt für physikalische Maßnahmen wie Wärmeanwendungen und Massagen. So angenehm sie auch sind, die Ursachen Ihrer Gelenkbeschwerden werden sie nicht beseitigen. Das lässt sich nur durch Ihre aktive Mitarbeit bewerkstelligen: Indem Sie Krankengymnastik oder eine andere gezielte Bewegungstherapie (beispielsweise Rückenschule) betreiben und sich immer wieder gezielt entspannen (siehe ab Seite 177).

Das hilft bei Gelenkschmerzen

Belastung verringern

- Gewichtsreduktion
- ausreichende Ruhepausen beim Sport
- keine einseitige Belastung (zum Beispiel schweres Gepäck tragen)
- psychische Belastung reduzieren (beispielsweise durch Autogenes Training oder Muskelentspannung nach Jacobson, Seiten 180, 183)

Belastbarkeit steigern

- Ausdauertraining (Bewegung ohne Belastung), um Muskeln und Knorpel zu stärken (am besten sind Schwimmen und Radfahren)
- Krafttraining, um Knochen zu stärken (am besten sind Gewichtheben und Seilhüpfen)

Sinnvoll: die Einstellung zum Leben ändern

Wenn Sie verhindern wollen, dass Ihre Beschwerden chronisch werden, müssen Sie sich auch mit den seelischen (Mit-)Ursachen Ihrer Gelenkschmerzen auseinander setzen. Obwohl kein Körperteil so oft und so schlüssig mit einer Maschine verglichen wird wie der Bewegungsapparat, könnte dieser Vergleich nicht falscher sein. Seelische Belastungen, denen

man im Alltag ausgesetzt ist, spielen nämlich gerade für den Bewegungsapparat eine zentrale Rolle. Spannungen schaffen Verspannungen! Der Mensch funktioniert eben nicht wie eine Maschine.
Auch die Tatsache, dass die moderne Chirurgie echten Menschen künstliche Gelenke einsetzen kann, widerlegt diese Erkenntnis in keiner Weise. Denn operativ wird nur ein Kooperationspartner des Bewegungsprozesses ausgetauscht, nämlich der Knochen. Die übrigen – Muskeln, Nerven, Psyche – müssen sich nach einem solchen Eingriff umso mehr anstrengen, um das etwas anders geformte künstliche Gelenk den individuellen Bewegungsabläufen anzupassen.
Und ändert der Betroffene dann seine Haltung nicht – und zwar nicht nur die Körperhaltung, sondern auch seine Lebenseinstellung –, werden seine Schmerzen mit hoher Wahrscheinlichkeit wieder auftreten. Möglicherweise allerdings an einer anderen Stelle.

Was verbirgt sich hinter dem Signal?

Das Wichtigste, das die Beweglichkeit seiner Gelenke dem Menschen beschert, ist seine Geschmeidigkeit. Hier liegt der grundlegende Unterschied zur Mechanik einer Maschine oder eines Roboters. Zu dieser Geschmeidigkeit tragen alle Teile des Gelenks bei: der glatte, weiche und elastische Knorpel, die Synovialflüssigkeit, die ihres Fettgehalts wegen auch Gelenkschmiere genannt wird, sowie die Bänder und Muskeln. Die Geschmeidigkeit ist es auch, die als Erstes betroffen ist, wenn es zum Verschleiß der Gelenke kommt, zur Arthrose. Die Bewegungen werden dann eckiger, ungelenker, die Gelenke knirschen oder knacken, und irgendwann tritt auch der Schmerz auf.

Spaß haben an der Bewegung!

Was führt eigentlich zu dem heute oft schon im frühen Alter auftretenden Gelenkverschleiß? Natürlich ist der Grund zunächst und nahe liegend eine zu große und andauernde körperliche Belastung, verursacht vor allem durch den modernen Leistungssport oder durch die berufliche Tätigkeit. Man denke an die Belastung des Schultergelenks durch Kugelstoßen oder Speerwerfen, der Lendenwirbelsäule bei Hockeyspiel, der Kniegelenke beim Skifahren, des Ellbogens beim Tennis, aber auch der

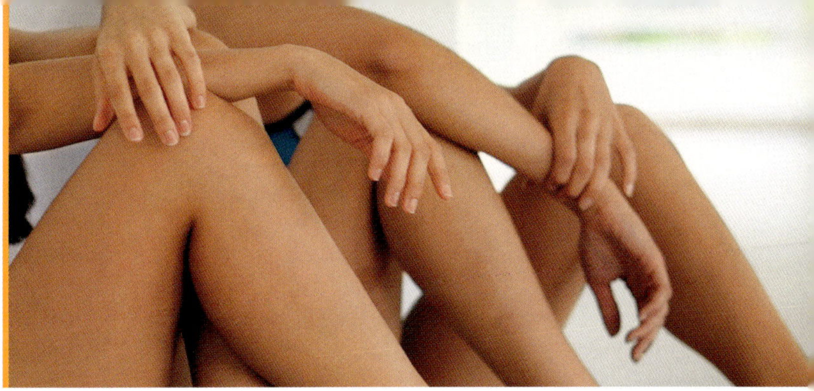

Die Knie brauchen – wie alle anderen Gelenke auch – ein gesundes Maß an Bewegung im Wechsel mit Zeiten der Erholung und Entspannung.

Halswirbelsäule bei der Bildschirmarbeit oder des ganzen Oberkörpers durch Drehbewegungen an einer Supermarktkasse.
Ein größeres Problem als das Zuviel an Bewegung ist allerdings das Zuwenig. Der moderne Mensch hat intensiv dafür Sorge getragen, sich bewegen zu lassen. Statt zur Schule zu gehen, wird das Kind mit dem Auto gefahren; auch die Brötchen holt man morgens mit dem Wagen, obwohl der Fußweg nur fünf bis zehn Minuten beträgt. Aber die Zeit ist ja so kostbar! In Wirklichkeit sind wir jedoch einfach zu träge. Trägheit und Bequemlichkeit sind also die wesentlichen Ursachen für den Gelenkverschleiß. Da die Menschen diesen Zusammenhang doch erkennen, kreieren sie immer wieder neue Bewegungsmoden. War es zunächst Jogging, ist es nun Nordic Walking. Man sucht auf diese Weise den Ausgleich für die Bewegungsarmut unserer Zeit. Dabei vergisst man aber manchmal, dass gesunde Bewegung auch Freude machen muss. Spaß an der Bewegung, Lust auf Bewegung sind Voraussetzungen, um die Gelenke gesund zu erhalten. In »Bücher, die weiterhelfen« (Seite 186) finden Sie einige Literatur über Bewegungsarten: Wählen Sie eine aus, die Ihnen Spaß macht – auch und gerade bei regelmäßigem Training!

Über die Aufrichtekraft

Eine besondere Stellung unter den Gelenken hat die Wirbelsäule. Sie ist das Organ der aufrechten Haltung. Rein mechanisch gesehen, mag sie eine Fehlkonstruktion sein, doch in der Praxis ist sie eine geniale Schöpfung, mit ihr verbinden sich die menschliche Gestalt und der Gang. Vor allem der Gang eines Menschen ist einzigartig.
Schaut man auf die unmittelbaren Vorfahren des Menschen, stößt man auf ein wichtiges Element, das zum Verständnis der Rückenbeschwerden beiträgt: die Aufrichtekraft. Die Wirbelsäule steht ja nicht von allein, sie

muss ständig in die Senkrechte gebracht und darin gehalten werden. Und das ist anstrengend. Die dafür benötigte Kraft ist primär eine seelische, und längst ist bekannt, dass die meisten Rückenbeschwerden auch seelische Ursachen haben und deshalb einer psychosomatischen Behandlung bedürfen. Es gibt wenig vergleichbare Stellen, an denen sich unser geistiger Kern, unser Ich, so körperlich engagiert wie hier.

Über die Aufrichtigkeit

Die Wirbelsäule ist also ein sehr spezifischer Ort unseres Menschseins. Was ist gestört, wenn in diesem Bereich Beschwerden auftreten? Vielleicht entdecken Sie mit uns zum ersten Mal die direkte Beziehung der Wörter »aufrecht« und »aufrichtig«!

Wir sehen im Mangel an Aufrichtigkeit das zentrale Thema der Rückenschmerzen. Wir leben in einer Gesellschaft der Unaufrichtigkeit! Das möchten wir Ihnen erläutern: Wir meinen nicht die großen Lügen, sondern mehr das, was wir die kleinen, alltäglichen Unwahrheiten nennen. Denken Sie einmal nach, wie oft haben Sie sich – sagen wir innerhalb der letzten Woche – die Dinge so zurechtgelegt, wie Sie es gerade brauchten? Das kann man durchaus »sich selbst belügen« nennen.

Hier ist, im Unterschied zum Schwindeln (siehe Seite 64), gar nicht die bewusste Unwahrheit angesprochen, sondern mehr die für unser Leben so typische Art der Ungenauigkeit. Die Werbung beispielsweise hat sich bewusst zur Methode gemacht, nur bestimmte Teile der Wirklichkeit zu nennen. Das ist bestenfalls eine Teilwahrheit, die wir aber häufig widerspruchslos als völlig wahr hinnehmen.

Gegen die Versuchung, sich selbst und der Umwelt etwas vorzutäuschen, hilft die gleiche Kraft, die unsere Wirbelsäule aufrichtet: die Geradlinigkeit. Lernen Sie, sich klar zu entscheiden, und führen Sie Ihre Entschlüsse dann auch konsequent aus, das wird Ihre Geradlinigkeit stärken. Sie können mit kleinen Vorsätzen beginnen, die Sie sich vor dem Einschlafen überlegen und dann am nächsten Tag in die Tat umsetzen.

Natürlich sollen Sie auch körperliches Training nicht vernachlässigen und sinnvolle Behandlungen wie beispielsweise die Osteopathie in Erwägung ziehen. Aber streben Sie danach, sich auf Dauer davon unabhängig zu machen, um ohne fremde Hilfe, von innen heraus, wieder einen kraftvollen und geraden Rücken zu bekommen.

Schlafstörungen

In unserer Leistungsgesellschaft geraten wir offenbar selbst dann, wenn es um die Entspannung geht, unter Leistungsdruck. Denn natürlich hat jeder von uns ab und zu Grund, über Schlafprobleme zu klagen; bei manchen Menschen klingt es aber fast schon so, als sei der Schlaf eine ganz besonders mühsame Angelegenheit, bei deren Bewältigung sie regelmäßig versagen.

Ist das Problem wirklich eines?

Wenn man meint, ein behandlungsbedürftiges Schlafproblem zu haben, sollte man sich zuerst überzeugen, ob dahinter nicht eine unrealistische oder überzogene Vorstellung vom gesunden Schlaf steckt. Das fängt schon beim Säugling an. Nicht wenige Mütter sorgen sich, dass ihr Baby nicht genug schläft. Fragt man sie jedoch, wie es ihm sonst geht, haben sie eigentlich nichts auszusetzen. Wenn aber ein Baby gut gedeiht, dann schläft es mit Sicherheit auch ausreichend, egal wie lange sein Schlaf tatsächlich dauert!

Was für Kinder gilt, gilt für Erwachsene noch viel mehr: Schlafstörungen zeigen sich – bis auf wenige extreme Ausnahmen – tatsächlich immer in Problemen des Wachzustandes. Ob ein Schlafmangel be-

Was guter oder ausreichender Schlaf ist, lässt sich nicht allgemein sagen. Kinder brauchen mehr Schlaf als Erwachsene. Und je nach Lebenssituation haben wir unterschiedliche Schlafbedürfnisse.

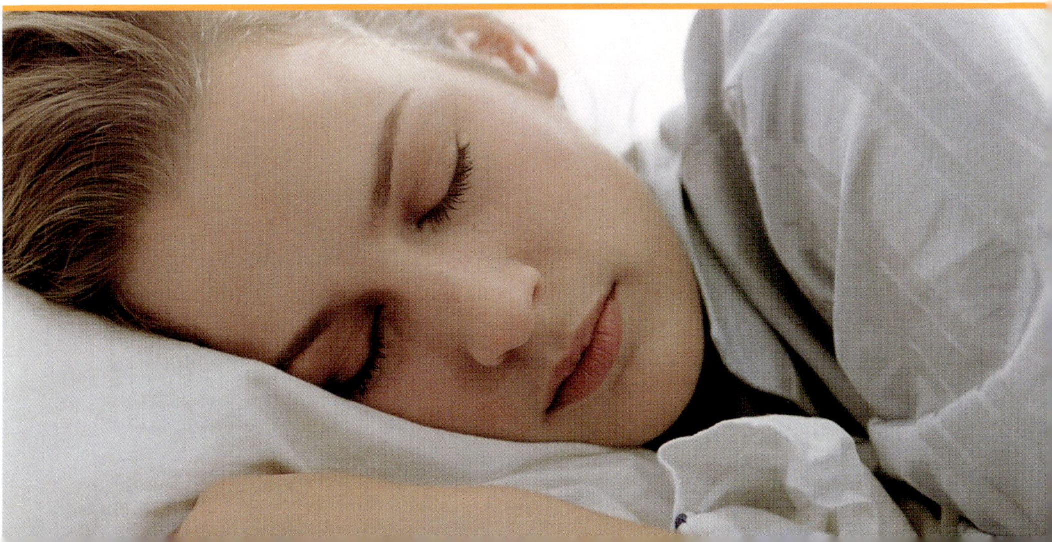

steht oder nicht, misst sich also nicht an der Schlafmenge in der Nacht, sondern an der Leistungsfähigkeit am Tag. Selbst die klinische Schlafmedizin, die in Schlaflabors versucht, schwer schlafgestörten Patienten zu helfen, vertritt heute die Auffassung, dass man einen gesunden Schlaf vor allem am Erholungsgrad beim Aufstehen erkennt.
In aufwändigen Experimenten hat man nämlich festgestellt, dass es individuell sehr große Unterschiede gibt, auch wenn die meisten Menschen, um fit zu sein, tatsächlich die üblichen 7 bis 8 Stunden Schlaf pro Nacht brauchen. Eine Schlafdauer zwischen 4 und 10 Stunden kann daher individuell angemessen sein. Entscheidend ist, ob man in der Früh schnell und mühelos wach wird und tagsüber leistungsfähig bleibt.

Das Schlafbedürfnis ändert sich im Laufe des Lebens

Neugeborene schlafen bekanntlich sehr lange und Kinder brauchen umso mehr Schlaf, je jünger sie sind. Nach der Pubertät aber ändert sich an der natürlichen Schlafdauer in der Regel nicht mehr viel. Dass Senioren grundsätzlich weniger Schlaf brauchen als jüngere Erwachsene, ist schlichtweg falsch. Das Vorurteil hält sich aber sehr hartnäckig; vermutlich deshalb, weil alte Menschen tatsächlich nicht so viel schlafen wie jüngere. Der Grund dafür ist aber nicht ihr Alter, sondern ihre Tagesgestaltung. Im Laufe des Lebens variiert nämlich unser Schlafbedürfnis in Abhängigkeit von den Anforderungen, denen wir tagsüber ausgesetzt sind, und im höheren Alter gehen solche Anforderungen meist spürbar zurück. Je geringer aber die Anstrengung am Tag ist, desto weniger Erholung brauchen wir in der Nacht.
Nicht die Schlafmenge verändert sich also mit dem Alter, sondern die Schlafqualität. Aus Experimenten weiß man, dass gesunder Schlaf kein einheitlicher Zustand ist, sondern ein rhythmischer Prozess, der mehrere Phasen durchläuft. Das Schlafprofil lässt sich in einem Hypnogramm ähnlich abbilden wie der Herzschlag in einem EKG. Die Grundstrukturen eines Hypnogramms sind bei allen Menschen gleich, dennoch hat jeder sein individuelles Schlafprofil, das dazu – je nach Lebensphase oder Lebenssituation – leicht variiert. Und zwar ohne dass man dabei unter Schlafproblemen leiden müsste. Der Schlaf durchläuft dann nämlich immer noch die gleichen Schlafphasen, sie fallen aber länger oder kürzer aus. Bei älteren Menschen wird außerdem die Kurve mit der Zeit immer flacher.

Über die Schlafformen

Grundsätzlich gibt es zwei Schlaf-Formen, den Non-REM-Schlaf und den REM-Schlaf (Rapid Eye Movement = schnelle Augenbewegungen). Sie unterscheiden sich wesentlich voneinander:

› Mit dem **Non-REM-Schlaf** fängt die Nacht immer an. Man kennt vier Non-REM-Schlafstufen, die dritte und die vierte Stufe entsprechen dem uns bekannten Tiefschlaf.
In diesem Zustand sind alle Körperfunktionen auf ein Minimum reduziert: Der Blutdruck sinkt, die Herzfrequenz nimmt ab, die Atmung verlangsamt sich. In der Tiefschlafphase erholt sich also der Körper besonders intensiv. Aber nicht nur das, in dieser Zeit passiert weit mehr. Im Tiefschlaf erledigt der Organismus so spezielle Aufgaben wie die Bildung von Wachstumshormonen, was wiederum erklärt, warum Kinder umso mehr schlafen, je jünger sie sind.
Auch das Gehirn geht in der Tiefschlafphase auf Tauchstation. Das kann man heute sogar anhand des EEG (Elektroenzephalogramm = Messung der elektrischen Gehirnströme) erkennen, denn je tiefer der Schlaf ist, desto länger werden die für diesen Zustand typischen Deltawellen, die das Gehirn produziert.
Je tiefer ein Mensch gerade schläft, desto schwieriger ist es, ihn aufzuwecken. Wenn sich also im Alter oder in Folge einer Krankheit die Schlafkurve verflacht, bedeutet dies nicht nur, dass der Betroffene möglicherweise zu wenig Tiefschlaf bekommt, sondern auch, dass er während der Nacht leichter störbar wird. Das kann zusätzlich dazu beitragen, dass er sich des nächtens nicht genug erholt.

› Der **REM-Schlaf** ist das genaue Gegenteil vom Tiefschlaf, es ist die Zeit einer besonderen Aktivität.
In dieser Schlafphase träumen wir, besser gesagt, wir erleben unsere Träume. Denn das Träumen, das an den schnellen Augenbewegungen hinter geschlossenen Lidern feststellbar ist – die dieser Schlafphase den Namen gaben –, bedeutet mehr als nur eine erhöhte Gehirnaktivität. Während des Träumens kann sich (wie beim Orgasmus) der Herzschlag stark beschleunigen, der Blutdruck gefährlich ansteigen, und auch die anderen Organfunktionen werden beeinflusst. Erstaunlicherweise sind die Muskeln des Bewegungsapparates gleichzeitig total erschlafft – als ob die Natur dafür sorgen wollte, dass wir unseren Träumen nicht entkommen.

Schlaf und Träume

Für die seelische Gesundheit sind Träume von einer zentralen Bedeutung. Die Psychotherapie hält sie für wichtige Äußerungen des Unterbewusstseins, die dazu dienen, verschüttete seelische Verletzungen ans Tageslicht zu bringen, um sie heilen zu können.

Was der Traumschlaf für die Gesundheit insgesamt bedeutet, weiß man dagegen noch nicht genau. Die medizinische Wissenschaft hat zwar einiges klären können, ihre Erkenntnisse sind aber insgesamt zu widersprüchlich, als dass sich aus ihnen eine einzige schlüssige Gesamtantwort ableiten ließe. Aus Experimenten weiß man beispielsweise, dass ein längerer Schlafentzug zu Wahnvorstellungen führt. Gleichzeitig ist aber ein gezielter Schlafentzug auch eine bewährte Behandlungsmethode bei Depressionen.

Sicher ist auch, dass ohne den REM-Schlaf das Gedächtnis nicht funktionieren würde. Das Gehirn ordnet offenbar erst im Traum all die Wahrnehmungen, die es tagsüber gesammelt hat, und legt sie systematisch, möglichst wieder auffindbar, ab.

Die innere Uhr läuft manchmal falsch

Sind Sie sicher, dass Ihr Tag 24 Stunden hat? Das ist keine Fangfrage, sondern durchaus ernst gemeint, denn der menschliche Organismus unterliegt zwar grundsätzlich dem »zirkadianen Rhythmus«, der sich nach der täglichen Umdrehung der Erde um die eigene Achse richtet (aus dem Lateinischen: »circa« = ringsrum, »dies« = Tag). Die Taktlänge ist aber individuell und kann um eine bis zwei Stunden variieren. Die persönliche innere Uhr kann also anstelle von 24 Stunden auf 23 oder auf 25 Stunden eingestellt sein.

Als Zeitgeber dient die Sonne, aber einmal aufgezogen, funktioniert die innere Uhr auch unabhängig vom Tageslicht. Das merken wir vor allem, wenn wir eine längere Flugreise Richtung Westen oder Osten unternehmen. Dann entsteht der Jetlag, ein Zustand, in dem die innere Uhr eine andere Zeit anzeigt als die Natur um uns herum. Meist passt sich die innere Uhr nach wenigen Tagen den äußeren Verhältnissen von alleine an, man kann die Anpassung aber beschleunigen, indem man sich in der Mittagszeit dem Sonnenlicht aussetzt.

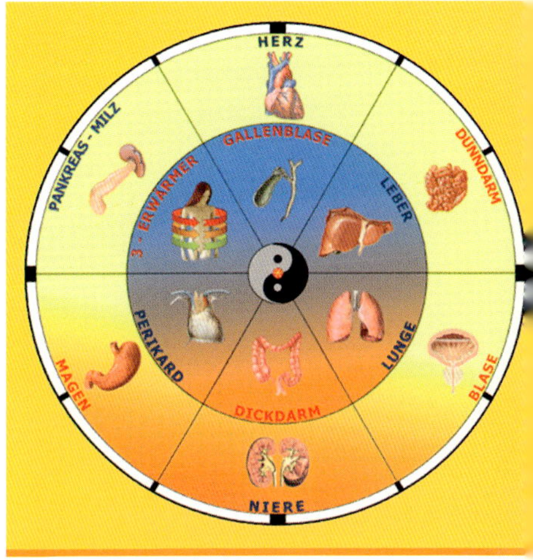

Die chinesische Organuhr zeigt an, wann welcher Meridian besonders aktiv ist.

Der zirkadiane Rhythmus steuert aber nicht nur den Schlaf-Wach-Rhythmus, sondern die meisten Vorgänge im Organismus wie die Körpertempcratur, den Herzschlag oder den Stoffwechsel.
Auch das Nervensystem verhält sich je nach Tageszeit unterschiedlich: So kann man sich beispielsweise am Vormittag am besten konzentrieren, Schmerzen werden dagegen am stärksten in den Nachtstunden empfunden.
Innerhalb eines 24-Stunden-Zyklus schwingt die Leistungsfähigkeit mehrmals auf und ab. Zwischen 8 und 9 Uhr vormittags und zwischen 15 und 17 Uhr nachmittags sind wir besonders aktiv, im absoluten Leistungstief dagegen befindet sich der Körper um 4 Uhr früh. Auch gut ausgeschlafene Menschen sind in dieser Zeit zum Beispiel weniger sichere Autofahrer als sonst.
Würde man bei der Lebensgestaltung dem zirkadianen Rhythmus stärker Rechnung tragen, könnte man nicht nur die Lebensqualität spürbar steigern, sondern auch die Unfallrisiken senken. Und vermutlich ließe sich so auch die Wirksamkeit vieler Arzneimittel oder anderer Behandlungen steigern. Die Traditionelle Chinesische Medizin (TCM) nutzt diese Erkenntnis mit Erfolg bereits seit Jahrhunderten. Nach der von ihr entworfenen Organuhr (siehe Abbildung oben) wird Beschwerden je nach dem Zeitpunkt ihres Auftretens unterschiedliche Bedeutung beigemessen, und sie werden dementsprechend auch unterschiedlich behandelt. So kann man auf den kranken Menschen und seine jeweilige spezielle Situation deutlich besser eingehen.

Warum nutzen wir die Weisheit der alten Chinesen nicht?

Leider sind die Erkenntnisse der TCM nicht einfach auf unsere Medizin übertragbar. So sind nämlich mit Begriffen wie »Gallenblase« oder »Dickdarm« nicht die konkreten Organe gemeint, sondern bestimmte Funktionen, die den Organen im erweiterten Sinne zugeschrieben werden. Die TCM versucht, diese Funktionen oder deren Störung über Meridiane – Energiebahnen im Körper – zu beeinflussen.
Nimmt man die Hinweise der Organuhr dagegen in unserem westlichen Verständnis wörtlich, kann das fatale Folgen haben. Am Beispiel des

Herzens lässt sich das verdeutlichen: Nach der chinesischen Organuhr gilt die Zeit zwischen 11 und 13 Uhr mittags als die Hochphase der Herzenergie. Aus unserer Sicht ist dies aber genau die Zeit der Mittagsmüdigkeit! Hier ist also differenziertes Wissen gefragt.
Die chinesische Organuhr können wir also nicht einfach übernehmen, sehr wohl aber das Prinzip, auf dem sie basiert. Seit einigen Jahrzehnten gibt es daher die Chronobiologie, eine Disziplin, die versucht, mit wissenschaftlichen Methoden den Einfluss von Rhythmen auf die menschliche Gesundheit zu klären und die Erkenntnisse für Diagnose und Therapie von Erkrankungen zu nutzen (siehe dazu auch Seite 26 ff.). Vor allem die Schlafmedizin konnte davon bereits profitieren.
Ein Interesse an den Lebensrhythmen zeigen aber inzwischen auch einige andere medizinische Fachrichtungen, denn die Annahme, dass sich aufgrund der Biorhythmik bestimmte gesundheitliche Probleme zu bestimmten Tageszeiten häufen, konnte wissenschaftlich bestätigt werden. Infarkte beispielsweise treten besonders oft in den frühen Morgenstunden auf und Asthmaanfälle in der zweiten Nachthälfte. Mit gezielten Maßnahmen wie höher dosierten Asthmamedikamenten für die Nacht versucht man mit Hilfe der Chronobiologie schon heute, gesundheitliche Risiken gezielt zu senken.
Von einer universellen Lehre allerdings, wie sie die Chinesen mit ihrer Organuhr haben, sind wir noch weit entfernt.

Schlaf – Brücke zwischen Körper und Seele

Über den Biorhythmus bildet der Schlaf eine Brücke zwischen Körper und Seele. Das bedeutet, dass Schlafstörungen immer sowohl ein Ausdruck seelischer Probleme als auch körperlicher Störungen sind. Gerade deshalb kann sich hier schnell ein regelrechter Teufelskreis herausbilden: Sehr häufig ist Stress die Ursache einer Schlafstörung. Schlafen wir aber nicht gut, beeinträchtigt dies zusätzlich unsere Fähigkeit, Stress zu verkraften. Übermäßiger Stress führt zu Magenproblemen. Die stören aber wiederum die Nachtruhe ... wie gesagt, ein Teufelskreis.
Das Fatale an solchen Vorgängen ist grundsätzlich, dass man bald Ursachen und Folgen nicht mehr auseinander halten kann und dass der einmal aus dem Rhythmus geratene Organismus die Störung in immer weitere Bereiche überträgt.

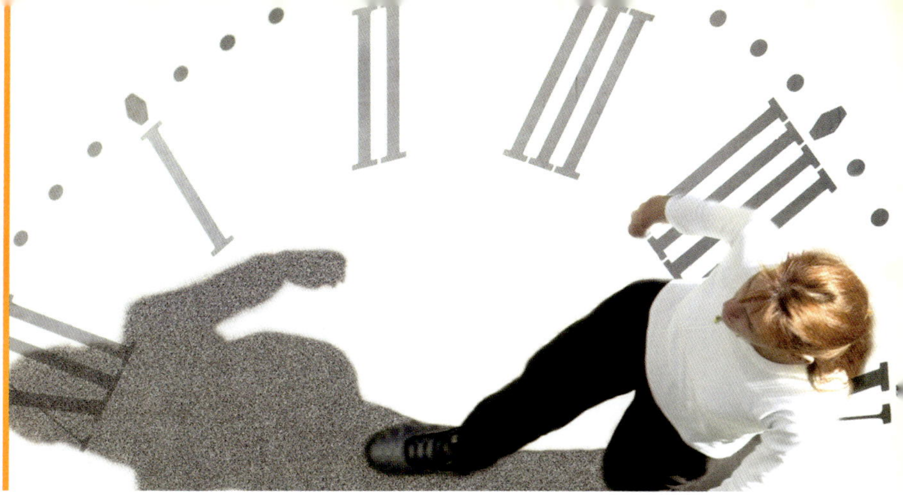

Die so genannte Chronobiologie untersucht, wie bestimmte Rhythmen – zum Beispiel Jahres- oder Tageszeiten – sich auf die menschliche Gesundheit auswirken.

Wie lässt sich diese Entwicklung umkehren? Jedenfalls nicht von heute auf morgen, und das ist wörtlich zu verstehen! Nachdem es bei der Therapie nicht um den Schlaf alleine geht, sondern um eine Normalisierung des in Unordnung geratenen Lebensrhythmus, wird man sich für die Genesung in jedem Fall Zeit nehmen müssen und mehr als nur eine Maßnahme dazu benötigen.

Beschwerden klären lassen

Hinter dem, was wir gemeinhin als Schlafstörung bezeichnen, können sehr unterschiedliche Beschwerden stecken. Bevor Sie sich also überlegen, was Sie konkret gegen Ihre Schlafprobleme unternehmen wollen, sollten Sie mit Hilfe des nachfolgenden Fragebogens darüber nachdenken, in welchem Bereich die Wurzeln Ihrer Beschwerden wohl liegen. Wenn Sie unter schweren oder bereits lange anhaltenden Schlafstörungen leiden, sollten Sie zuerst einen Arzt konsultieren, bevor Sie durch Selbstbehandlung das Problem womöglich verschlimmern. Hartnäckige Schlafprobleme können nämlich auch die Folge einer organischen Erkrankung sein oder als Nebenwirkung von Medikamenten auftreten. Ob diese Ursachen in Betracht kommen, muss ein Arzt klären.
Bei chronischen Schlafproblemen ist es außerdem sinnvoll, mindestens zwei Wochen lang ein Schlaftagebuch zu führen. Darin sollten allerdings nicht nur die Erlebnisse während der Nacht festgehalten werden, sondern auch alle Aktivitäten des vorhergehenden Tages. Auf diese Weise bekommt nicht nur der Arzt, sondern auch der/die Betroffene selbst einen besseren Überblick über sein/ihr Problem.

Wichtige Fragen zum Schlaf

1. Aufwachen
   a) Wachen Sie schwer auf?
   b) Wachen Sie öfter müde auf?
   c) Werden Sie bereits am Vormittag wieder müde?
2. Wie viele Stunden schlafen Sie durchschnittlich? (einen eventuellen Mittagsschlaf bitte mitzählen)
   a) Weniger als 6 Stunden pro Nacht
   b) Mehr als 10 Stunden pro Nacht
3. Schlafdauer
   a) Haben Sie früher mehr geschlafen?
   b) Haben Sie früher weniger geschlafen?
   c) Seit wann ist Ihr Schlafbedürfnis verändert?
   d) Können Sie einen Auslöser erkennen?
4. Schnarchen Sie?
5. Was trifft auf Sie zu?
   a) Ich kann trotz Müdigkeit nicht einschlafen.
   b) Ich werde vorzeitig wach.
   c) Ich werde während der Nacht immer wieder wach.
   d) Ich werde zu einer bestimmten Zeit öfter wach.
6. Medikamente
   a) Nehmen Sie Schlafmittel?
   b) Nehmen Sie Medikamente, die auf die Wachheit Einfluss haben?

Auswertung: Wenn Sie eine oder mehrere der unter 1. aufgeführten Fragen mit »Ja« beantwortet haben, ist Ihre Schlafstörung in jedem Fall behandlungsbedürftig. Je mehr der übrigen Fragen Sie mit »Ja« beantworten, desto größer ist Ihr Schlafproblem.

Ebenso wie Tage nicht alle gleich gut sind, so können auch Nächte nicht gleich erholsam sein. Wenn man also zwischendurch schlecht schläft und deshalb tagsüber nicht so gut drauf ist wie sonst, ist es nicht weiter schlimm. Kurzzeitige Schlafdefizite kann der Körper meist auch ohne Hilfe von außen ausgleichen. Ist dies nicht der Fall, muss man sich über die Ursachen Gedanken machen.

Was hilft?

Alle Versuche, das Schlafproblem mit Hilfe chemischer Schlafmittel schnell aus der Welt zu schaffen, sind nicht nur unsinnig, sondern verlängern das Leiden in den meisten Fällen sogar.
Kommt man jedoch ohne solche Schlafmittel nicht aus, sind die folgenden drei Regeln unbedingt zu beachten:

1) Die Medikamente dürfen maximal drei Wochen lang eingenommen werden.
2) Intervall-Therapie verbessert die Verträglichkeit der Schlafmittel: Jeweils abwechselnd eine bis zwei Nächte hintereinander eine Schlaftablette nehmen und dann ein bis zwei Nächte pausieren.
3) Niemals Schlafmittel gleichzeitig mit Alkohol einnehmen.

Für Menschen mit Schlafproblemen ist Alkohol grundsätzlich ungeeignet. Alkoholisiert schläft man zwar leichter ein, aber der Schlaf wird unruhig, was oft zum vorzeitigen Aufwachen führt. Unterm Strich schläft man also mit Promille im Blut weniger und schlechter – ein guter Grund, auf den alkoholischen Schlummertrunk zu verzichten.
Es gibt drei Kategorien von Schlafmitteln: chemische Hypnotika, chemische Sedativa und Phytopharmaka.
Hypnotika sind starke Psychopharmaka, die ihrer gefährlichen Nebenwirkungen wegen rezeptpflichtig sind. Obwohl sie den Schlaf in jedem Fall erzwingen, sind sie zur Behandlung von Schlafstörungen eigentlich nicht geeignet. Nachdem man solche Mittel eingenommen hat, schläft man zwar zuverlässig ein, wird aber hinterher – ähnlich wie nach einer Narkose – nicht unbedingt wieder munter. Denn Hypnotika verändern das Schlafprofil, so dass der Schlaf nicht mehr so erholsam ist. Außerdem machen sie süchtig, man darf sie also in keinem Fall länger als zwei Wochen ohne Unterbrechung einnehmen.
Alle derzeit in den Apotheken rezeptfrei erhältlichen Sedativa gehören einer einzigen Substanzgruppe an, den Antihistaminika – Wirkstoffen, die ursprünglich zur Behandlung von Allergien entwickelt wurden. Die beruhigende Wirkung, die sie auf das zentrale Nervensystem ausüben, war daher zunächst nur ein unerwünschter Nebeneffekt, bis die Hersteller auf die Idee kamen, aus der Not eine Tugend zu machen und daraus Schlafmittel zu kreieren.

Wichtig: die Schlafhygiene!

Ein- und Durchschlafen werden erschwert durch

- Lärm
- Helligkeit
- Koffeinhaltige Getränke (auch Cola!)
- einen vollen Magen
- psychische Belastung, Stress
- schlechte Luft (Rauchen!)

Ein- und Durchschlafen werden erleichtert durch

- den richtigen Zeitpunkt des Zu-Bett-Gehens (am besten zwischen 22 und 23 Uhr)
- einen regelmäßigen Lebensrhythmus
- ausreichend Aktivität am Tag
- ein Einschlafritual (wie ein warmes Bad oder eine entspannende Lektüre vor dem Einschlafen)
- ein gutes Bett

Auch Antihistaminika verändern das Schlafprofil, wenn auch schwächer als Hypnotika. Und auch sie sind nicht für eine längere Behandlungsdauer geeignet, alleine deshalb, weil sich die Wirkung nach einer gewissen Zeit umkehren kann und man dann gar nicht mehr schläft. Je nach Präparat können sie außerdem Mundtrockenheit, Verstopfung oder Probleme beim Wasserlassen verursachen und sie können auch den Augeninnendruck erhöhen (Glaukom).

Pflanzliche Schlafmittel (Phytopharmaka) haben wie die meisten Naturheilmittel den Vorteil, dass sie weitgehend frei sind von unerwünschten Nebenwirkungen. Sie sind deshalb auch für eine längere Anwendung geeignet. Sie wirken zwar schwächer als chemische Schlafmittel, möglicherweise aber effektiver, wie Untersuchungen gezeigt haben. Denn sie erleichtern nicht nur das Einschlafen, sondern beeinflussen auch die Schlafstruktur positiv und erhöhen damit den Erholungseffekt des Schlafes. Die meisten pflanzlichen Mittel zur Behandlung von Schlafstörungen sind Kombinationspräparate aus Baldrian, Hopfen und Melisse.

Ob chemisch oder pflanzlich – Medikamente alleine können den gestörten Schlaf-Wach-Rhythmus nicht wieder in Ordnung bringen. Langfristig reicht auch die Beachtung der Regeln der Schlafhygiene (siehe Tabelle oben) nicht aus. Will man auf Dauer gut schlafen, muss man meist mehr als nur seinen Schlafplatz in Ordnung bringen.

Und noch etwas: Wenn Sie nicht müde sind, zwingen Sie sich nicht zu schlafen! Wachen Sie also mitten in der Nacht auf und können nicht gleich wieder einschlafen, dann schalten Sie besser das Licht an und tun – statt sich zu quälen – etwas Angenehmes: Lesen Sie, hören Sie Musik, schreiben Sie Freunden. Betrachten Sie diese Stunden einfach als geschenkte Zeit, in der Sie ohne Arbeitsdruck und Tageshektik das machen können, wofür Sie sonst keine Zeit finden.
Wachen Sie allerdings regelmäßig zwischen 3 und 5 Uhr morgens in einer unguten Stimmung auf und können nicht wieder einschlafen, kann sich dahinter eine Depression verbergen.

Depression: Wenn Körper und Seele aus dem Lot geraten sind

Man darf eine Depression nicht mit Traurigkeit verwechseln. Im Unterschied zu einer gesunden Trauer, die der Seele hilft, mit Verlusten und schwierigen Lebenssituationen fertig zu werden, hat eine Depression nichts Heilsames an sich. Im Gegenteil, sie verursacht eine allgemeine Antriebsschwäche, die sich wie ein Grauschleier lähmend und belastend über Körper und Seele legt.

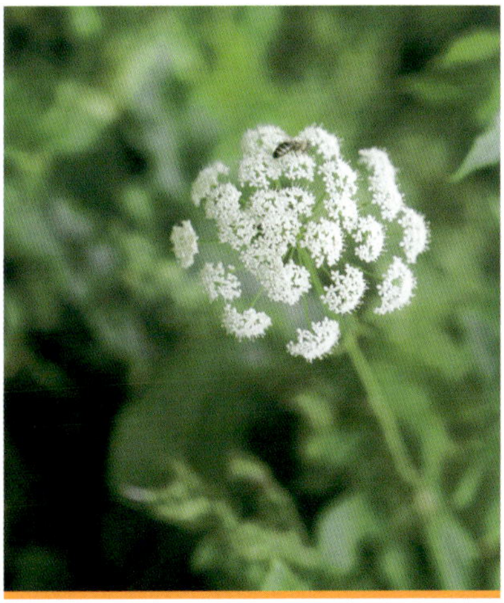

Der beruhigende Baldrian ist Bestandteil vieler pflanzlicher Schlafmittel.

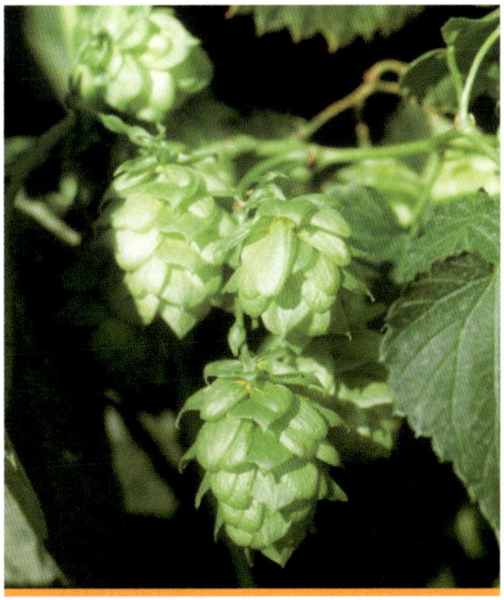

Auch Hopfen gehört zu den Naturheilmitteln, die den Schlaf fördern.

Besonders verwirrend ist, wie unterschiedlich die Formen sind, in der sich eine Depression zeigen kann. Typisch für diesen Zustand ist zwar die lang anhaltende bedrückte Stimmung, eine depressive Verstimmung kann sich aber auch als Schlafstörung, als Konzentrationsstörung, als Appetitlosigkeit oder in Form von Angstzuständen bemerkbar machen. Sogar wenn körperliche Beschwerden einander auffällig abwechseln – mal tut der Rücken weh, mal hat man Magenprobleme, wenig später funktioniert der Monatszyklus nicht –, ist dies meist ein Hinweis auf eine depressive Verstimmung, ebenso wie ein plötzliches Desinteresse an der Sexualität.

Ähnlich wie Schlafstörungen sind auch Depressionen das Ergebnis eines unheilvollen Zusammenspiels von Körper und Seele. Und genauso wie bei Schlafproblemen kann es auch bei Depressionen leicht geschehen, dass Ursache und Wirkung durcheinander geraten. Das beste Beispiel dafür ist der Schlaf selbst – Schlafstörungen können nämlich sowohl eine Ursache als auch die Folge einer Depression sein.

Es ist also letztlich egal, wo die Entwicklung ihren Anfang nahm, ob im Psychischen, beispielsweise als Folge einer Lebenskrise, oder im Körperlichen, als Folge einer Erschöpfung oder als eine Begleiterscheinung des Klimakteriums – bei der Behandlung wird man beide Bereiche im Auge behalten müssen. Man braucht also Medikamente, wird aber um die Verarbeitung der psychischen Probleme nicht herum kommen.

Durcheinander im Informationssystem des Körpers

Streng biochemisch betrachtet sind Depressionen Entgleisungen des Gehirnstoffwechsels. Nachdem die Botenstoffe des Gehirns wie Serotonin oder Adrenalin ein sehr kompliziertes Beziehungsgeflecht bilden, kann man bisher nicht genau sagen, was dabei im Einzelnen schief läuft. Fest steht lediglich, dass das Informationssystem, das diese Botenstoffe zwischen Gehirn und den übrigen Organen im Körper befördert, mehr oder weniger stark durcheinander geraten ist. Um es wieder in Ordnung zu bringen, braucht man Medikamente. Wie Untersuchungen gezeigt haben, verbessert sich zwar in vielen Fällen auch ohne Behandlung das Befinden depressiver Menschen, die Besserung hält aber meist nicht lange an; früher oder später tritt die Depression wieder auf.

Die chemischen Antidepressiva sind alle verschreibungspflichtig und dürfen wegen der Gefahr von Nebenwirkungen nur unter ärztlicher Auf-

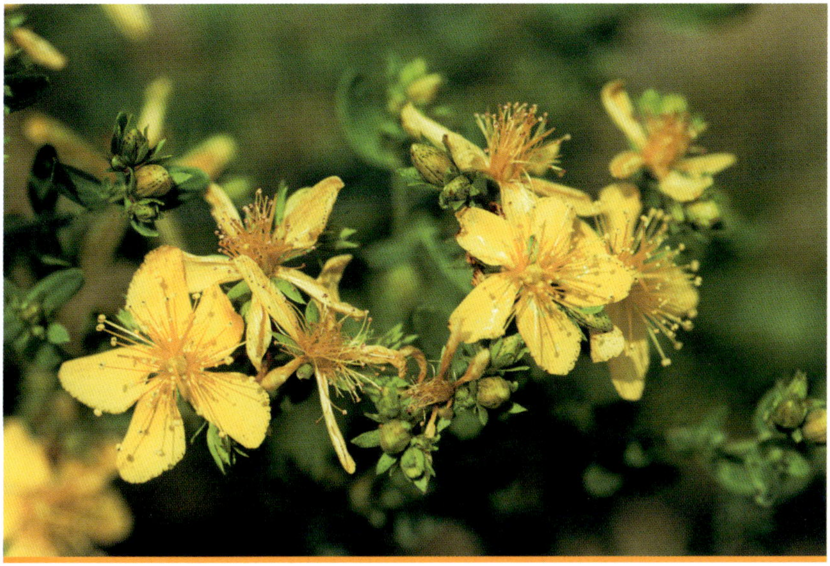

Ein Klassiker unter den natürlichen Antidepressiva: Johanniskraut. Es ist wichtig, ein gutes Präparat zu wählen – und zu beachten, dass es erst nach etwa zwei Wochen wirkt.

sicht eingenommen werden. Neben den chemischen gibt es aber auch gute pflanzliche Arzneimittel, die bei Depressionen helfen können. Für eine Reihe von Johanniskraut-Extrakten konnte die Wirksamkeit wissenschaftlich eindeutig belegt werden. Das Problem dieser Therapie ist aber, dass Laien gute Präparate von weniger guten praktisch nicht unterscheiden können. Alle Naturheilmittel sind rezeptfrei erhältlich, und die hoch dosierten und gut untersuchten Johanniskraut-Extrakte sind nicht anders deklariert als die übrigen Johanniskraut-Produkte. Wenn Sie es also ohne ärztliche Verordnung damit versuchen wollen, sollten Sie zumindest den Apotheker eingehend konsultieren.

Auch dies sollten Sie unbedingt berücksichtigen: Sowohl für Johanniskraut-Präparate als auch für die chemischen Antidepressiva gilt, dass sie erst nach etwa zweiwöchiger Einnahme wirken. Sie sollten also die Einnahme nicht vorzeitig abbrechen.

Depressionen sind heute ein sehr weit verbreitetes Problem. Wegen der Vielfalt der Symptome und aus der Sorge heraus, ihrer Beschwerden wegen schief angesehen zu werden, leiden viele Betroffene unbehandelt im Stillen. Das ist aber ausgesprochen gefährlich, denn Depressionen sind die häufigste Ursache für eine Selbsttötung. Sollten Sie also unter einer der oben beschriebenen Beschwerden leiden, gehen Sie zum Arzt!

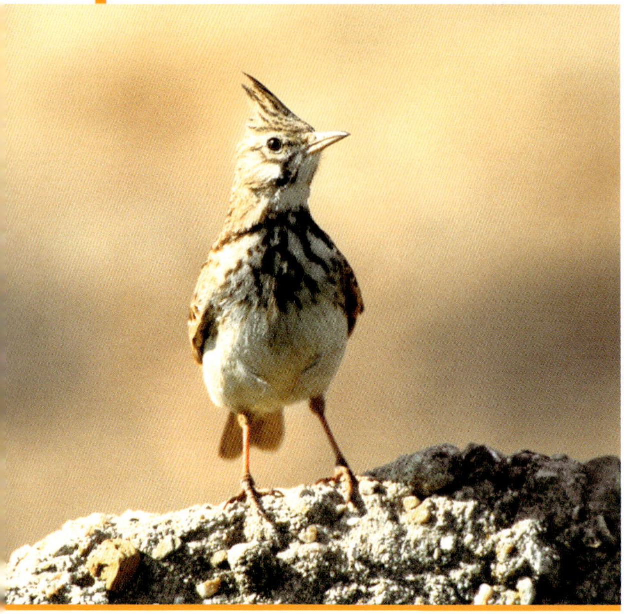

Nicht alle Menschen lieben den Morgen so wie die Lerche. Doch grundsätzlich ist der Mensch eher am Tag aktiv; in der Nacht sollte er ruhen.

Der Schlaf-Wach-Rhythmus

Ein schwer lösbares Problem stellt im Hinblick auf die Synchronisation der Körperrhythmen die Nacht- und Schichtarbeit dar. Es gibt zwar tatsächlich Lerchen und Nachtigallen, also Menschen, die in der Früh gleich aktiv sind, und solche, die am Morgen nur langsam in die Gänge kommen. Grundsätzlich aber kann man den zirkadianen Rhythmus nicht umdrehen, auch durch lange Übung nicht. Nachtarbeit beschert dem Körper deshalb immer wieder einen kleinen Jetlag. Das kostet viel Kraft und birgt Unfallrisiken in sich. Am stärksten merkt man es bei der wechselnden Schichtarbeit. Würde man die Erkenntnisse der Chronobiologie ernst nehmen, müsste man diese Arbeitsform abschaffen.

Als Geheimtipp gegen Jetlag wird Melatonin empfohlen. In Deutschland gibt es allerdings derzeit keine Melatonin-Präparate zu kaufen, weil kein Hersteller bereit war, die Kosten aufzubringen, die bei der Einführung eines neuen Arzneimittels für Untersuchungen zur Wirksamkeit und Unbedenklichkeit anfallen. Und ohne diese Untersuchungen, also nur als Nahrungsergänzungsmittel, darf man Melatonin bei uns nicht anbieten. Das hat seinen guten Grund: Melatonin ist nämlich keine harmlose Substanz, sondern ein hormonähnlicher Gehirnbotenstoff, der nicht nur den Schlaf-Wach-Rhythmus reguliert, sondern vermutlich weitere wichtige Funktionen erfüllt.

Man weiß aber bisher weder, was es im Körper wirklich verursacht, noch wie hoch die richtige Dosis wäre. Auch wenn man im Ausland Melatonin-Präparate kaufen kann – in den USA sind sie sogar in jedem Drugstore zu haben –, sollten Sie besser davon absehen, solche Reisemitbringsel tatsächlich einzunehmen.

Was verbirgt sich hinter dem Signal?

Warum wurde eigentlich früher der Schlaf als der Bruder des Todes bezeichnet? Weil beide wirklich manches gemeinsam haben. Wir haben im Schlaf kein Bewusstsein von uns und der Welt und können uns nach dem Aufwachen auch nicht an die Zeit des Schlafens erinnern, mit Ausnahme bestimmter Trauminhalte oder wenn wir den Schlaf durch Erwachen unterbrochen hatten. Ist das nicht eine eigenartige Situation, dass wir von etwa einem Drittel unseres Lebens keine Ahnung haben? Denn etwa diese Zeit verschlafen wir, wenngleich wir im Schlaf, im Gegensatz zu seinem Bruder Tod, ja leben!

Seele und Ich – Träger des Bewusstseins

Offensichtlich erlischt im Schlaf das hellwache Tagesbewusstsein. Das hängt mit der Verbindung von Körper, Seele und Geist zusammen, die sich löst. Oder anders ausgedrückt: Die unterschiedliche Intensität der Verbindung von Körper einerseits sowie Seele und Ich andererseits zeigt, dass es nicht nur eine Art von Bewusstsein gibt, sondern mindestens drei, die wir gemeinhin als Wach-, Traum- und Schlafbewusstsein bezeichnen. Wahrscheinlich gibt es sogar eine vierte Form, die man in der Medizin »Koma« nennt. Aus einem gesunden Schlaf ist jeder Mensch weckbar, aus einem Koma hingegen nicht.

Seele und Ich stehen also nicht in einem festen, unveränderlichen Verhältnis zum Körper, sondern in einem rhythmisch wechselnden. Schlaf ist dafür nur ein Beispiel. In jedem Organ des Körpers können wir dieses Wechselverhältnis wiederfinden. Insofern ist die Grundlage aller Schlafstörungen ein irgendwie gestörtes Verhältnis von Körper und Seele.

Seele und Ich sind Träger des Bewusstseins. Überall dort, wo Bewusstsein gebildet wird, erfolgt gleichzeitig im Körper ein Abbau, der sich als Ermüdung zeigt. Wir brauchen also den Schlaf, damit wir den Körper regenerieren, ihn wieder aufbauen können. Schlaf ist ein großer Gesundmacher – vorausgesetzt, dass auch hier die richtige Dosis gilt, denn zu viel Schlaf kann krank machen.

Die unterschiedliche Art, wie das gesunde Verhältnis von Körper, Seele und Ich gestört sein kann, spiegelt sich auch in den verschiedenen Arten von Schlafstörungen wider.

Einschlafstörungen sind ein Hinweis darauf, dass Seele und Ich vom Körper nicht loskommen – oder dass sie eine zu lose Verbindung eingehen. Die Seele taucht dann nie ganz in den Körper ein, stößt sich aber auch nicht richtig ab. Menschen mit dieser Art Schlafstörung sind am Tag nie richtig wach und können dann am Abend auch nicht richtig einschlafen. Oder sie schlafen ein, wachen aber nach kurzer Zeit schlagartig wieder auf. Zu Grunde liegt dem eine tief verborgene Angst, sich auf unbekanntes Terrain zu begeben und vielleicht nie mehr zurückzufinden.
Durchschlafstörungen sind schwieriger zu durchschauen. Dass man nachts mal wach wird, ist völlig normal, solange man rasch wieder einschläft. Oft weiß man dann morgens nicht einmal mehr, dass man wach geworden ist. Wacht man aber immer zu bestimmten Zeiten auf und kann nicht wieder einschlafen, liegt meistens eine Organstörung vor. Passiert das beispielsweise regelmäßig zwischen 2 und 3 Uhr nachts, weist das auf eine Leberstörung hin, denn die Leber wechselt um diese Zeit von der aufbauenden Tätigkeit in eine mehr ausscheidende. Um solche Schlafstörungen wirksam zu behandeln, braucht man aber eine sehr differenzierte fachliche Diagnostik.

Nervosität – Anzeichen einer Schlafstörung

Das vegetative Nervensystem ist ein sehr wichtiger Ort für unsere Gesundheit; es muss auf Reize adäquat reagieren können. Und das wiederum hängt nicht zuletzt von der Intensität, der Art und der Menge der Reize ab. Wir können einem Übermaß an Reizen ausgesetzt werden, es können Reize sein, auf die wir individuell besonders empfindlich reagieren, oder die Reize sind von einer Stärke, die unsere Nervenfunktion überfordert. Jeder kennt das spezielle Geräusch, das Kreide auf einer Tafel erzeugen kann oder eine Nadel auf Glas, ein Geräusch, das den meisten Menschen buchstäblich wehtut.
Die Reizüberflutung ist in unserer Zeit so andauernd, dass die meisten Menschen sie gar nicht mehr bemerken. Sie sagen: »Daran habe ich mich längst gewöhnt.« Aber genau da beginnt das Problem! Einen Reiz bewusst wahrzunehmen, hilft ja dabei beziehungsweise ist geradezu eine Voraussetzung dafür, richtig auf ihn zu reagieren. Geht der Reiz an meinem Bewusstsein vorbei, wirkt er viel unmittelbarer und kann mit großer Wahrscheinlichkeit schaden. Denn Organe reagieren dann mögli-

cherweise inadäquat, und wenn sich das über lange Zeit fortsetzt, kommt es erst zur Funktionsstörung eines Organs und dann zu manifesten Schädigungen. Überreizung oder ein Übermaß an Reizen, das nicht mehr beantwortet werden kann, ist also durchaus gefährlich. Und ein sehr frühes Warnsignal unseres Körpers ist die Nervosität!
Sie müssen also entdecken, dass Nervosität ein Warnsymptom im Zusammenhang mit Reizüberflutung ist, dass sie jedoch gleichzeitig auf ungenutzte Schaffenskräfte hinweist. Denn das Leben ist immer auf Schaffen ausgerichtet – zur Gesundheit des Körpers gehört, dass er schaffen darf! Erst nach dem Schaffen macht das Ruhen einen Sinn.

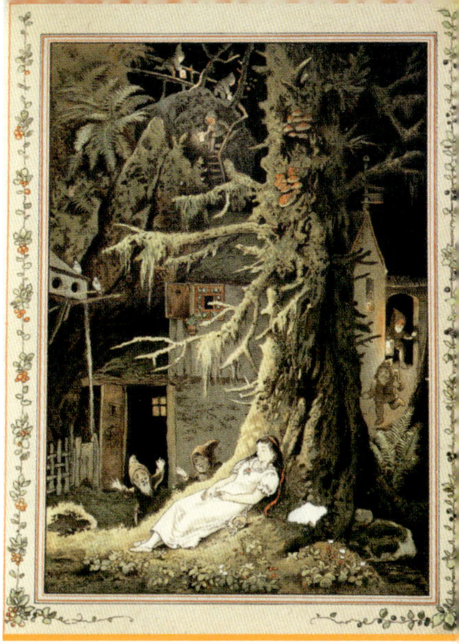

Märchen, ebenso wie poetische Texte, können helfen, sich zu entspannen, um gut einzuschlafen.

»Beruhigung« ist das Zauberwort

Wie können wir zur Beruhigung nach einem erfüllten Tag beitragen? Fangen Sie mit Essen und Trinken an. Spätestens vier Stunden vor dem Zu-Bett-Gehen sollten Sie nichts mehr essen; das Gleiche gilt für das Trinken, wenn auch eingeschränkter.
Ähnliches gilt für das Bewusstsein. Wenigstens eine Stunde vor dem Einschlafen sollten Sie die wache Art des Bewusstseins beenden und in die assoziative Welt eintauchen. Dazu ist bildhafte Literatur wie Märchen ebenso gut geeignet wie Poesie. Eine andere Art, sich aus dem Alltagsbewusstsein zu lösen, bieten Gebete oder die Meditation. Auch eine Tagesrückschau kann sehr hilfreich sein.
Wenn Sie tendenziell eher zu den Tagträumern gehören, dann sollten Sie sich Aufgaben stellen, die Sie tagsüber so richtig wach machen, damit Sie am Abend auch ausreichend müde sind.
Auch sollten Sie über Ihre Ernährung nachdenken, die vielleicht zu wenig Verdauungsarbeit erfordert. Essen Sie mehr Wurzelgemüse, salzen Sie etwas stärker, als Sie es bisher gewohnt waren, und trinken Sie am Vormittag regelmäßig eine Tasse Wermuttee.
Fragen Sie sich schließlich, wie viel Unerledigtes Sie mit sich herumschleppen, welche Lasten von Kümmernissen und Sorgen auf Ihnen liegen. Und versuchen Sie, eine Änderung herbeizuführen. Wie lautet eine alte Volksweisheit? »Ein gutes Gewissen ist ein sanftes Ruhekissen.«

Natürlich gesund werden

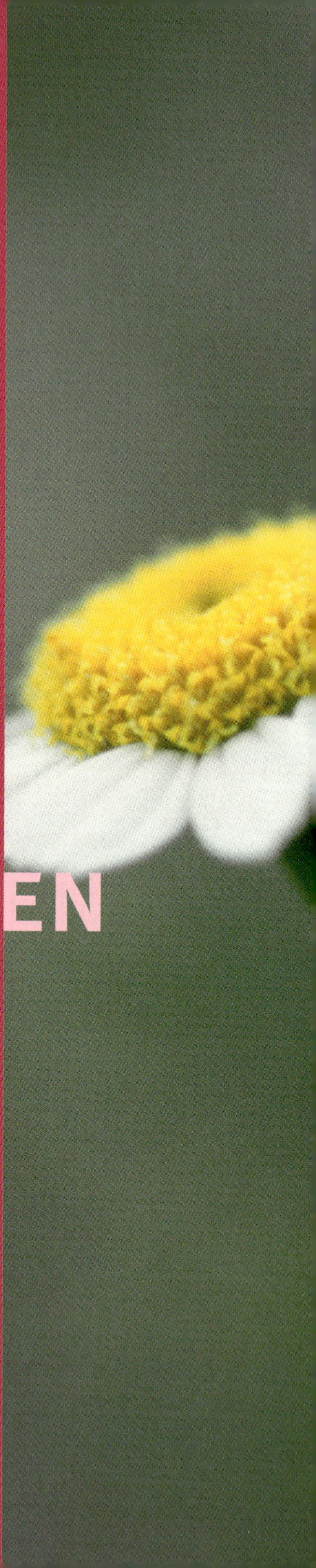

Naturmedizin ist sehr beliebt, nicht zuletzt wegen ihrer guten Verträglichkeit. Doch auch wer sich auf diese Weise erfolgreich selbst behandeln will, muss einige Verhaltensregeln beachten – welche, das erfahren Sie in diesem Kapitel. Außerdem werden Ihnen Entspannungsmethoden vorgestellt, mit denen Sie Ihre Gesundheit und Ihr gesamtes Lebensgefühl verbessern können.

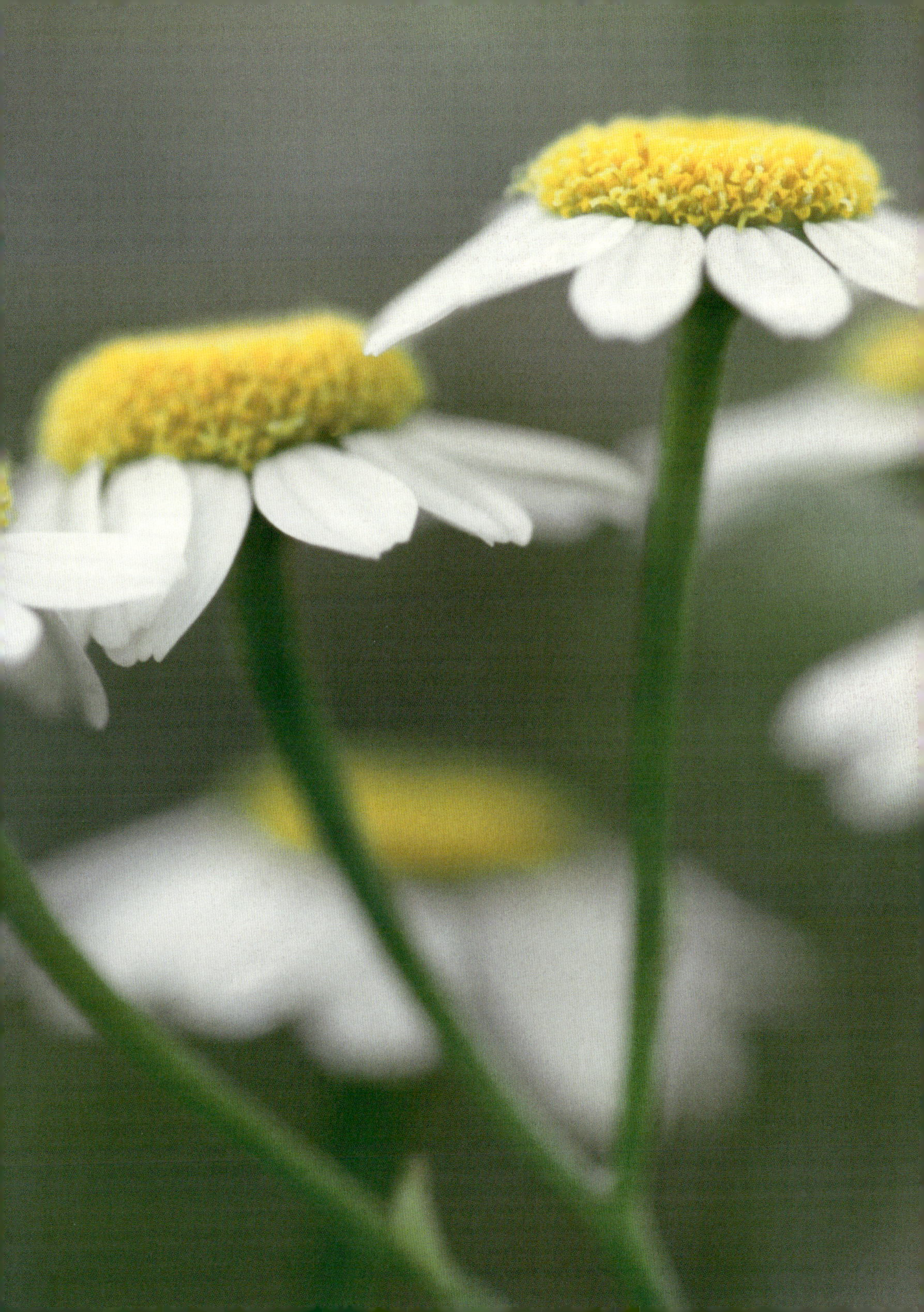

Naturmedizin – hilfreich im Alltag

Wer sich für Naturmedizin interessiert, muss zunächst überlegen, ob er die Naturheilverfahren meint oder eher die Naturheilmittel. Das macht nämlich einen großen Unterschied.

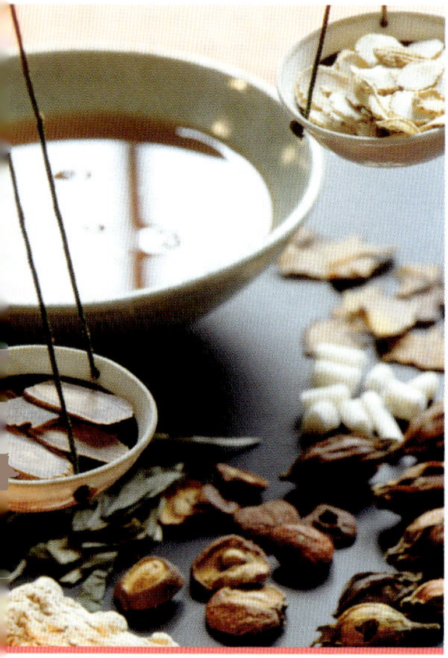

Die Kräuter der Traditionellen Chinesischen Medizin haben auch in die westliche Behandlungspraxis Einzug gehalten.

Naturheilverfahren

Naturheilverfahren gehören von alters her zu den ärztlichen Behandlungsmethoden. In letzter Zeit werden neben den altbewährten klassischen Naturheilverfahren wie Wasseranwendungen, diätetischen Maßnahmen oder Physiotherapie auch Behandlungsmethoden aus dem Fernen Osten wie die Traditionelle Chinesische Medizin (TCM) und die indische Ayurveda von Ärzten in Deutschland, Österreich und der Schweiz praktiziert. Übrigens: Homöopathie ist kein Naturheilverfahren, auch wenn sie von den meisten Menschen dafür gehalten wird, genauso wenig wie die anthroposophische Medizin. Diese beiden Therapierichtungen sind eigenständige Heilweisen. Sie bestimmen die Krankheiten mit Hilfe eigener diagnostischer Methoden und behandeln sie mit Medikamenten, die auf eine spezielle Weise angefertigt wurden. Bei der Homöopathie ist es beispielsweise die Repertorisation, eine Art Patientenbefragung, mit deren Hilfe die Wahl des geeigneten Arzneimittels individuell getroffen wird. In der TCM gibt es die Pulsdiagnostik, die Hinweise darauf liefert, ob Akupunktur angewendet werden soll oder besser Medikamente. Wenn Sie also vorhaben, bei sich selbst oder in Ihrer Familie Naturmedizin anzuwenden, denken Sie bitte daran: Wer als Laie behandeln will, muss genau wissen, was er tut! Und er muss in Zusammenhängen denken, denn auch die scheinbar sanften Naturheilverfahren sind keine Behandlungen, mit denen man nichts falsch machen kann. Es sind vielmehr ernst zu nehmende wirksame Therapien. Das bedeutet, dass auch sie, falsch angewendet, das Falsche bewirken!

Selbstbehandlung mit Naturheilmitteln

Einfacher ist die Anwendung der Naturheilmittel. Fast alle heute in den Apotheken angebotenen Naturheilmittel sind rezeptfrei, was nach den strengen Auflagen des deutschen Arzneimittelgesetzes bedeutet, dass sie bei »sachgemäßer Anwendung« kein Risiko in sich tragen. Sachgemäß ist eine Anwendung dann, wenn die Beschwerden, gegen die eine Arznei genommen wird, den Angaben im Beipackzettel entsprechen und die dort vom Hersteller empfohlene Dosis nicht überschritten wird.
Dass Naturheilmittel sicher sind, wird in Deutschland wohl niemand ernsthaft in Zweifel ziehen. In anderen Ländern sollten Sie dagegen vorsichtiger sein. Unlängst erkrankten beispielsweise in den Niederlanden mehr als 30 Frauen an einer schweren Nierenstörung, nachdem sie einen chinesischen Heiltee getrunken hatten. Vier von ihnen sind sogar an dem über das Internet bestellten »Heilmittel« gestorben. Wie sich später bei einer Untersuchung herausstellte, war daran eine giftige Pflanze schuld, die bei der Herstellung der Teemischung in China »aus Versehen« in die Kräutermischung geraten war.
Solch extreme Fälle sind natürlich selten, sie zeigen aber, dass man bei Arzneimitteln nicht vorsichtig genug sein kann. Vor allem Bestellungen über das Internet bergen Gefahren in sich. Arzneimittel eignen sich auch nicht als Reisemitbringsel. Wer diese Grundsätze nicht beachtet, der setzt sich einem unnötigen Risiko aus.
Die in deutschen Apotheken verkauften Präparate werden dagegen alle, auch wenn sie aus China oder Indien kommen, streng geprüft und sind daher – richtig eingenommen – sicher.

Sind Naturheilmittel auch wirksam?

Gegner der Naturmedizin verneinen deren Wirksamkeit manchmal heftig, ihre Befürworter sind genauso heftig entgegengesetzter Meinung. Beide machen dabei einen ähnlichen Fehler, indem sie mit einer Bewertung alle Naturheilmittel belegen wollen. Das ist falsch! Ein Pauschalurteil kann keiner Sache gerecht werden, erst recht nicht dem Arzneimittelschatz der Natur, der in vielen Jahrhunderten entstand.
Unter den Naturheilmitteln, die heute in Deutschland, Österreich oder der Schweiz hergestellt und verkauft werden, sind gut wirksame Präpa-

rate, die hervorragend untersucht sind, und für deren Wirksamkeit es eindeutige wissenschaftliche Belege gibt, aber auch Präparate, die vor allem denjenigen Vorteile verschaffen, die sie auf den Markt gebracht haben. Das Problem ist hier jedoch, dass man die einen von den anderen oft nicht unterscheiden kann.
Das fängt bereits damit an, dass ein Laie nicht immer genau erkennt, was ein Arzneimittel ist und was nicht. Mit gesundheitlichen Versprechen werden nämlich zunehmend auch Produkte beworben, die wie Arzneimittel aussehen, rechtlich aber Nahrungsergänzungsmittel sind. Die Verbraucher halten sie deshalb oft für Medikamente und kaufen sie, um etwas für die eigene Gesundheit zu tun. Was sie nicht wissen, ist die Tatsache, dass diese Pillen, Dragees oder Tinkturen rechtlich betrachtet nur Lebensmittel sind und daher nicht den strengen Kriterien, die bei uns für Arzneimittel gelten, unterliegen. Sie haben keine Zulassung, sind also weder auf Sicherheit noch auf Wirksamkeit überprüft worden. Sie werden auch nirgendwo registriert, so dass keine Behörde genau sagen kann, was alles derzeit auf diese Weise bei uns wirklich verkauft wird. Neben Vitaminen und Mineralstoffen, für welche die Bezeichnung »Nahrungsergänzung« gut zutrifft, sind auch Produkte darunter, die mit Nahrungsergänzung tatsächlich nur wenig zu tun haben.
Nach offiziellen Schätzungen kommen täglich bis zu 20 solcher Produkte neu auf den Markt und werben um Kunden. Das dürfen sie zwar nicht mit Heilungsversprechen tun, wo aber kein Kläger ist, ist auch kein Richter. Weil die Behörden – ähnlich wie bei den Lebensmitteln – meist nur bei gröberen Verstößen tätig werden, halten sich einige Hersteller nicht an die Vorschriften und versprechen mehr, als ihre Mittel halten können.

Beispiel Phytoöstrogene

Phytoöstrogene sind hormonähnliche Pflanzeninhaltsstoffe, die in Soja, Rotklee und in einer geringeren Menge auch im Hopfen enthalten sind. Nachdem immer weniger Frauen bereit sind, in den Wechseljahren Hormonpräparate zu nehmen – und auch die Wissenschaft sie nur noch in Ausnahmefällen empfiehlt –, haben clevere Hersteller hier einen viel versprechenden Markt entdeckt. Mit wissenschaftlich anmutenden Argumenten werben sie für ihre aus Soja oder Rotklee hergestellten Nahrungsergänzungsmittel und preisen sie als eine nebenwirkungsfreie Alternative zu Hormonen an. In Asien, so die Aussage, haben Frauen nur sehr selten

die typischen klimakterischen Beschwerden wie Hitzewallungen, Stimmungsschwankungen oder Schlafprobleme. Das verdankten sie ihrem hohen Sojakonsum. Wenn also europäische Frauen ihre Wechseljahrbeschwerden auf natürliche Weise loswerden wollen, brauchten sie nur ausreichend Soja- oder Rotkleeprodukte zu sich zu nehmen.
Eine falsche Schlussfolgerung, wie man in wissenschaftlichen Untersuchungen herausfand. Von den 27 publizierten klinischen Studien, in denen die Wirksamkeit der Phytoöstrogene gegen klimakterische Beschwerden bisher geprüft wurde, haben 22 die Phytoöstrogene als vollkommen wirkungslos entlarvt.
Woher kommt aber dann die bessere Verfassung der Asiatinnen im Klimakterium? Sie hat tatsächlich mit dem höheren Sojakonsum zu tun. Allerdings – wie andere Untersuchungen gezeigt haben – mit dem Sojakonsum während der Pubertät. In dieser Zeit, in der ja die weiblichen Geschlechtsorgane heranreifen, sind Phytoöstrogene offenbar wirklich hilfreich. Ein späterer Soja- oder Rotkleekonsum hilft dagegen nicht klimakterischen Frauen beschwerdefrei zu werden, sondern nur noch cleveren Anbietern, Kasse zu machen.
Dabei gibt es unter den Heilpflanzen tatsächlich eine, die gegen Wechseljahrbeschwerden mit Erfolg eingesetzt werden kann: die Traubensilberkerze (Cimicifuga racemosa). Präparate, in denen standardisierte Extrakte aus dieser Heilpflanze enthalten sind, konnten ihre Wirksamkeit in klinischen Studien vielfach unter Beweis stellen. Bei diesen Präparaten handelt es sich allerdings nicht um Nahrungsergänzungsmittel, sondern um Arzneimittel.

Die Wahl des richtigen Mittels

Damit wir uns an dieser Stelle richtig verstehen: Nahrungsergänzungsmittel zu nehmen, ist nicht grundsätzlich falsch oder wirkungslos. Sie sind nur nicht zur Behandlung von Erkrankungen geeignet, sondern dienen ausschließlich der Prävention. Sie sollten auch nicht eine gesunde Ernährung ersetzen, sondern können sie – wie der Name schon sagt – höchstens sinnvoll ergänzen. Wenn Sie also ein Naturheilmittel kaufen wollen, das Ihnen bei ganz bestimmten Beschwerden helfen soll, achten Sie bitte darauf, ob auf der Packung die Bezeichnung »Arzneimittel« oder aber »Nahrungsergänzungsmittel« steht.

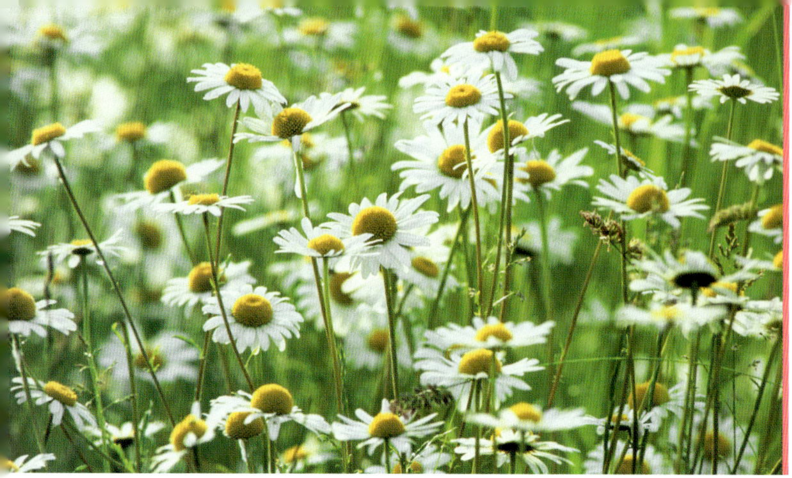

Achten Sie auf Qualität! Das gilt auch für so altbewährte Hausmittel wie den Kamillentee. Nur mit hochwertigen Naturheilmitteln führt die Selbstbehandlung zum Erfolg.

Zusätzlich sollten Sie Folgendes beachten: Selbst bei den Nahrungsergänzungsmitteln oder Kräutertees lohnt es sich, statt im Supermarkt in der Apotheke einzukaufen, um eine gute Qualität sicherzustellen.

Beispiel Kamillentee

Kamille ist eine der ältesten Heilpflanzen, die wir kennen. Kamillentee dient den Menschen seit vielen Jahrhunderten als ein bewährtes Heilmittel gegen Magenbeschwerden. Die Kamillenblüte enthält Stoffe, die entzündungshemmend und krampflösend wirken und die Regeneration der Magenschleimhaut beschleunigen. Das gilt allerdings nur für die Blüten der Echten Kamille (botanisch: Matricaria recutita). Alle anderen Kamillensorten oder -pflanzenteile sind medizinisch unbedeutend. Die in den Apotheken verkauften Kamillentees bestehen deshalb entweder nur aus Kamillenblüten (dann tragen sie die Bezeichnung »Kamillenblütentee«) oder sie geben über den darin enthaltenen Blütenanteil genau Auskunft. Die im Supermarkt angebotenen Tees heißen dagegen schlicht »Kamillentee«, was bedeutet, dass sie gar keine Blüten enthalten müssen – auch dann nicht, wenn die Packung das Bild einer Kamillenblüte ziert! So ein Tee mag ein wohlschmeckendes Warmgetränk sein, ein Naturheilmittel ist es aber nicht.

Wie erkennt man Qualität?

Was für Tees gilt, gilt auch für Pillen, Kapseln oder Tropfen. Sie können selbst dann nicht wirklich sicher sein, ein Präparat erworben zu haben, das Ihnen hilft, wenn es ein Arzneimittel ist. Denn die frei verkäuflichen Medikamente, die auch außerhalb der Apotheken angeboten werden dürfen, sind aus Sicherheitsgründen alle so niedrig dosiert, dass sie eigentlich keine therapeutische Wirkung entfalten können. Sie sind also, ähnlich wie die Nahrungsergänzungsmittel, nur zur Prophylaxe bestimmt. Wer eine wirksame Arznei sucht, der muss in die Apotheke gehen.

Auch dort wird er aber Naturheilmittel sehr unterschiedlicher Qualität vorfinden. Selbst wenn zwei Präparate aus der gleichen Heilpflanze hergestellt wurden, müssen sie nicht die gleiche Wirksamkeit haben. Ähnlich wie beim Wein, hängt nämlich bei Arzneimitteln aus Naturstoffen die Qualität des Produktes von einer Reihe von Faktoren ab.

Das fängt bei der Ausgangspflanze an. Die richtige Sorte Heilkraut, unter optimalen Bedingungen angebaut und zum richtigen Zeitpunkt geerntet, schafft verständlicherweise eine andere Voraussetzung für die Qualität des Endprodukts als wild gesammelte Kräuter aus verschiedenen Regionen. Auch der weitere Verarbeitungsprozess – bei der schonenden Trocknung angefangen über zügige Verarbeitung bis hin zur optimalen Extraktion – hat wesentlichen Einfluss auf die therapeutischen Eigenschaften eines pflanzlichen Arzneimittels. Deshalb sind wissenschaftliche Belege für die Wirksamkeit eines solchen Präparates nicht automatisch auf ein anderes Präparat aus der gleichen Pflanze übertragbar. Beide können ähnlich unterschiedliche Eigenschaften entfalten, wie sie Weine zeigen, wenn sie aus der gleichen Rebe stammen, aber in verschiedenen Regionen angebaut und in unterschiedlichen Fässern verschieden lang gelagert wurden.

Grundsätzlich kann man bei uns drei Kategorien pflanzlicher Arzneimittel unterscheiden:

1. Die so genannten traditionellen Mittel. Das sind Präparate, deren Wirkung aus der Tradition abgeleitet wird, für die es aber keine eigenen Belege der Wirksamkeit gibt. Die meisten sind frei verkäuflich, also auch außerhalb der Apotheke zu haben und entsprechend niedrig dosiert. Man erkennt sie an dem Hinweis »traditionell angewandt bei ...«
2. Die zweite Gruppe sind Arzneimittel, die sich auf allgemeine wissenschaftliche Erkenntnisse zu den darin enthaltenen Heilpflanzen stützen. Sie sind für therapeutische Zwecke ausreichend dosiert. In der Fachsprache bezeichnet man diese Präparate als »well established«.
3. Die dritte Kategorie bilden die so genannten Spezialextrakte. Die Wirksamkeit dieser Medikamente ist wissenschaftlich gut belegt und ihre gleichbleibende Qualität durch modernste Herstellungstechnologien garantiert. Sie sind den chemischen Medikamenten ebenbürtig,

in der Regel aber besser verträglich. Sie eignen sich auch zur Behandlung von schweren Leiden wie zum Beispiel der Depression.

Leider kann der Verbraucher heute zwischen der zweiten und der dritten Gruppe nicht unterscheiden, er ist hier auf die Auskunft vom Arzt oder Apotheker angewiesen.

So wählen Sie Ihr Naturheilmittel richtig aus

Auch wenn die Vielfalt der angebotenen Naturheilmittel verwirrend ist, braucht man nur einige Regeln zu beachten, um zum richtigen Präparat zu gelangen:

1. Wenn Sie behandlungsbedürftige Beschwerden haben, sollten Sie stets ein Medikament und kein Nahrungsergänzungsmittel einsetzen. Nahrungsergänzungsmittel dienen der Vorbeugung.
2. Wenn Sie ein rezeptfreies Mittel kaufen wollen, versuchen Sie nicht, an der falschen Stelle zu sparen. Gehen Sie gleich in die Apotheke, auch wenn im Verbrauchermarkt Naturheilmittel zunächst billiger erscheinen. Präparate, die im Discountladen verkauft werden, sind immer zu niedrig dosiert und oft so hergestellt, dass es auch nicht hilft, mehr davon zu nehmen, um die Wirkung zu erzielen. Das heißt, sie können ein gänzlich unwirksames Präparat nach Hause tragen und damit die scheinbare Ersparnis in einen Verlust verwandeln.
3. Wenn Sie mit einem Naturheilmittel keine guten Erfahrungen gemacht haben, bedeutet es nicht automatisch, dass Ihnen kein anderes Präparat aus der gleichen Pflanze helfen kann. Aus der Wirksamkeit eines Präparates lässt sich in der Regel nicht auf die Wirksamkeit eines anderen aus dem gleichen Naturstoff schließen und umgekehrt.
4. Wenn Sie keine persönlichen Erfahrungen mit einem bestimmten Präparat haben, lassen Sie sich zunächst in der Apotheke beraten oder vom Arzt ein »Grünes Rezept« ausstellen. (Arzneimittel, die auf einem Grünen Rezept verordnet wurden, erstattet Ihnen zwar die Krankenkasse nicht, Sie können die Ausgaben aber von der Steuer absetzen.) Gute Naturheilmittel sind ähnlich wirksam wie chemische Präparate und sollten ähnlich sorgfältig ausgewählt werden.

Die wichtigsten Entspannungs-übungen

An der Universität Bamberg läuft seit mehreren Jahren ein spannendes Forschungsprogramm: Psychologen versuchen experimentell zu überprüfen, ob es möglich ist, alleine mit dem Willen, also mit rein geistiger Energie, die Außenwelt zu beeinflussen.

Die Versuchsanordnung sieht so aus, dass jeweils eine Versuchsperson alleine vor einem Computer sitzt, auf dessen Bildschirm nach dem Klick mit der Maus eine Linie erscheint. Diese Linie kann entweder waagerecht verlaufen oder nach oben beziehungsweise nach unten zeigen. Welcher Richtung die Linie folgt, entscheidet per Zufall der Computer. Die Versuchspersonen bekommen aber von den Forschern den Auftrag, sich vor und während des Klicks auf eine der drei Richtungen festzulegen und zu versuchen, den Computer nur durch Konzentration dazu zu bringen, gerade diese Richtung auszuwählen. Nach den Gesetzen der Mathematik müsste bei einer ausreichenden Anzahl von Versuchen jede Richtung gleich häufig vorkommen und die Versuchspersonen nur bei jedem dritten Klick mit der von ihnen gewählten Richtung richtig liegen. Dem ist aber nicht so. Die Forscher haben statt der erwarteten Häufigkeit eine geringe Abweichung zu Gunsten der Versuchspersonen festgestellt.

Die Wahl der geeigneten Methode ist entscheidend

Dieses Experiment belegt, was die europäische Psychologie seit etwa hundert Jahren behauptet und die fernöstliche Medizin seit mehr als tausend Jahren praktiziert – das Innere eines Menschen ist eine Kraft mit Außenwirkung. Wobei das »Außen« auch der eigene Körper sein kann. Auf diesem Prinzip beruhen alle mentalen Therapien. Durch körperliche Entspannung und mit Hilfe von Konzentrationsübungen mobilisiert man so innere Potenziale, die sonst nicht zugänglich wären. Entspannungstechniken stärken außerdem den inneren Arzt. Deshalb ergänzen sie die in diesem Buch dargestellten medizinischen Behandlungen und Arzneimittel sinnvoll.

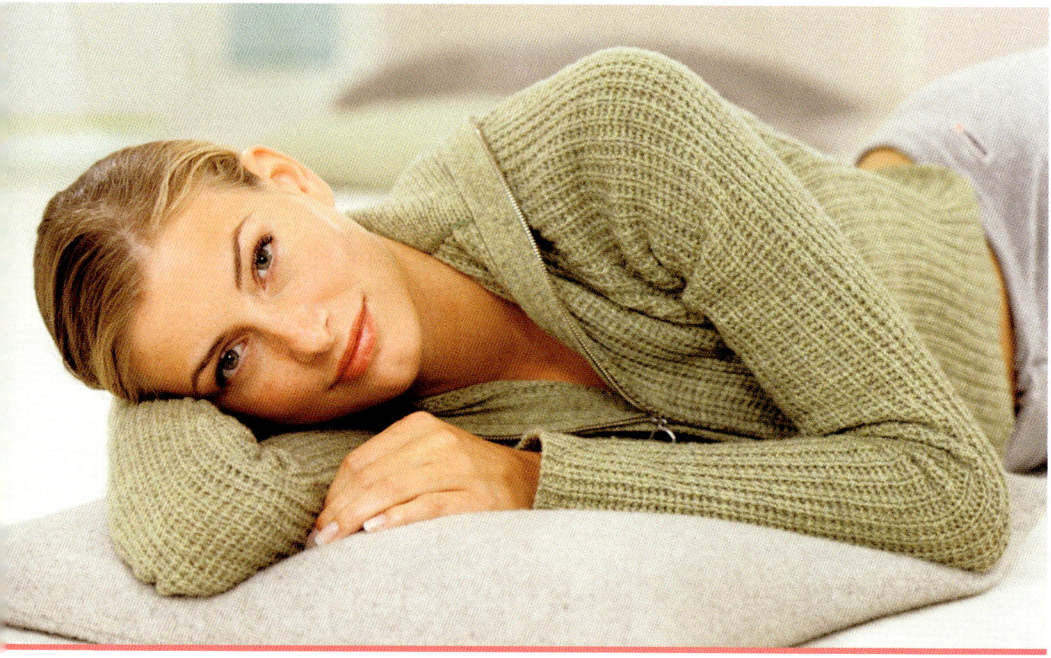

Zeiten des Rückzugs und der Entspannung sind grundlegend für eine stabile gesundheitliche und emotionale Verfassung. Gönnen Sie sich beides regelmäßig – am besten täglich!

Neben den zahlreichen Entspannungstechniken und Meditationsübungen, die vor allem aus Asien stammen, wurden vor einigen Jahrzehnten auch in der westlichen Welt Techniken entwickelt, die zu mehr Ruhe und Gleichgewicht verhelfen. So unterschiedlich diese Methoden zunächst erscheinen, so haben sie doch alle einige Grundsätze gemeinsam:

- Körperliche Entspannung wird mental herbeigeführt.
- Entspannung führt zu einer größeren inneren Ruhe und Stabilität.
- Ruhe steigert die Konzentrationsfähigkeit.
- Konzentration verbessert die Selbstwahrnehmung.
- Die höhere Sensibilität bleibt nicht nur auf den Umgang mit den eigenen Problemen beschränkt, sondern durchzieht den gesamten Alltag.

Unabhängig davon, welche konkrete Methode Sie gewählt haben, werden Sie mit Hilfe solcher Übungen zu einer Entspannung im körperlichen,

zur Gelassenheit im seelischen und zu einer höheren Leistungsfähigkeit im geistigen Bereich kommen. Das klappt natürlich nicht gleich. Regelmäßig ausgeführt helfen Ihnen aber Entspannungsübungen nicht nur bei gesundheitlichen Problemen oder in schweren Lebenssituationen. Langfristig werden sie vielmehr Ihr gesamtes Lebensgefühl verbessern und auch Ihren Beziehungen eine neue Qualität geben.
Entspannungsübungen tun also grundsätzlich jedem gut. Nicht jede Entspannungstechnik ist aber für jeden Menschen gleich gut geeignet. Für den Übungserfolg ist daher die Wahl der individuell richtigen Methode entscheidend.

Worauf kommt es an?

Zunächst muss man die persönlichen Möglichkeiten bedenken. Haben Sie bereits Erfahrung mit Entspannungstechniken oder sind Sie Anfänger? Wie oft können Sie üben? Können Sie einen Kurs besuchen? Wollen Sie lieber alleine üben? Passt zu Ihrem Tagesablauf besser das Autogene Training mit seinen mehreren kleinen Übungseinheiten oder eher die Progressive Muskelentspannung, für die Sie mindestens eine halbe Stunde benötigen? Am wichtigsten ist aber letztlich, wie leicht oder schwer Ihnen eine Methode fällt.
Um Ihnen die Wahl zu erleichtern, haben wir hier die beiden wichtigsten westlichen Methoden, das Autogene Training und die Progressive Muskelentspannung nach Jacobson zum Schnupperüben zusammengestellt. Bei der Anleitung handelt es sich allerdings um vereinfachte Grundversionen, die Ihnen nur eine grobe Orientierung über die Methode bieten sollen. Wenn Sie also wissen, welche der Methoden Sie erlernen und – noch wichtiger – regelmäßig praktizieren wollen, werden Sie Ihre Kenntnisse vertiefen müssen. Dann können Sie einen entsprechenden Kurs belegen. Wer das nicht will oder kann, muss aber nicht auf die Entspannung verzichten. Die Fähigkeit, durch Entspannung den Weg zu seinem Inneren zu finden, kann man auch durch »learning by doing« erwerben, also im Tun, beispielsweise mit einer CD. Auch so bringt Ihnen jede Übungseinheit von Anfang an einen Gewinn.
Wenn es darum geht, sich zu entspannen, führen nämlich viele Wege zum Ziel. Sie sollten sich also diejenige Methode aussuchen, die Ihnen am besten gefällt, denn dann bleiben Sie eher dabei.

Beim Üben zu beherzigen

1. Üben Sie regelmäßig.
2. Führen Sie die Übungen mindestens dreimal wöchentlich aus, beim Autogenen Training ist sogar tägliches Üben Pflicht.
3. Wenn Sie oft und regelmäßig üben, brauchen Sie keine langen Übungszeiten.
4. Sorgen Sie dafür, dass Sie beim Üben nicht gestört werden, weder von Lärm noch durch Kälte.
5. Führen Sie die Übungen mit geschlossenen Augen aus, versuchen Sie dabei, nach innen zu schauen.

Autogenes Training

Das Autogene Training wurde von dem deutschen Psychiater J. H. Schultz (1884 bis 1970) entwickelt und erstmals 1928 auf einem Kongress in Berlin vorgestellt. 1932 erschien die vollständige Version der Übungen als Buch. Diese Form ist allerdings sehr aufwändig zu erlernen. Da das »große« Programm auch bestimmte innere Organe beeinflusst, sollte es außerdem stets unter ärztlicher Anleitung erlernt werden.
In den letzten Jahren haben Psychologen aber eine vereinfachte Form geschaffen, die für jedermann leicht erlernbar ist.

Die Entspannungsformeln

Für jeden Übungsschritt brauchen Sie eine Formel. Diese Formel wird jeweils so oft hintereinander wiederholt, bis man ihren Inhalt spürt. Erfahrungsgemäß brauchen Anfänger etwa sechs Wiederholungen. Geübte tun es lautlos und ohne Hilfe von außen. Anfänger können dazu entweder schriftliche Anweisungen wie hier verwenden oder sich von einer Trainerstimme vom Band beziehungsweise einer CD leiten lassen.

Die Entspannungsformeln für die Kurzübung lauten:

Ich bin ganz ruhig.
Meine Arme sind ganz schwer.
(ca. sechsmal)
Ich bin ganz ruhig.

Ich bin ganz ruhig.
Meine Arme sind ganz warm.
(ca. sechsmal)
Ich bin ganz ruhig.

Ich bin ganz ruhig.
Mein Atem ist ganz ruhig.
(ca. sechsmal)
Ich bin ganz ruhig.

Ich bin ganz ruhig.
Mein Herz schlägt ruhig und regelmäßig. (ca. sechsmal)
Ich bin ganz ruhig.

Ich bin ganz ruhig.
Mein Sonnengeflecht ist strömend warm. (ca. sechsmal)
Ich bin ganz ruhig.

Ich bin ganz ruhig.
Mein Kopf ist frei und klar, meine Stirn kühl. (ca. sechsmal)
Ich bin ganz ruhig.

Anschließend muss die Entspannung zurückgenommen werden, damit Sie den Tag wieder aktiv angehen können.
Dazu ballen Sie die Fäuste fest zusammen, ziehen Arme mehrmals an den Körper heran und strecken sie wieder und atmen gleichzeitig tief ein und aus. Dann öffnen Sie die Augen und stehen auf.

Wichtige Übungstipps

Wiederholen Sie eine Formel bitte jeweils so oft, bis Sie wirklich ihren Inhalt verinnerlicht haben. Sie müssen also beispielsweise die Schwere oder die Wärme in den Armen real spüren, bevor Sie sich den nächsten Übungsschritten – dem Atem und dem Herzen – zuwenden.
Ein besonders wichtiger Schritt in diesem Entspannungsprozess ist die Wahrnehmung des Sonnengeflechts. Als Sonnengeflecht (Plexus solaris) wird ein Nervenknoten in der Höhe des Zwerchfells unmittelbar unter dem Brustbein bezeichnet, in dem sich die Nervenleitungen der wichtigsten Bauchorgane treffen. Außerdem mündet die absteigende Hauptschlagader in seiner Nähe ins Herz. Das Sonnengeflecht ist also sowohl für alle Verdauungsvorgänge, als auch für die Herzgesundheit von besonderer Bedeutung.

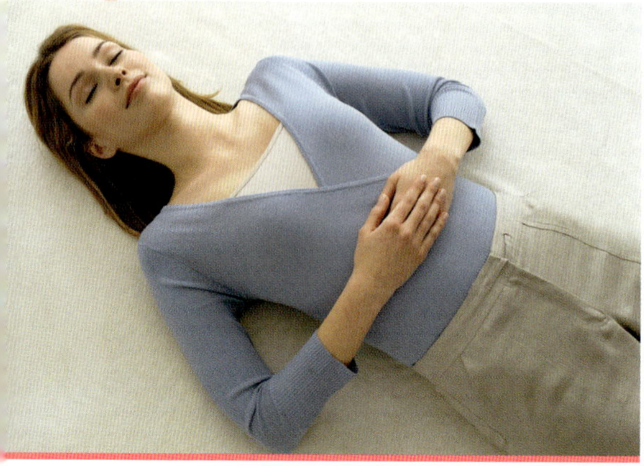

Autogenes Training im Liegen: Strecken Sie sich bequem auf einer weichen Unterlage aus. Und sorgen Sie dafür, dass Ihnen nicht kalt wird.

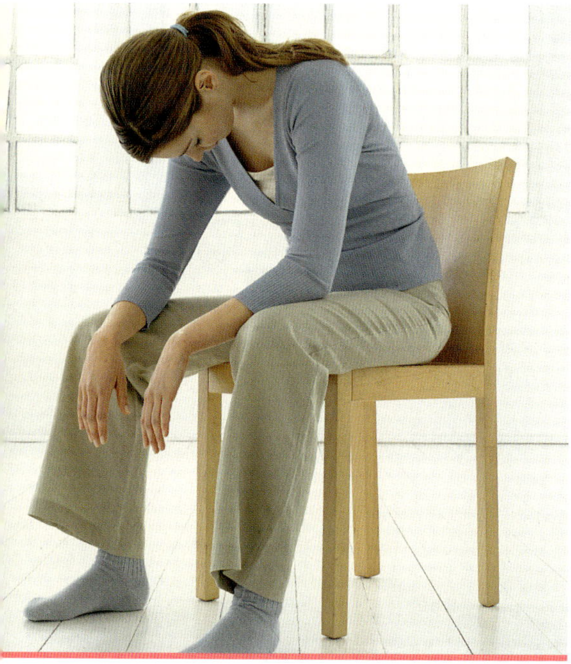

Die Kutscherhaltung: Die Beine leicht gespreizt auf den Boden stellen. Arme entspannt auf die Oberschenkel stützen, Hände innen herunterhängen lassen, den Kopf nach vorne senken, Nacken entspannen.

Erst wenn Sie den Körperbereich, dessen Formel sie gerade aufsagen beziehungsweise denken, wirklich spüren, haben Sie den entsprechenden Schritt gelernt und können zum nächsten übergehen. Das wird am Anfang länger dauern, in der Lernphase schaffen Sie vermutlich auch nicht das vollständige Programm, weil eine gesamte Übungseinheit nicht länger als zehn Minuten dauern soll. Später werden Sie aber immer schneller in den Zustand der Entspannung hineinfinden und leicht auch den zweiten Durchgang absolvieren können.
Geübt wird entweder im Liegen oder im Sitzen. Im Liegen können sich zwar die meisten Menschen leichter entspannen, diese Position erfordert aber einen geeigneten Raum. Sitzen kann man dagegen praktisch überall. Zur Durchführung der Übungen im Sitzen eignet sich sehr gut die »Kutscherhaltung« (siehe nebenstehende Abbildung).
Üben sollten Sie am besten dreimal täglich, zuletzt vor dem Einschlafen im Bett. Bei der letzten Übung lassen Sie aber bitte die Rücknahme weg. Geübte brauchen für die beiden Durchgänge oft nur fünf Minuten. Auch Anfänger, die langsamer sind, sollten aber trotzdem nach zehn Minuten aufhören. Dann lässt nämlich die Konzentration nach und die Übungen verlieren an Effektivität.

Und noch ein Rat: Die Rücknahme-Übung (siehe Kasten Seite 181) sollten Sie als Erstes erlernen und auch dann am Ende ausführen, wenn Sie nicht alle Schritte geschafft haben. Es ist zwar gesundheitlich nicht bedenklich, wenn Sie diese Übung einmal vergessen, sie werden sich aber danach möglicherweise nicht wohl fühlen und auch nicht so aktiv sein können, wie Sie es sonst gewohnt sind.

Muskelentspannung nach Jacobson

Die Muskelentspannung nach Jacobson, auch unter dem Namen »Progressive Muskelentspannung« bekannt, kam aus den USA zu uns. Etwa zur gleichen Zeit, zu der J. H. Schultz in Deutschland das Autogene Training schuf, hat der aus Schweden emigrierte Psychophysiologe Edmund Jacobson (1885 bis 1976) an der Harvard Universität in Boston die Progressive Muskelentspannung entwickelt.
Bei der Progressiven Muskelentspannung gibt es – ähnlich wie beim Autogenen Training – eine Vollversion, die nur unter fachlicher Anleitung erlernt werden sollte, und eine vereinfachte Version zum Selbsterlernen. Bei dieser Entspannungstechnik werden Muskelgruppen im ganzen Körper trainiert und entspannt.

Wichtige Übungstipps

Geübt wird die Muskelentspannung nach Jacobson im Liegen. Bei jedem der unten beschriebenen Übungsschritte wird jeweils eine separate Muskelgruppe trainiert. Dazu müssen Sie – ähnlich wie bei einer isometrischen Übung – zunächst die Muskeln so stark wie möglich anspannen und die Spannung für etwa fünf Sekunden halten.
Danach lösen Sie die Spannung so abrupt wie möglich. Denn je schneller Sie aus dem Zustand der Spannung in den der Entspannung gelangen, desto wirksamer wird die Übung.
Im Anschluss daran spüren Sie ein bis zwei Minuten nach, um den Unterschied zwischen Spannung und Entspannung in dem betreffenden Körperteil ganz wach und genau wahrzunehmen.
Je besser Sie während der Übungen Ihr Bewusstsein ausschalten können – das heißt keine Bilder und keine Gedanken zulassen –, desto effektiver wird auch die Entspannung.

Übungsschritte von Kopf bis Fuß

Beim Üben können Sie prinzipiell ebenso gut bei den Füßen beginnen wie bei den Händen. Wichtig ist allein, dass Sie beide Extremitäten immer gleichzeitig trainieren.

Und so sehen die Schritte aus:

1. Schritt: Arme
Hände zur Faust ballen, Unterarme anwinkeln, alle Muskeln der Arme und Hände anspannen.

2. Schritt: Gesicht
Augenbrauen zusammenziehen, Lippen aufeinander pressen, Nase rümpfen.

3. Schritt: Nacken
Kinn in Richtung Brustbein bewegen, Kopf dabei einige Zentimeter von der Unterlage heben.

4. Schritt: Schultern
Schultern Richtung Füße drücken und anschließend die Schulterblätter zusammenziehen.

5. Schritt: Bauch
Bauch nach oben herausstrecken, dabei Hohlkreuz vermeiden.

6. Schritt: Rücken
Das Becken nach vorne schieben, bis im Lendenbereich der Wirbelsäule ein leichter Druck entsteht.

7. Schritt: Po
Die Pobacken zusammendrücken und halten.

8. Schritt: Beine
Die Fersen in den Boden drücken, so dass sich die Ober- und Unterschenkelmuskulatur anspannt.

9. Schritt: Füße
Die Zehen in Richtung Schienbein ziehen, bis in den Waden eine Spannung entsteht.

10. Schritt: Zehen
Den Fuß strecken und die Zehenspitzen nach vorne und Richtung Boden drücken.

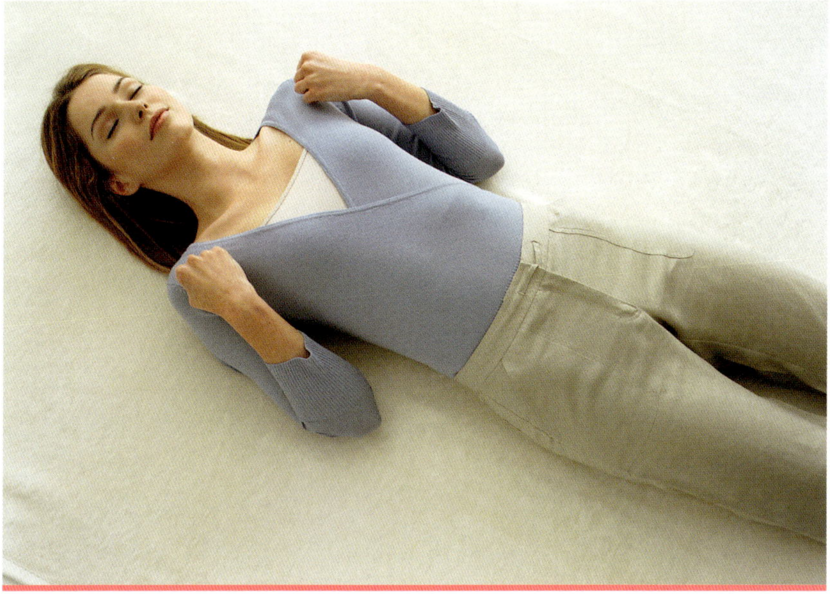

So beginnen Sie die Muskelentspannung: Ballen Sie die Fäuste und winkeln Sie die Unterarme an. Die Muskeln sollten dabei gleichmäßig und nicht zu stark angespannt sein.

Bei allen Übungen sollten Sie stets darauf achten, in den Bauch zu atmen. Viele Frauen kennen diese Atmung aus der Schwangerschaftsgymnastik, Männer werden es vorab erlernen müssen: Legen Sie eine Hand auf Ihren Bauch und atmen Sie bewusst dagegen, bis sich die Hand hebt. Wenn es funktioniert, üben Sie ohne die Hilfe der Hand weiter.

In den Bauch zu atmen, ist auch in anderen Situationen sinnvoll. Beispielsweise, wenn man sich während einer Prüfung beruhigen will. Auch bei einer großen körperlichen Anstrengung verhilft die Bauchatmung zu einer besseren Durchblutung.

Das Übungsprogramm der Progressiven Muskelentspannung sollten Sie (mindestens) dreimal wöchentlich durchführen. Die Übungszeit beträgt jeweils 30 bis 45 Minuten. Sie können diese Zeit zwar abkürzen, indem Sie das Nachspüren auf eine Minute begrenzen, das sollten Sie aber möglichst erst dann tun, wenn Sie wirklich gut geübt sind. Und das erkennen Sie daran, dass Sie sich während des Nachspürens durch keine Bilder oder Gedanken mehr ablenken lassen.

Zum Nachschlagen

Bücher, die weiterhelfen

Bös, Klaus: **Walking und sanftes Lauftraining.** GRÄFE UND UNZER, München

Fintelmann, Volker (Hrsg.): **Kompendium Phytopharmaka.** Kirchheim, Mainz

Fintelmann, Volker: **Quo vadis – Medizin am Scheideweg.** Mayer, Stuttgart, Berlin

Friedrich, Andreas W.: **Tai Ji Quan – Ruhe und Bewegung in Balance.** GRÄFE UND UNZER, München

Grasberger, Delia: **Autogenes Training, Buch und CD.** GRÄFE UND UNZER, München

Hainbuch, Friedrich: **Muskelentspannung nach Jacobson, Buch und CD.** GRÄFE UND UNZER, München

Johnen, Wilhelm: **Muskelentspannung nach Jacobson.** GRÄFE UND UNZER, München

Langen, Dietrich: **Autogenes Training.** GRÄFE UND UNZER, München

Mannschatz, Marie: **Meditation – Mehr Klarheit und innere Ruhe, Buch und CD.** GRÄFE UND UNZER, München

Mertens, Wilhelm/Oberlack, Helmut: **Qigong – Entspannt, gelassen und hellwach, Buch und CD.** GRÄFE UND UNZER, München

Trökes, Anna: **Yoga ab 40.** GRÄFE UND UNZER, München

Trökes, Anna: **YOGA – Mehr Energie und Ruhe, Buch und CD.** GRÄFE UND UNZER, München

Zulley, Jürgen/Knab, Barbara: **Unsere innere Uhr.** Herder, Freiburg

Adressen, die weiterhelfen

Deutschland

Deutsche Arbeitsgemeinschaft Selbsthilfegruppen e.V.
Friedrichstraße 28
35392 Gießen
Internet: www.dag-shg.de

Nationale Kontakt- und Informationsstelle zur Anregung und Unterstützung von Selbsthilfegruppen
Wilmersdorferstraße 39
10627 Berlin
Internet: www.nakos.de

Deutsche Tinnitus-Liga e.V.
Am Lohsiepen 18
42369 Wuppertal
Internet:
www.tinnitus-liga.de

Deutsche Schmerzliga e.V.
Adernauerallee 18
61440 Oberursel
Internet:
www.schmerzliga.de

Deutsche Akademie für Gesundheit und Schlaf e.V.
Universitätsstraße 84
93042 Regensburg
Internet: www.dags.de

Deutsche Rheumaliga Bundesverband e.V.
Maximilianstraße 14
53111 Bonn
Internet:
www.rheuma-liga.de

Deutscher Allergie- und Asthmabund e.V.
Fliethstraße 114
41061 Mönchengladbach
Internet: www.daab.de

Komitee Forschung Naturmedizin e.V.
Marienplatz 3
80331 München
Internet: www.
phytotherapie-komitee.de

Deutsche Krebsgesellschaft e.V.
Steinlestraße 6
60596 Frankfurt am Main
Internet:
www.krebsgesellschaft.de

Krebsinformationsdienst KID
Deutsches Krebsforschungszentrum
Im Neuenheimer Feld 280
69120 Heidelberg
Internet: www.krebsinformation.de

Charité – Universitätsmedizin Berlin
Schumannstraße 20/21
10117 Berlin
Internet: www.charite.de

Österreich

ArGe Selbsthilfe Österreich
Kempfstraße 23/3. Stock,
Postfach 108
9021 Klagenfurt
Internet: www.
selbsthilfe-oesterreich.at

Österreichische Tinnitus-Liga (ÖTL)
Postfach 23
8029 Graz
Internet: www.tinnitus.at

Österreichische Lungenunion (ÖLU)
Obere Augartenstraße
26–28
1020 Wien
Internet:
www.lungenunion.at

Österreichische Krebshilfe-Krebsgesellschaft
Wolfengasse 4
1010 Wien
Internet:
www.krebshilfe.net

Schweiz

Schweizerische Tinnitus-Liga
Ziegelgut 18
7206 Igis
Internet:
www.tinnitus-liga.ch

Interessengemeinschaft Chronischer Schmerz, Schweiz
Postfach 2358
6302 Zug
Internet:
www.schmerzinfo.ch

Rheumaliga Schweiz
Renggerstraße 71
8038 Zürich
E-Mail: info@rheumaliga.ch
Internet:
www.rheumaliga.ch

aha! Schweizerisches Zentrum für Allergie, Haut und Asthma
Gryphenhübeliweg 40
3000 Bern 6
Internet: www.ahaswiss.ch

Krebsliga Schweiz
Postfach 8219
3001 Bern
Internet:
www.swisscancer.ch

Beschwerden- und Sachregister

Abführmittel 121
Abnutzungserscheinungen 145 f.
Abwehrstärkung 89
Aderlass 144
Allergie 86, 118
allergische Reaktion 85
Alter 28
Anämie 76, 101
Angina pectoris 95 ff.
Antibiotika 15
Antidepressiva 162 f.
Antonovsky, Aaron 22 ff.
Armut 11
Arterienverkalkung 96 f.
Arteriosklerose 96
Arthritis 146
Arthrose 148
Arzt, innerer 7, 34 f.
Atemnot 73 ff.
-, Fragebogen 76
Atemrhythmus 74
Atmung 79 f., 82
-, flache 80
atonische Obstipation 124 f.
Aufrichtekraft 149 f.
Aufrichtigkeit 64, 150
Augen 46 ff.
äußere Einflüsse 18
Autogenes Training 180 ff.
Autoimmunerkrankungen 85 f.

Bakterien 14
Bauchhirn 108 f., 124
Bauchspeicheldrüse 117
Beckenbodenmuskulatur 130 ff., 134
Bildschirmarbeit 48 ff.
Biorhythmus 156
Blähungen 118
Blasenschwäche 129 ff.
Blutdrucksenker 12
Bypass-Operation 102

Cholesterinsenker 13
chronisch Kranke 17
Chronobiologie 26 ff., 156, 164
Chronologie 25

Darm 116 ff.
-beschwerden 116 ff.
-hirn 124
-infektionen 19
Definition von Gesundheit 22
Denk-Verstopfung 125
Depression 161 ff.
Desynchronisation 28
Disposition 18, 21
Disstress 58
Drehschwindel 61
Durchblutungsstörung 96 f., 101
Durchfall 117 ff., 127
Durchschlafstörungen 166

Einschlafstörungen 166
Entspannungsformeln 180 f.
Entspannungsübungen 177 ff.
Erkältung 83, 87, 90
Erkrankungen der Verdauungsorgane 101
Erkrankungen, chronische 21
Ernährung, richtige 13
Eustress 58

Fäulnisbakterien 67 f.
Feuer 91
Fieber 90 ff.
Finasterid 137 f.
Flamme 91

Gefäßstützen 102
Gehirnforschung 31
Gelassenheit 107
Gelenkprobleme 141 ff.
Genetik 18
Geradlinigkeit 150
Gleichgewichtsstörungen 60
Grenzen erkennen 33

Halswirbelsäule 149
Harnabgang, unwillkürlicher 129
Harninkontinenz 129, 131
Hartherzigkeit 105
Heil und Heilung 30
Herz 95 ff.
-, gebrochenes 105
-enge 95 ff.
-infarkt 97
-probleme, Fragebogen 100
-rasen 109
-rhythmusstörungen 97
-stolpern 109
Hippokrates 29, 33, 144
Humoralpathologie 144
Husten 75 ff., 81
-, nervöser 81
-, trockener 77
-blocker 77 f.
Hygiene 14
Hyperthyreose 19
Hypnogramm 152

Immunsystem 83 ff.
Immuntraining 87 f.
Infektanfälligkeit 83 ff.
Interesse 106, 128

Johanniskraut-Extrakte 162 f.

Kälte 90, 92 f.
Kältungskrankheiten 90, 93
Kamillentee 113, 174
Killerzellen 84
Knochen 141 f.
komplementäre Therapien 17
Konstitutionslehre 144
Kopfschmerzen 38 ff.
-, chronische 41
-, Fragebogen 38
Körperbau und Individualität 144 f.
Kreativität 94
Krebs 15 f.
Kritiksucht 106
Kunst 94

Lampenfieber 92
Latenz 19 ff.
Lebensführung 11
Lebenskraft 31, 89
Lebensrhythmen 26 ff., 156
Leber 117
Lunge 73 f.
Lungenbläschen 74
Lungenerkrankung, chronisch obstruktive 74 ff.

Magen 108 ff.
-beschwerden 108 ff.
-, Fragebogen 111
-säure 108
-verstimmung 109
Malen 50 f.
Mandelentzündung 71 f.
Mandeln, geschwollene 72
Mann im Ohr 58
Migräne 38 ff., 45
Mundgeruch 66 ff.
Mundtrockenheit 69
Muskelentspannung nach Jacobson 183 ff.
Muskelkrampf 146
Muskeln 142 f.

Nahrungsergänzungsmittel 172 f., 176
Naturheilmittel richtig auswählen 176
Naturheilverfahren 170
Naturmedizin 170 ff.
Naturstudien 128
Nebenwirkungen 13
Nervenleitungen 143
Nervosität 166 f.

Ohrensausen 52 ff.
Organuhr 155 f.
Osteoporose 142
Ozonbelastung 48

Patientenbetreuung 14
Pharmakologie, moderne 15
Phytoöstrogene 172 f.
Positives Denken 106
Potenzprobleme 136
Potenzstörungen 138
Probleme beim Wasserlassen, Fragebogen für Männer 135
Progressive Muskelentspannung 183
Prostatavergrößerung 134, 136
Psyche 80
Psychosomatik 31

Rauchen 48
Raucher 76 f.
Reizblase 129 ff., 138 f.
Reizdarm 118, 124 ff.
Reizhusten 77, 81
Reizmagen 109 f.
Reizüberflutung 166 f.
REM-Schlaf 153 f.
Rheuma, entzündliches 146
Rückenbeschwerden 150

Salzsäure 108, 110
Sauerstoff 73 f.
Säulen der Gesundheit
Säure-Basen-Haushalt 114 f., 123
Scham 139 f.
Schlaf, Fragebogen 158
-bedürfnis 152
-bewusstsein 165
-hygiene 160
-mittel 159 f.
-störungen 151 ff.
-tagebuch 157
Schlaf-Wach-Rhythmus 164
Schließmuskel 130 ff.
Schmerzen 43
Schmerzmittel 42
Schmerztagebuch 41
Schnupfen 85 f.
Schwindel 60 ff.
Schwindeleien 64
Sehen, aktives und passives 51
Selbstheilungskräfte 34 f.
Selbstverantwortung 21
Serotonin 118
Sisyphus 58
Sodbrennen 109
Soja 172 f.
Spannungskopfschmerz 40, 44
Speichel 69
Spezialextrakte 175
Sprachtherapie 82
Stimme, innere 57 ff.
Störung im Bewegungsapparat 101

Tagebuch 100, 122
Tiefschlaf 153
Tinnitus 52 ff.
-, Fragebogen 56
Toilette 138 f.
Toilettentraining 133 f.
Tränen 46 f.
-film 46 f.
Träume 153 f.

Übergewicht 34
Ursachen, innere 18

Veranlagung 98
Verdauung 109
Verdauungstrakt 116
Vergrößerung der Vorsteherdrüse 134
Verstopfung 117 f., 120 f., 127
Völlegefühl 118
Vorurteilslosigkeit 106

Wärme 92, 94
Warnsignale 20
Wasserhaushalt 123
Wechseljahrbeschwerden 23
Weißdorn 103
Wirbelsäule 150

Zirkadianer Rhythmus 154 f., 164

Wir danken...

... Doris Schimmelpfennig-Funke für ihre große Hilfe bei der Entstehung des Textes und sind tieftraurig darüber, dass sie die Vollendung der Arbeit nicht mehr erlebte.

... Monika Rolle, Evelyn-Marie Meyer und Anja Schmidt für die Geduld und die Sensibilität, mit der sie das Buch begleiteten.

... Ulrich Ehrlenspiel, dem wir es zu verdanken haben, ein so ungewöhnliches Projekt realisieren zu können.

Programmleitung: Ulrich Ehrlenspiel
Redaktion: Monika Rolle, Evelyn-Marie Meyer
Lektorat: Doris Schimmelpfennig-Funke, Anja Schmidt
Bildredaktion: Daniela Jelinek
Covergestaltung und Innenlayout: independent Medien-Design (Ngoc Le-Tümmers)
Satz: Liebl Satz+Grafik
Herstellung: Gloria G. Pall
Lithos: Fotolito Longo, Bozen
Druck und Bindung: Printer, Trento

Wichtiger Hinweis

Die Gedanken, Methoden und Anregungen in diesem Buch stellen die Meinung bzw. Erfahrung der Verfasser dar. Sie wurden von den Autoren nach bestem Wissen erstellt und mit größtmöglicher Sorgfalt geprüft. Sie bieten jedoch keinen Ersatz für kompetenten medizinischen Rat. Jede Leserin, jeder Leser ist für das eigene Tun und Lassen auch weiterhin selbst verantwortlich. Weder die Autoren noch der Verlag können für eventuelle Schäden, die aus den im Buch gegebenen praktischen Hinweisen resultieren, eine Haftung übernehmen.

ISBN (10) 3-7742-6673-5
ISBN (13) 978-3-7742-6673-5

Auflage	5.	4.	3.	2.	1.
Jahr	2010	09	08	07	06

Bildnachweis

Fotoproduktion:
Jan Rickers (U1, S. 1)

Weitere Fotos:
AKG: S. 80, 167. Artothek: S. 51 © Nolde Stiftung Seebüll/ Christie's Arthothek. Avenue Images: S. 19, 78 oben, 94, 151. Beat Ernst: Innenklappe hinten (Pflanze). Corbis: S. 2, 6, 24, 44, 60, 91, 99, 101, 117, 125, 126, 168-169, 174. Focus/ SPL: S. 83. Getty: Innenklappe hinten (Wanderer), S. 8-9, 14, 26, 30, 33, 58, 63, 84, 105, 106, 119, 120, 128, 140, 141, 149. GU-Archiv: U4 (M. Leis); Innenklappe vorn (Illustration I. Fischer); Innenklappe hinten (Müsli – H. Bischof; Meditation – J. Rickers); S. 55 (T. Roch); 65, 182 und 185 (J. Rickers); 70 (H. Bischof); 113 (K. Dingel). Huber: S. 35. IFA Bilderteam: S. 36-37, 49, 53, 87, 102, 130. IT Stock: S. 66. Jump: Innenklappe hinten (Teetrinkerin), S. 3, 4, 5 unten, 13, 17, 20, 77, 88, 170, 178. Mauritius: S. 5 oben, 23, 75, 96, 108, 110, 139, 143. Medicalpicture: S. 73. Photoalto: S. 157. Privat (Porträts Autoren): U3. Silvestris: S. 164. Stockfood: S. 28, 43, 69, 78 unten, 137, 161, 163. Superbild: S. 46. www.organuhr.de/Anne Stege: S. 155. Zefa: S. 93.

Umwelthinweis

Dieses Buch wurde auf chlorfrei gebleichtem Papier gedruckt. Um Rohstoffe zu sparen, haben wir auf Folienverpackung verzichtet.

DAS ORIGINAL · MIT GARANTIE · GU

Das Original mit Garantie

IHRE MEINUNG IST UNS WICHTIG. Deshalb möchten wir Ihre Kritik, gerne aber auch Ihr Lob erfahren, um als führender Ratgeberverlag für Sie noch besser zu werden. Darum: Schreiben Sie uns! Wir freuen uns auf Ihre Post und wünschen Ihnen viel Spaß mit Ihrem GU-Ratgeber.

UNSERE GARANTIE: Sollte ein GU-Ratgeber einmal einen Fehler enthalten, schicken Sie uns bitte das Buch mit einem kleinen Hinweis und der Quittung innerhalb von sechs Monaten nach dem Kauf zurück. Wir tauschen Ihnen den GU-Ratgeber gegen einen anderen zum gleichen oder einem ähnlichen Thema um.

GRÄFE UND UNZER VERLAG
Redaktion Körper & Seele
Postfach 86 03 25
81630 München
Fax: 089/41981-113
E-Mail: leserservice@graefe-und-unzer.de

GRÄFE UND UNZER

Ein Unternehmen der
GANSKE VERLAGSGRUPPE